遺伝子医学MOOK 別冊

遺伝カウンセリング ハンドブック

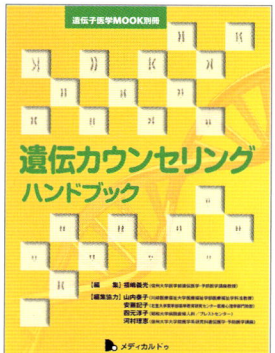

編　集：福嶋義光（信州大学医学部遺伝医学・予防医学講座教授）
編集協力：山内泰子（川崎医療福祉大学医療福祉学部医療福祉学科准教授）
　　　　　安藤記子（北里大学薬学部薬学教育研究センター医療心理学部門助教）
　　　　　四元淳子（昭和大学病院産婦人科 / ブレストセンター）
　　　　　河村理恵（信州大学大学院医学系研究科遺伝医学・予防医学講座）

定価：本体 7,429円＋税、B5判、440頁

● 総論
1. 遺伝カウンセリングの歴史
2. 遺伝カウンセリング概論
3. 遺伝カウンセリングに関わる職種
4. 遺伝カウンセラーと生命倫理学の学習
5. 遺伝カウンセリングに関係するガイドライン
   （種類と概要）
6. 遺伝情報の特殊性

● 基礎編
1. 情報収集　（4編）
2. 遺伝医学的判断と情報提供　（9編）
3. 遺伝カウンセリングに必要な臨床遺伝学の基礎
   　　　　　　　　　　　　　　　　　（25編）
4. リスクの推定と情報提供　（3編）
5. 遺伝学的検査と結果開示　（12編）
6. 心理社会的アセスメント　（11編）
7. フォローアップとマネジメント　（8編）
8. カンファレンスと情報管理　（8編）
9. 遺伝カウンセリングスキルと技術　（19編）
10. 遺伝医療の発展　（4編）

● 応用編
1. 遺伝カウンセリングのポイント
   1) 治療・予防方法のない成人発症疾患：
      筋強直性ジストロフィー, エーラスダンロス症候群
   2) 家族性腫瘍の遺伝カウンセリングのポイント
   3) 染色体異常症：ダウン症候群
   4) 治療・予防方法のない小児期発症疾患：
      デュシェンヌ型筋ジストロフィー
   5) 治療・予防方法のある小児期発症疾患：
      先天代謝異常症・内分泌疾患・難聴
   6) 発症時期や臨床症状が多様な疾患：
      多発性内分泌腫瘍症
   7) 多因子遺伝：口唇裂・口蓋裂
   8) 精神疾患

   9) 薬理遺伝学の実際
   10) 近親婚と遺伝カウンセリング
   11) 周産期：NTなど、超音波検査で異常が見つかった
       場合
   12) 高齢妊娠の遺伝カウンセリング
2. 今後の遺伝カウンセリング
   1) DTC genetic testing（遺伝子検査ビジネス）
   2) 予想外の結果を得られた場合：
      次世代シークエンス

● 資料編
1. 三次遺伝カウンセリング施設一覧
2. 臨床遺伝専門医の所属先一覧
   （二次・三次遺伝カウンセリング施設）
3. 遺伝カウンセリング関連ホームページ
4. 関連学会（遺伝カウンセリングを含む）
5. 臨床遺伝専門医資格取得法, 認定遺伝カウンセラー
   資格取得法
6. 当事者団体, サポートグループ：
   患者会における遺伝カウンセラーの関わり
7. ガイドライン：世界医師会, ユネスコ, WHO, 3省
   指針, 10学会, 医療者, DTC　他
8. 遺伝学的検査の整理 - 保険/保険外, 診療/研究別の
   指針・法令, 経費負担, 結果の把握 -
9. 染色体核型記載法
10. 家系図記載法
11. Dysmorphology学（見方・記録方法として）
12. 遺伝カウンセリング記録（例）
    (1) お茶の水女子大学
    (2) 京都大学
13. 発生の図
14. 妊娠週数, 母体保護法（関連部分抜粋）
15. 心理検査・評価尺度
16. 遺伝カウンセリングに役立つ成長曲線
17. 医療・福祉制度
18. 関連書籍
19-1.「医療における遺伝学的検査・診断に関する
       ガイドライン」（2011年2月）（日本医学会）
19-2.「医療における遺伝学的検査・診断に関する
       ガイドライン」Q&A（日本医学会）

お求めは医学書販売店、大学生協もしくは弊社購読係まで

発行／直接のご注文は

 株式会社 メディカルドゥ

〒550-0004
大阪市西区靱本町 1-6-6　大阪華東ビル 5F
TEL.06-6441-2231　FAX.06-6441-3227
E-mail　home@medicaldo.co.jp
URL　http://www.medicaldo.co.jp

遺伝子医学 MOOK 28
ますます臨床利用が進む 遺伝子検査
－その現状と今後の展開そして課題－

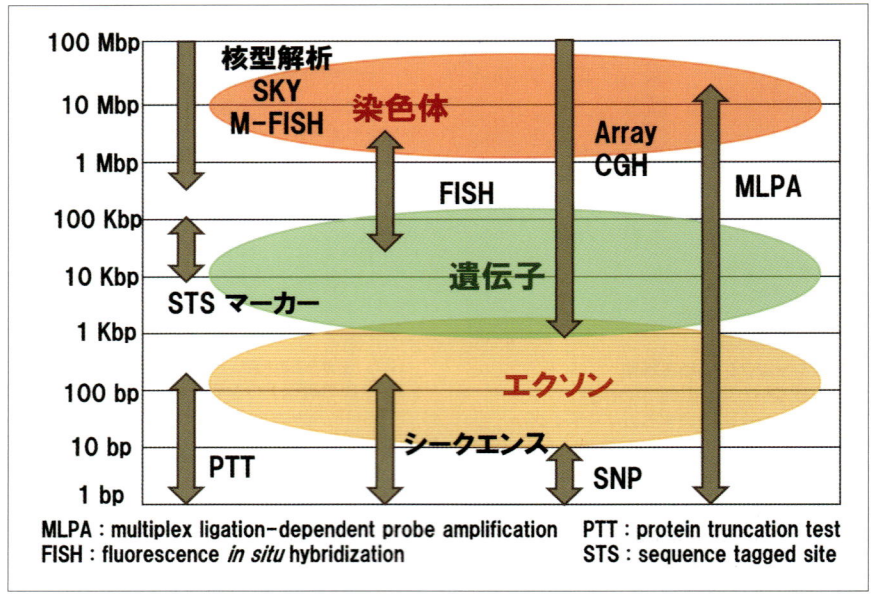

● 異なるゲノム異常と検出方法（文献5より改変） （本文33頁参照）

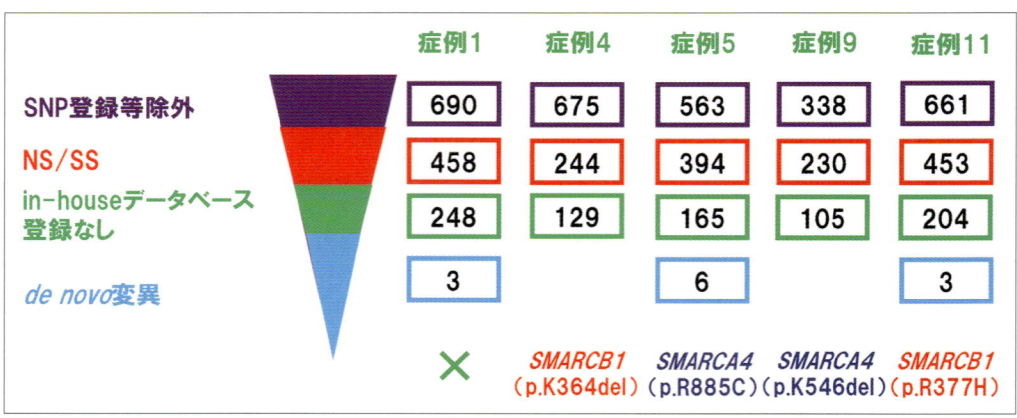

● 現行解析システムを用いた Coffin-Siris 症候群患者の再解析 （本文35頁参照）

SNP登録等：dbSNP135, ESP5400 のデータベース登録やセグメント重複部位の変化，NS：非同義置換，SS：スプライスサイト（±2 bp）変異，in-house データベース：655名例のエクソームデータベース

巻頭 Color Gravure

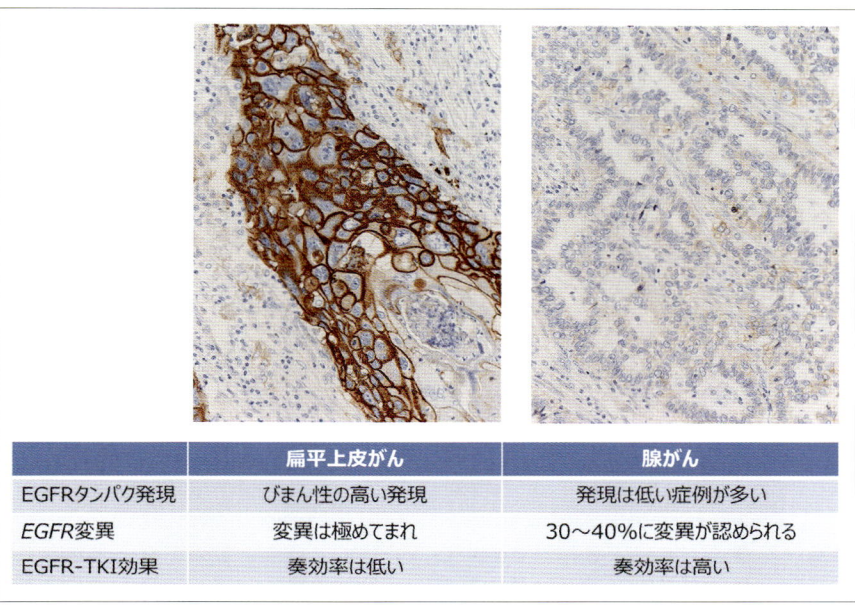

	扁平上皮がん	腺がん
EGFRタンパク発現	びまん性の高い発現	発現は低い症例が多い
EGFR変異	変異は極めてまれ	30～40%に変異が認められる
EGFR-TKI効果	奏効率は低い	奏効率は高い

● EGFR発現の組織亜型の違い　　　　（本文75頁参照）

標的となるEGFRのタンパク発現は扁平上皮がん（左）で高く，腺がん（右）で低い。しかしながら，EGFR変異は扁平上皮がんではほとんど認められないのに対し，腺がんでは30～40%を占める。この違いが治療効果の差となって現れる。

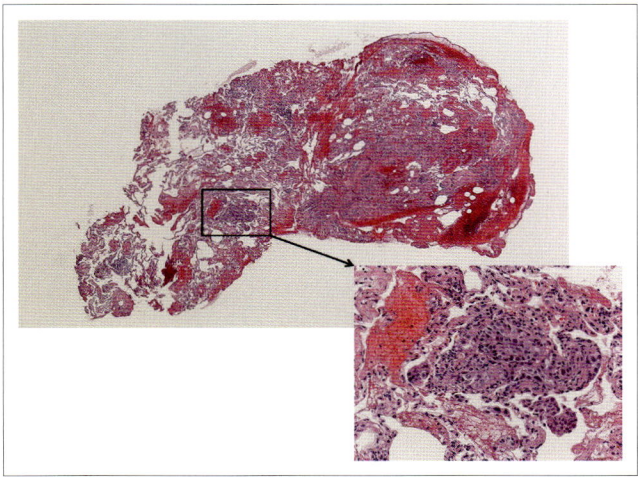

● 生検組織に含まれる腫瘍細胞量の推定　　（本文77頁参照）

この経気管支内視鏡生検では6つの組織片が採取されたが，そのうちの1つにのみ図に示す腺がん細胞を認めた。しかしながら，その腫瘍細胞含有量はおよそ1.5%にすぎない。

巻頭 Color Gravure

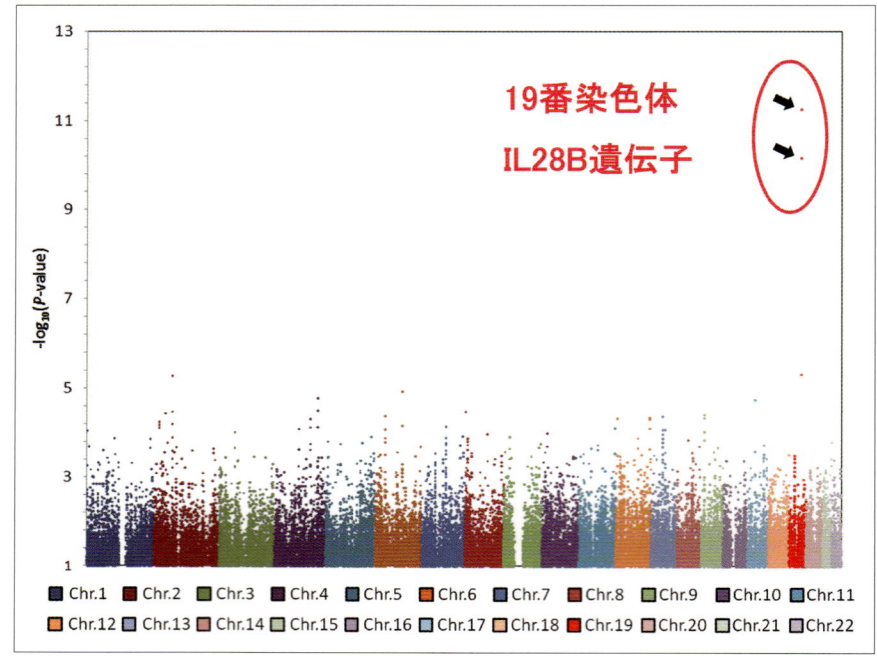

● ゲノムワイド関連解析　　　　　　　　　　　　　　　　（本文124頁参照）

PEG-IFN/RBV併用療法が有効（再燃例も含む）例と無効例で各染色体上のそれぞれのSNPのアリル頻度について比較し算出したP値のプロット。19番染色体の$IL28B$遺伝子周辺に治療無効に関連する有意なSNPsを発見した。

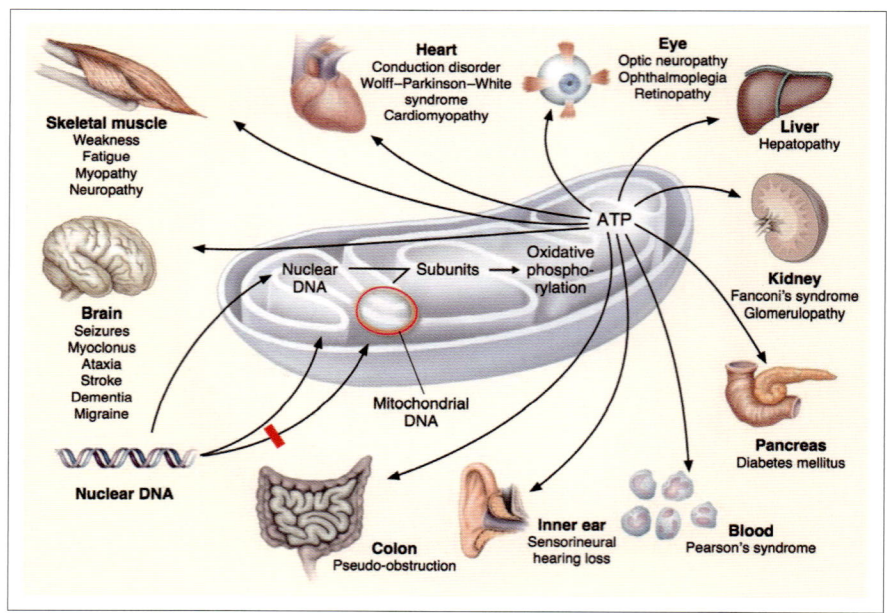

● ミトコンドリア病（文献5より）　　　　　　　　　　　　（本文142頁参照）

いかなる症状，いかなる臓器・組織，いかなる年齢でも，そしていかなる遺伝形式でも発病しうる。

巻頭 Color Gravure

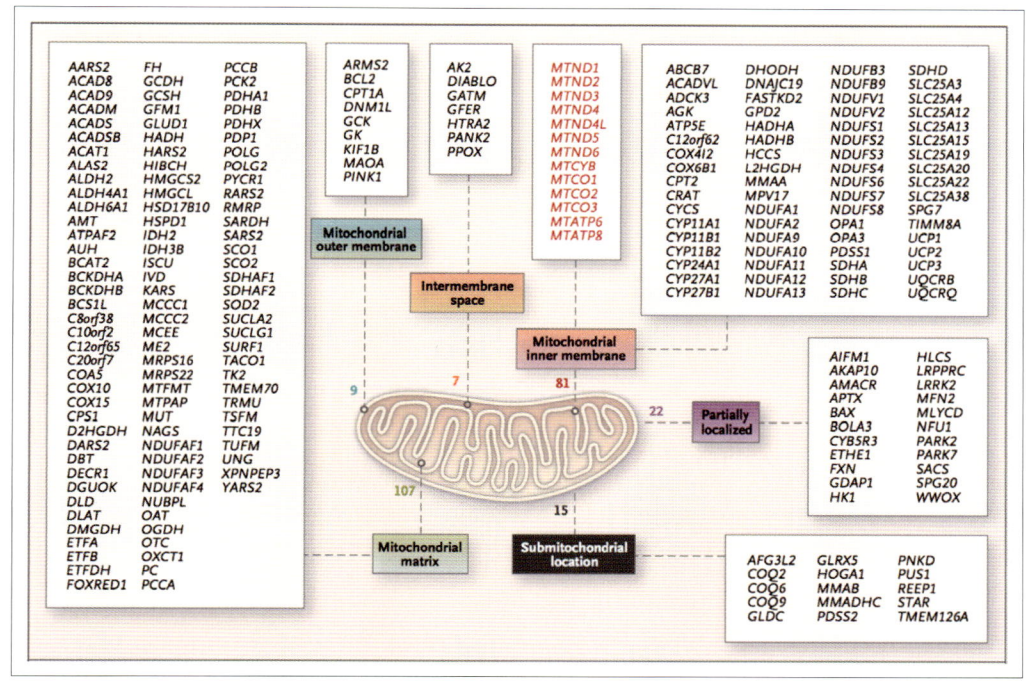

● ミトコンドリア病の病因となる遺伝子（文献6より）　　　（本文143頁参照）

赤字がミトコンドリア遺伝子，黒字が核遺伝子を表す。

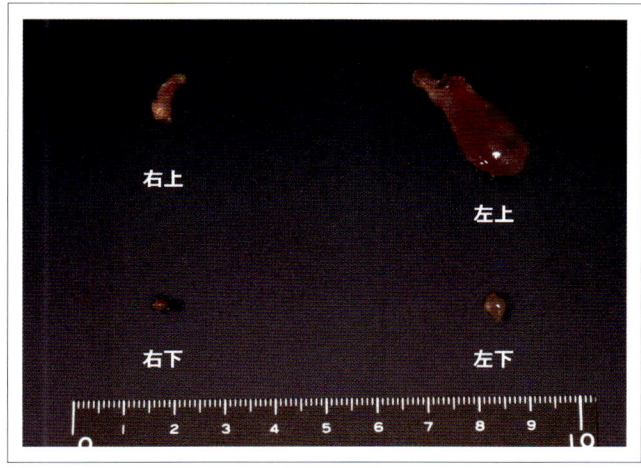

● MEN1症例の摘出副甲状腺　　　（本文171頁参照）

術中新鮮組織を示す。症例は20歳代男性，家族歴から*MEN1*遺伝子スクリーニングで変異を認め，すでに血清カルシウム高値であったため，副甲状腺全摘と前腕自家移植を施行。摘出副甲状腺重量は左上1169mg，右上69mg，左下103mg，右下11mg。本症例では左上以外の3腺が小さかったため，右上と左下の各半腺を前腕に移植した。

巻頭 Color Gravure

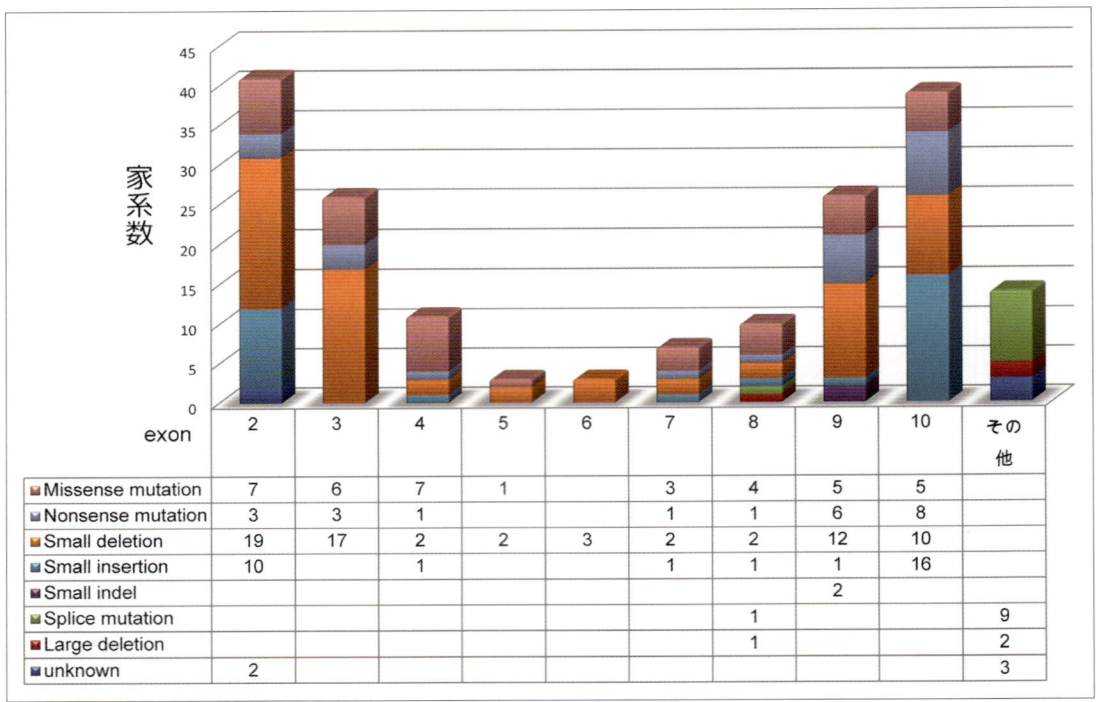

● *MEN1* 遺伝子変異の分布（文献3より）　　　　　　　　　　　　　　　　　　　（本文172頁参照）

本邦 MEN1 症例を登録した MEN コンソーシアムの発表データによる MEN1 の180家系で明らかとなった *MEN1* 遺伝子変異をエクソン別にみた変異のタイプ。

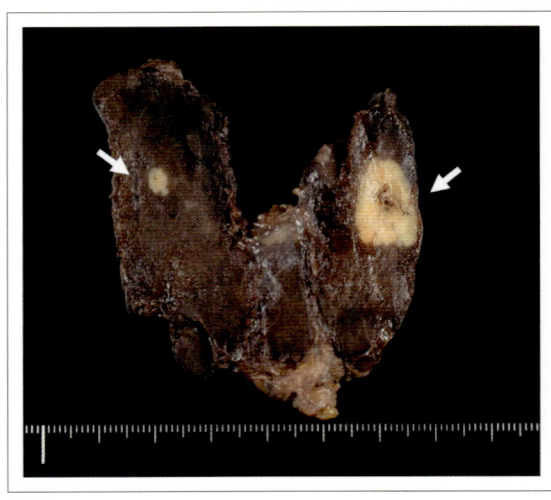

● 遺伝性髄様がんの摘出標本　　（本文174頁参照）

ホルマリン固定標本の割面を示す。80歳代女性，検診にて甲状腺腫を指摘され，細胞診で髄様がんと診断され，*RET* 遺伝学的検査にてコドン 620TGC → TCC の変異あり。左葉に 16×11mm，右葉に 6×4mm の髄様がんを認める（矢印）。

トランスレーショナルリサーチを支援する
遺伝子医学 MOOK 28
Gene & Medicine

ますます臨床利用が進む遺伝子検査
－その現状と今後の展開そして課題－

【編集】 野村文夫
（千葉大学医学部附属病院客員教授）

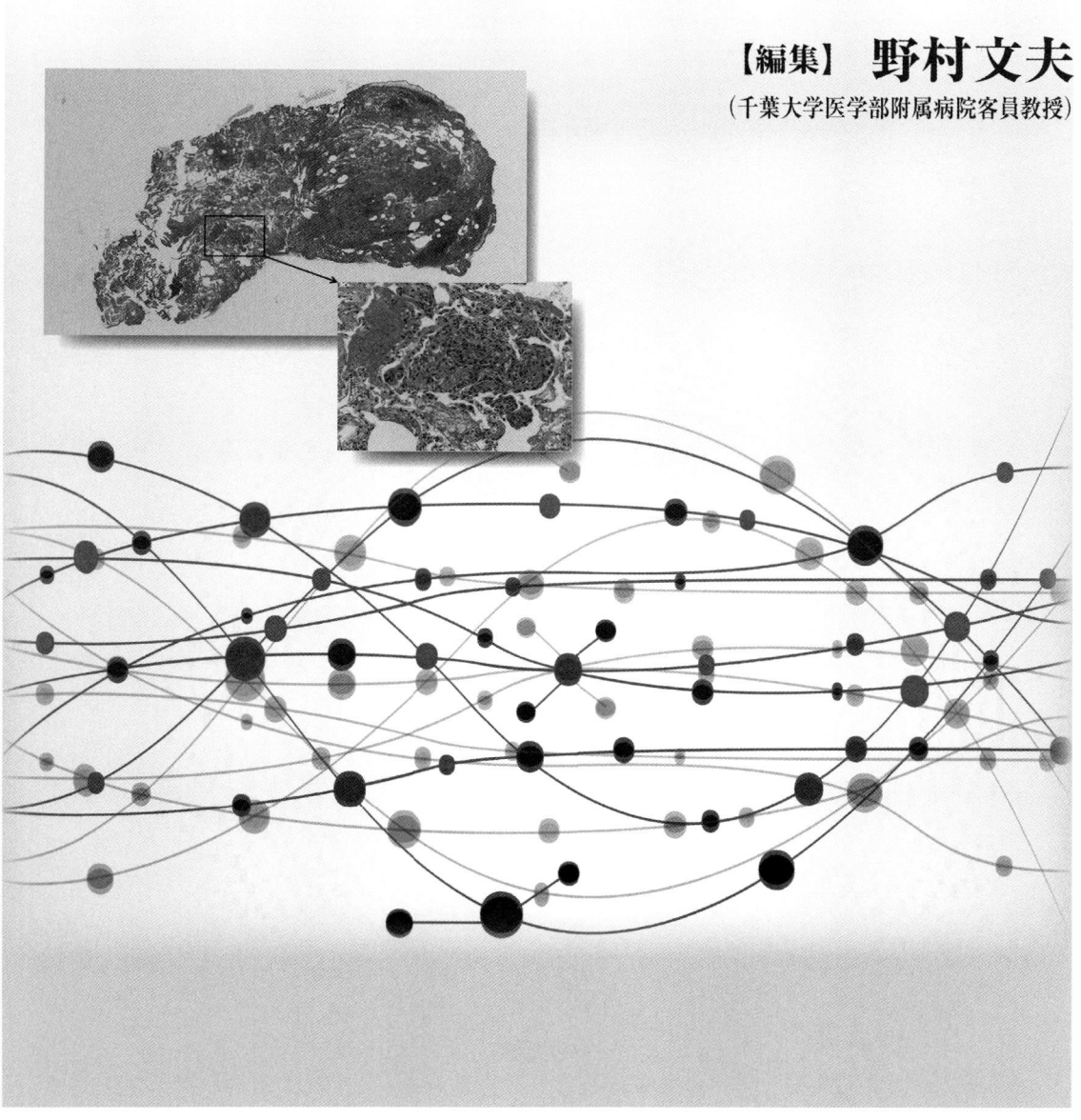

序文

　いよいよ次世代シークエンサー（NGS）が実際の診療で利用される時代が到来し，遺伝子関連検査の臨床応用が加速している．いわゆる新型出生前診断は NGS の臨床応用の１例であり，NGS を活用したがんの個別化療法も現実のものとなっている．一方，NGS の対極にあるものとして，近年，全血からの核酸抽出・増幅・特定の SNP 検出までを全自動で行う小型遺伝子解析装置が次々に登場し，今後の遺伝子関連検査の一翼を担うと予想される．このような解析技術の長足の進歩と並行して，遺伝子解析結果が実際の診療で利用される場面も急速に増えつつある．

　DNA，RNA を解析対象とする検査は従来から漠然と遺伝子検査と呼ばれてきた．最近では，①病原体核酸検査，②体細胞遺伝子検査（遺伝子発現解析も含む），③遺伝学的検査（生殖細胞系列遺伝子検査）に分けて論じられることが多いが，②と③は混同されやすいので本書では両者を明確に区別した章立てを心がけた．次世代に伝わる遺伝情報を扱う遺伝学的検査は，その検査の対象がすでに発症している患者だけでなく，発症前診断・出生前診断として行われる場合も少なくない．さらには，いわゆる易罹患性検査として一般の方を対象として実施される場合もある．いずれにおいても適切な遺伝カウンセリングが必須である．

　「ますます臨床利用が進む遺伝子検査-その現状と今後の展開そして課題」と題した本書は臨床目的の遺伝子検査の最前線を様々な角度から取り上げたものであり，４つの章からなる．

　第１章では，ついに実地診療で利用されはじめた NGS について，その最新技術の現状，遺伝性疾患の診断，がんゲノム解析への応用の実際，そしてこの技術の普及に際して重要ないわゆる incidental findings（secondary findings）の取り扱いや人材育成についても取り上げた．

　第２章では，遺伝子レベルの個別化医療の成功例として，固型がんや造血器腫瘍の分子標的治療のための体細胞遺伝子検査の現況をご執筆いただいた．

　第３章では，次世代に伝わる遺伝情報を取り扱う生殖細胞系列遺伝学的検査の臨床応用について，ファーマコゲノミクス，臨床の各領域において遺伝学的検査が必要になる場面について，出生前診断も含めてご執筆いただいた．さらに，近年多くの企業が参入しつつある直接消費者に向けたいわゆる遺伝子検査ビジネスについても取り上げた．特定の遺伝子の変化を調べる単一遺伝子病の診断と異なり，多因子疾患の場合は環境要因の影響が大きく，遺伝要因で規定される部分が限られていること，遺伝要因の全貌もまだ十分明らかにされていないことなどから，まだあくまで研究段階であることに留意しなければならない．

　第４章では，遺伝学的検査を適切に進めるために必須の遺伝カウンセリングの概論と各領域における遺伝カウンセリングの実際について専門家にお願いした．

　ご多忙の中，ご執筆いただいた皆様方に厚く御礼申し上げます．

2015 年 4 月

千葉大学医学部附属病院
マススペクトロメトリー検査診断学寄付研究部門

野村文夫

トランスレーショナルリサーチを支援する
遺伝子医学 MOOK 28

ますます臨床利用が進む遺伝子検査
-その現状と今後の展開そして課題-

目　次

編　集：野村文夫
（千葉大学医学部附属病院マススペクトロメトリー検査診断学寄付研究部門客員教授）

　　巻頭 Color Gravure ……………………………………………… 4
　●序文 ………………………………………………………………… 11
　　　　　　　　　　　　　　　　　　　　　　　　野村文夫

第1章　実用化に向かう次世代シークエンサーとその周辺

1. 遺伝子検査に向けた DNA シークエンス技術の現状と今後の展望 ……… 18
　　　　　　　　　　　　　　　　　　　　　　　小原　收
2. がんを対象とした次世代シークエンサーによるゲノム解析と臨床応用 …… 24
　　　　　　　　　　　　　　　　　　　　　　　土原一哉
3. 遺伝性疾患の原因究明における次世代シークエンスの有用性 …………… 32
　　　　　　　　　　　　　　　鈴木敏史・鶴﨑美徳・松本直通
4. 次世代シークエンサーを利用した遺伝性疾患のパネル診断 ……………… 38
　　　　　　　　　　　　　　　　　　　　　　　黒澤健司
5. 次世代シークエンサーにおける Incidental findings とその取り扱い …… 43
　　　　　　　　　　　　　　　　　　　　　小杉眞司・土屋実央
6. 遺伝子関連検査におけるネットの活用とその人材育成 …………………… 49
　　　　　　　　　　　　　　　　　　　　　　　中山智祥
7. 全自動遺伝子解析装置の最新情報 …………………………………………… 54
　　　　　　　　　　　　　　　　　糸賀　栄・渡邉　淳・野村文夫
8. 遺伝子関連検査が保険収載されるまでの流れと質保証をめぐる諸問題 …… 62
　　　　　　　　　　　　　　　　　　　　　　　堤　正好

第2章　分子標的治療のための体細胞遺伝子検査の現況

1. 肺がん ………………………………………………………………………… 74
　　　　　　　　　　　　　　　　　　　　　　　谷田部　恭

CONTENTS

 2. 乳がん ･･ 81
               佐藤史顕・佐治重衡・戸井雅和

 3. 大腸がんにおける分子標的治療と体細胞遺伝子検査 ･･････････ 87
                  久保木恭利・吉野孝之

 4. 造血器腫瘍の分子標的薬治療のための体細胞遺伝子検査 ････ 94
                       宮地勇人

 5. コンパニオン診断薬：現状と今後の課題 ･･････････････････ 102
                        登　　勉

第3章　生殖細胞系列遺伝学的検査の臨床応用

1. ファーマコゲノミクス検査の最前線

 1）薬物代謝酵素・薬物トランスポーター多型診断の臨床的意義 ･･････ 110
                        有吉範高

 2）生殖細胞系列遺伝子検査（遺伝学的検査）による
   薬剤の有害事象の予測 ･･････････････････････････････････ 117
                        莚田泰誠

 3）ホストと感染因子の遺伝子関連検査を組み合わせた感染症の治療
   ① HCV 感染症と *IL28B* 遺伝子多型 ･････････････････････ 122
                    松波加代子・田中靖人

   ②ヘリコバクターピロリにおける遺伝学的検査の臨床応用 ･･････ 128
     古田隆久・杉本光繁・山出美穂子・魚谷貴洋・佐原　秀・市川仁美・鏡　卓馬

2. 各種疾患における診療目的の遺伝学的検査

 1）筋疾患の遺伝学的検査 ････････････････････････････････ 136
                      三橋里美・西野一三

 2）ミトコンドリア病とその包括的遺伝子解析 ････････････････ 141
                        大竹　明

 3）先天代謝異常症におけるタンデムマスと遺伝学的検査の併用 ･･ 149
                        高柳正樹

 4）遺伝性乳がん・卵巣がん ････････････････････････････ 156
                        矢形　寛

 5）大腸がん ･･ 164
                        赤木　究

 6）多発性内分泌腫瘍症 ････････････････････････････････ 170
                        内野眞也

● CONTENTS

  7）遺伝性不整脈疾患 ･･････････････････････････････････････ 177
                  相庭武司・清水　渉

  8）糖尿病 ･･ 184
                      岩﨑直子

3. 出生前診断の現状と課題
  1）わが国における出生前診断の概要 ････････････････････････････ 191
                      平原史樹

  2）わが国における母体血胎児染色体検査の現状と課題 ･･････････････ 197
                      左合治彦

4. 生活習慣病の遺伝学的検査・DTC
  1）生活習慣改善のための遺伝子検査サービスの可能性 ･･････････････ 202
                      山﨑義光

  2）多因子疾患の遺伝子多型告知による生活習慣改善動機づけの成果 ････ 207
                      香川靖雄

  3）パーソナルゲノムサービスの科学的吟味 ････････････････････････ 215
                   鎌谷直之・城戸　隆

第4章　遺伝カウンセリングとその周辺

1. 遺伝学的検査を扱う際に知っておくべきガイドラインの概要 ･･････････ 222
             渡邉　淳・武田（岡崎）恵利・佐々木元子

2. 遺伝学的検査と遺伝カウンセリング
  1）遺伝学的検査における遺伝カウンセリング概論 ････････････････ 228
                      山内泰子

  2）神経内科領域の発症前診断と遺伝カウンセリング ･･････････････ 233
                    澤井　摂・野村文夫

  3）遺伝性腫瘍症候群における遺伝カウンセリング ････････････････ 239
                      櫻井晃洋

  4）新型出生前検査における遺伝カウンセリング ･･････････････････ 245
                      長田久夫

索引 ･･･ 254
特集関連資料広告 ･･ 257

執筆者一覧（五十音順）

相庭武司
国立循環器病研究センター 心臓血管内科・不整脈科　医長

赤木　究
埼玉県立がんセンター 腫瘍診断・予防科　部長

有吉範高
千葉大学医学部附属病院 薬剤部・臨床試験部　准教授

市川仁美
浜松医科大学 第一内科

糸賀　栄
千葉大学医学部附属病院 検査部　副技師長

岩﨑直子
東京女子医科大学 糖尿病センター　准教授
東京女子医科大学 遺伝子医療センター　准教授

魚谷貴洋
浜松医科大学 第一内科

内野眞也
医療法人野口記念会 野口病院 外科　部長

大竹　明
埼玉医科大学 小児科　教授・運営責任者

長田久夫
千葉大学大学院医学研究院生殖医学　准教授

小原　收
公益財団法人 かずさDNA研究所　副所長

鏡　卓馬
浜松医科大学 第一内科

香川靖雄
女子栄養大学 医化学研究室　教授, 副学長

鎌谷直之
株式会社スタージェン　会長
東京女子医科大学　客員教授

城戸　隆
株式会社理研ジェネシス　研究マネージャー

久保木恭利
国立がん研究センター東病院 消化器内科

黒澤健司
神奈川県立こども医療センター 遺伝科　部長

小杉眞司
京都大学大学院医学研究科 医療倫理学・遺伝医療学分野　教授
京都大学大学院医学研究科・医学部及び医学部附属病院 医の倫理委員会　委員長

櫻井晃洋
札幌医科大学医学部 遺伝医学　教授

左合治彦
国立成育医療研究センター　周産期・母性診療センター長

佐々木元子
日本医科大学付属病院 遺伝診療科　認定遺伝カウンセラー

佐治重衡
京都大学大学院医学研究科 標的治療腫瘍学講座　特定准教授

佐藤史顕
京都大学大学院医学研究科 乳腺外科　准教授

佐原　秀
浜松医科大学 第一内科

澤井　摂
千葉大学大学院医学研究院 分子病態解析学　助教
千葉大学医学部附属病院 検査部・遺伝子診療部　助教

清水　渉
日本医科大学 循環器内科　主任教授

杉本光繁
浜松医科大学 第一内科　助教

鈴木敏史
順天堂大学医学部 産婦人科

高柳正樹
千葉県こども病院　副院長／小児救急総合診療科

武田（岡崎）恵利
お茶の水女子大学大学院

田中靖人
名古屋市立大学大学院医学研究科 病態医科学　教授
名古屋市立大学病院 肝疾患センター　副センター長
名古屋市立大学病院 中央臨床検査部　部長

土原一哉
国立がん研究センター 早期・探索臨床研究センター トランスレーショナルリサーチ分野　分野長

土屋実央
京都大学大学院医学研究科 医療倫理学・遺伝医療学分野

堤　正好
株式会社エスアールエル 学術企画部学術情報グループ

鶴﨑美徳
横浜市立大学大学院医学研究科 遺伝学　助教

戸井雅和
京都大学大学院医学研究科 乳腺外科　教授

中山智祥
日本大学医学部 病態病理学系臨床検査医学分野　教授

執筆者一覧

西野一三
国立精神・神経医療研究センター神経研究所 疾病研究第一部 部長

登　勉
三重大学大学院医学系研究科 検査医学分野　特任教授

野村文夫
千葉大学医学部附属病院 マススペクトロメトリー検査診断学寄付研究部門　客員教授

平原史樹
横浜市立大学附属病院　病院長
横浜市立大学大学院医学研究科 生育生殖病態医学（産婦人科学）教授

古田隆久
浜松医科大学臨床研究管理センター　准教授

松波加代子
名古屋市立大学大学院医学研究科 消化器・代謝内科学
名古屋市立大学大学院医学研究科 病態医科学

松本直通
横浜市立大学大学院医学研究科 遺伝学　教授

三橋里美
国立精神・神経医療研究センター神経研究所 疾病研究第一部 室長

宮地勇人
東海大学医学部 基盤診療学系臨床検査学　教授

莚田泰誠
理化学研究所統合生命医科学研究センター ファーマコゲノミクス研究グループ　グループディレクター

矢形　寛
聖路加国際病院 乳腺外科　医長

谷田部　恭
愛知県がんセンター病院 遺伝子病理診断部　部長

山﨑義光
株式会社サインポスト　代表取締役

山出美穂子
浜松医科大学 第一内科

山内泰子
川崎医療福祉大学医療福祉学部 医療福祉学科　准教授
川崎医療福祉大学大学院医療福祉学研究科 遺伝カウンセリングコース

吉野孝之
国立がん研究センター東病院消化管内科　科長

渡邉　淳
日本医科大学付属病院遺伝診療科　部長
日本医科大学生化学・分子生物学（分子遺伝学）　准教授
日本医科大学付属病院ゲノム先端医療部　部長

編集顧問・編集委員一覧 (五十音順)

編集顧問

河合　忠　国際臨床病理センター所長
自治医科大学名誉教授

笹月健彦　九州大学高等研究院特別主幹教授
九州大学名誉教授
国立国際医療センター名誉総長

高久史麿　日本医学会会長
自治医科大学名誉教授
東京大学名誉教授

本庶　佑　京都大学大学院医学研究科免疫ゲノム医学講座客員教授
静岡県立大学理事長
京都大学名誉教授

村松正實　埼玉医科大学ゲノム医学研究センター名誉教授
東京大学名誉教授

森　徹

矢﨑義雄　国際医療福祉大学総長
東京大学名誉教授

編集委員

浅野茂隆　東京大学名誉教授
早稲田大学名誉教授

上田國寛　学校法人玉田学園神戸常磐大学学長
京都大学名誉教授
スタンフォード日本センターリサーチフェロー

垣塚　彰　京都大学大学院生命科学研究科高次生体統御学分野教授

金田安史　大阪大学大学院医学系研究科遺伝子治療学教授

北　徹　神戸市立医療センター中央市民病院院長

小杉眞司　京都大学大学院医学研究科医療倫理学教授

清水　章　京都大学医学部附属病院臨床研究総合センター教授

清水信義　慶應義塾大学 GSP センター
慶應義塾大学名誉教授

武田俊一　京都大学大学院医学研究科放射線遺伝学教室教授

田畑泰彦　京都大学再生医科学研究所生体材料学分野教授

中尾一和　京都大学大学院医学研究科メディカルイノベーションセンター教授

中村義一　株式会社リボミック代表取締役社長
東京大学名誉教授

成澤邦明　東北大学名誉教授

名和田新　九州大学大名誉教授

福嶋義光　信州大学医学部遺伝医学・予防医学講座教授

淀井淳司　京都大学ウイルス研究所名誉教授

第1章

実用化に向かう次世代シークエンサーとその周辺

第1章　実用化に向かう次世代シークエンサーとその周辺

1．遺伝子検査に向けたDNAシークエンス技術の現状と今後の展望

小原　牧

　「次世代」と呼ばれるシークエンサーが日常的なツールとなり，遺伝子検査のありようも刻々と変化しつつある。しかし，こうした流れは決して急に生まれたわけではなく，私の知るかぎり30年近くの継続的な欧米研究者の努力が結実したものである。つまり，現在のシークエンス技術の展開も彼らの個別化医療をめざした結果であり，その潮流の辿り着く先には遺伝子検査の診断としての意味を革新する可能性がある。本稿では，DNAシークエンス技術の基本的なコンセプトと現在の到達点を概説するとともに，今後の遺伝子検査でのその応用の可能性について述べる。

はじめに

　20世紀半ばにDNAの二重らせん構造モデルが提唱され，それに続いてDNAの塩基配列が最終的にタンパク質のアミノ酸配列を決定しているという事実が分子生物学という学問分野の基盤となった。換言すれば，そのDNA塩基配列情報をタンパク質アミノ酸配列情報に読み解くルールが地球上に生きるほぼすべての生き物で共通であるという事実に，私たちは生物学を貫く大きな大原則，セントラルドグマを見出したのである。つまり，塩基配列を知ることは遺伝情報を理解するための必須条件であり，それによって遺伝子に書き込まれているタンパク質1次構造情報からタンパク質機能までを理解するという流れが1980年代からの分子生物学のパラダイムとなったのである。このDNA塩基配列を決定するシークエンシング[用解1]という技術は，1970年代後半の出現から加速度的に解析能力を向上させ，またそのデータの信頼性も他の分析化学的なデータと遜色のないレベルに到達した。そのため，これまでは研究者のツールだとしか見なされていなかったDNAシークエンサーも，個人の遺伝的な素因に基づいた医療の実現のための重要なツールだと考えられはじめている。しかし，すでに市販されている装置にもかかわらず「次世代」シークエンサーと呼ばれるような奇妙な現状を考えると，そうした装置が遺伝子検査の主役になるまでに，われわれが理解しておかねばならないことは数多く残されている。本稿では，これまでのDNAシークエンシング技術の進展と現状，そしてその将来展望について，特に将来の遺伝子検査への応用という観点から眺めた考察をしてみたい。

---

key words

次世代シークエンサー，超並列型リアクター，ターゲットシークエンシング，アンプリコン調製法，ハイブリダイゼーションキャプチャー法，全エクソンシークエンシング，遺伝子パネルシークエンシング，バイオインフォマティクス

I．DNA シークエンシングの原理

　DNA に限らず，枝分かれのない直鎖状の生体高分子の構成成分の並び方を決めていく基本原理は，Sanger と Gilbert の 2 人によって切り拓かれたタンパク質と核酸の配列決定技術にその萌芽を見出すことができる。Sanger はアミノ酸配列解析においては化学的な方法を駆使し，核酸シークエンシングでは酵素を駆使した方法を開発した[1]。一方，Gilbert は核酸シークエンシングを化学的な方法で実現した[2]。このバックグラウンドを全く異にする偉大な 2 人の分子生物学者が，ほぼ時期を同じくして DNA シークエンス技術を確立したのは興味深い歴史的な事実である。

　タンパク質アミノ酸配列技術の進歩に比べて DNA シークエンシング技術の進歩が極めて速いのは，なぜだったのだろうか？　それにはいくつもの要因がある。まず DNA シークエンシングの場合には，試験管内での合成反応を駆使することができたことが決定的に重要であった。同時に，DNA シークエンシングに供する同一の配列を有する分子集団を容易に調製可能にする酵素的分子増量法（polymerase chain reaction：PCR）が使えるようになったことも大きな要因である。これらすべては，DNA は自己複製機能を支える多くの酵素が生体システムに備えられていたという事実の恩恵である。つまりわれわれは，あたかも生体が遺伝情報を読み取るのをまねるかのようにして，人為的に DNA シークエンスを決定する方法を進化させてきたのである。機能性分子であるタンパク質にはこのような自己複製の系が生体内に存在せず，そのためにそのアミノ酸配列情報を抽出するという作業はある意味セントラルドグマの遺伝情報の流れを逆流するものである。言い換えれば，本来遺伝情報を読まれるべくして存在する分子である DNA だからこそ，これらのシークエンシング法が成立しえたのである。このように対比すれば，DNA シークエンシング技術がタンパク質アミノ酸配列決定よりも劇的に進化したのも当然と思われるであろう。

　もう 1 つのこれまでの DNA シークエンシング技術を支えた技術は，電気泳動による高精度な DNA 鎖長の決定技術であった。1970 年代後半には放射性同位元素とポリアクリルアミドゲルに依存していた分析が，1990 年代には蛍光色素と流動性ポリマーを充填したキャピラリー電気泳動にとって変わったものの，今でもなお DNA シークエンシングのゴールドスタンダードは電気泳動に依拠したものである。しかし，ヒトゲノムプロジェクトなどのゲノム解析プロジェクトの中で，自動化の限りを尽くしても電気泳動に依拠した方法ではコストと速度の面で越えられない限界があり，それを越えるためには大きな原理的な発想の転換が必要であると考えた一握りの人たちがいた。そして，彼らが現在の「次世代」シークエンサーへの道を開拓してきたのである。

II．超並列型 DNA シークエンシング法の現状とその次世代技術

　20 世紀の終わりにヒトゲノムプロジェクトが電気泳動に依拠した方法を自動化装置と組み合わせることで乗り切ろうとする現実的な動きが大きく加速するのと並行して，DNA シークエンシングを劇的に高速化するための取り組みは 1990 年前後から活発化していた。そこには様々な取り組みがあったが，現時点から振り返って，筆者には 1980 年代の後半に現れた並列化による DNA シークエンシングの高速化というアイデア[3]と 1990 年代半ばに現れた 1 分子鋳型からクローナルに DNA 分子を増幅する方法[4]の結合が，現在汎用化されている超並列型 DNA シークエンサーの成立の重要な基盤であったと考えている。このような大きな原理的な違いが，従来法との対立概念としていつまでも「次世代」シークエンサーと呼び続けられている原因なのだろう。以下で取り上げる超並列型 DNA シークエンサーは，現在遺伝子検査に用いられている「次世代」シークエンサーの主流である。

　表❶に，超並列型リアクター[用解2]による「次世代」シークエンシング[用解3]の技術的な違いをまとめた。この超並列型リアクターによる計測装置の実現には，微小加工技術や微小流体制御技術の進

表❶　DNA合成反応を利用した超並列型シークエンサーの例

計測方法	並列リアクター数（オーダー）	読み取り長（塩基数）	機種名	メーカー	備考
酵素発光，実時間	10^6	<1000	GS FXL	ロシュ	2016年まで
	10^5	<400-700	GS Junior		
電気化学，実時間	10^6	<400	Ion PGM	ライフテクノロジーズ	半導体シークエンサー，ランタイムが短い
	10^7	<200	Ion Proton		
蛍光，スナップショット	10^9	<150	HiSeq1500	イルミナ	ペアエンド解析可能，HiSeq2500は倍のスループット
	10^7	<300	MiSeq		

展が不可欠であったことは言うまでもない。本稿を書いている現時点で，ハイエンドモデルの超並列型シークエンサーでは10^9オーダーの並列反応が実施可能である。1塩基あたりのコストを下げるためにはこのような集積度の向上が必須であるが，それではより小さなスケールのシークエンシングニーズにはむしろ無駄が生まれる。そのため，若干の1塩基単価の上昇とのトレードオフは覚悟のうえで，10^7オーダーの小型リアクターをもつベンチトップ型の超並列型シークエンサーも汎用されている。各メーカーは，後者のベンチトップ型の小型超並列型シークエンサーを通じて遺伝子検査市場への参入をめざしているケースが多いように見受けられる。

　こうした超並列型シークエンサーは，元々のDNAプールに存在するそれぞれの1分子に由来する塩基配列を個別に決定するので，DNAプールが不均一であっても問題なく解析できる。従来のキャピラリー電気泳動による解析では，不均一なDNAプールの解析にはシークエンシング前のサブクローニングなどの煩雑な作業が不可欠であった。そのため，細胞に不均一な変異が存在する体細胞変異を有する細胞集団[5]や，免疫系遺伝子のように遺伝子組換えを生じている遺伝子の細胞集団での解析には，超並列型シークエンサーはかけがえのない役割を果たす[6]。これは，遺伝子検査における超並列型シークエンサーの大きな強みである。

　こうした非常に高い反応集積度をもつデジタル計測装置の実現は，生体系の定量計測一般に多様な可能性を切り拓いている。そして，DNAシークエンサーにおいても他の応用においても重要になるのが，膨大なデジタルデータからの情報の抽出である。この部分については，遺伝子検査にだけ限定してもいまだ用途が確定していないため，ユーザーレベルで独自の目的に応じたバイオインフォマティクスツールを準備しないといけないのが現状である。ここしばらくの過渡的な期間は，このバイオインフォマティクスに依存する部分が遺伝子検査をされる方の一番の重い負担となることが懸念される。

　次の世代のDNAシークエンサーとして1分子シークエンサーに注目が集まっているが，本稿では誌面の都合もあり深くは触れない。その計測技術としての洗練度と先端性には一技術者として感嘆するものの，正確に塩基配列を安価に決めていくという目的に限定して考えた場合，私の見通しでは超並列型シークエンサーが当分は主要マシンであり続けると考えるからでもある。

Ⅲ．ヒト遺伝子検査への応用

　これまで，DNAシークエンサーの利用は主として研究目的であったが，ここまで述べてきた大量シークエンシングの実現性と低コスト化に伴って，個人のゲノム情報に基礎を置いた個別化医療の実現をめざした「臨床シークエンシング」という流れが欧米では顕在化してきている。これが，以前にもまして遺伝子検査が臨床応用への期待を集めている大きな理由であろう。超並列型シークエンサーの実現によるDNAシークエンシングの1塩基単価の低下は著しく，確かに医療経済的にそうしたアプローチが合理的になる日も遠くはないように思える。しかし，こうした将来の医療イノベーションに向けた取り組みと同時に，われわれ

は超並列型シークエンサーをどのように現実の遺伝子検査ニーズにマッチさせていくかも考えていくべきだと考える。なぜなら，この2つの課題解決に必要な技術課題は別個のものとして考えるべき多くの側面を有するからである。実際，「検査」はある基準と比較することで異常の有無を明らかにするという診断目的が達成されるものでなければならない。当然のことながら，意義の不明な遺伝子変異の探索だけでは単なる研究であり，見出された遺伝子変異から何らかの診断に結びつく情報が得られるようなアプローチが遺伝子検査では求められている。どうやってその検査目的を達成するか，今ある遺伝子検査ニーズに応えるということである。

図❶Aに，一度に遺伝子検査が対象とする遺伝子数別に，現在遺伝子検査として視野に入っているアプローチをまとめた。単一遺伝子や10個程度の遺伝子までなら従来法のキャピラリー電気泳動に依存した方法でも可能ではあったが，その遺伝子数が100を超えると超並列型DNAシークエンサーの利用を前提として初めて現実的なものとなった。ヒトゲノムの特定領域に的を絞って解析する方法はターゲットシークエンシングと呼ばれるが，遺伝子検査で最も網羅性の高いターゲットシークエンシング解析は全エクソンシークエンシング[用解4]解析であり，エクソーム解析とも呼ばれる。しかし，このターゲット領域にはたくさんの疾患関連性の未知の遺伝情報が含まれているので，遺伝子検査と研究の中間的な色彩を帯びる。近年のエクソーム解析からの重要な知見は，これまで遺伝的な原因が特定できなかった症例の多くが，疾患関連性が知られている遺伝子内の変異でありながらも，その症状が非典型的であったために原因遺伝子に到達できなかったという事実である。そのため既知の疾患関連遺伝子の中から，症状から原因候補遺伝子を厳しく絞り込むのではなく，比較的広く複数候補遺伝子を解析する遺伝子パネルシークエンシングというアプローチが遺伝子検査では有効だと考えられるに至っている[7]。

このターゲットシークエンシングに使われる目的領域の濃縮方法には，PCRに依存したアンプリコン[用解5]調製法とハイブリダイゼーションによって目的領域を補足してくるハイブリダイゼーションキャプチャー法に大別される。図❶Bにもそれぞれの方法の使われる局面の違いを例示しているが，表❷にアンプリコン調製法とハイブリダイゼーションキャプチャー法の特徴をまとめる。これ以外に，両者の特徴を活かしたアジレント社が開発したHaloPlex法もしばしば用いられるが，それについてのコスト面の考察はハイブリ

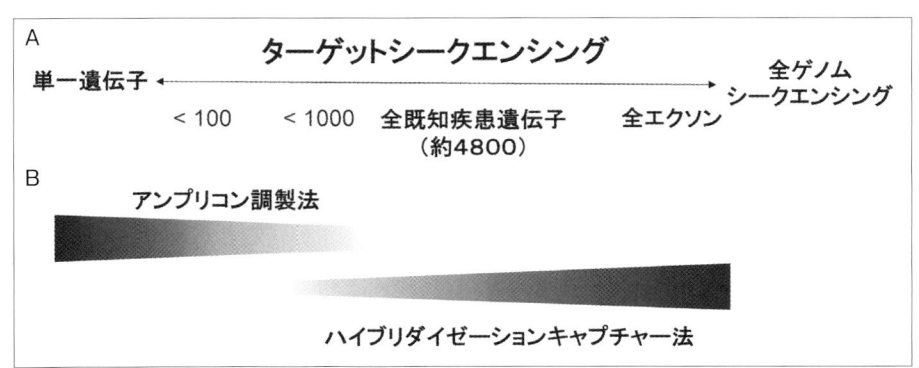

図❶ 超並列型シークエンサーによる遺伝子検査

A. 超並列型シークエンサーの特性を活かして，より確実に疾患原因に辿り着くべく，疾患パネル遺伝子解析が大きな流れとなる。全エクソン解析は研究的側面がいまだに高いが，全既知疾患遺伝子解析はコスト面からも現実的な遺伝子検査の選択肢の1つになりつつある。

B. ターゲットシークエンシングの際，目的領域を濃縮するアンプリコン調製法とハイブリダイゼーションキャプチャー法の適用されるケースを例示している。

表❷　ターゲットシークエンシングのための目的領域濃縮法の比較

	ハイブリダイゼーションキャプチャー法	アンプリコン調製法
所要時間	4時間から3日	1日以内
コスト	初期投資：大，ランニングコスト：低	初期投資：小，ランニングコスト：高
濃縮バイアス	あり（ハイブリダイゼーション効率の違い）	あり（PCR効率の違い）
必要DNA量	50ngからμg	比較的少量（<100 ng）
ターゲット領域	5 kbから全エクソン	多くは5 kbから1 Mb（全エクソン用キットもあり）

ダイゼーションキャプチャー法にやや近い。多くの場合，いずれの方法を用いるかは現実的な要求によって規定され，ターゲット遺伝子数が数百程度の辺りで，アンプリコン調製法よりもハイブリダイゼーションキャプチャー法の全コストパフォーマンスが上回るのが現状である。イルミナ社が販売を始めた網羅的な疾患遺伝子解析パネル（TruSight One）は4813遺伝子をカバーしており，おそらく遺伝子検査目的には最も網羅性が高く，そのコスト面の有利さは無視できない。一方，特定症候群を対象にした場合には，パネル化する遺伝子数はほとんど100遺伝子以下に収まるので，アンプリコン調製法かハイブリダイゼーションキャプチャー法のどちらを選択するかは，しばしば迷われるポイントだと思われる。その判断の一助にしていただくために，それぞれの方法の特徴を表にまとめてみた。しかし，問題になるのはシークエンシングコストも含めた全コストなので，それは遺伝子検査を実施される設備状況などの個々のケースで判断していかざるをえないであろう。

これまでのキャピラリー電気泳動に依存した遺伝子検査では，最後のデータの確認には人間の目視による電気泳動パターンのチェックが必須であった。そのため，遺伝子検査プロセスから技術者のチェックを取り除くことができず，結果的にランニングコストの低下を妨げていた。しかし，超並列型シークエンサーでは，こうした目視によるチェックプロセスを導入することができず，それがデータ精度に対する漠然とした不安をもたらしている。われわれは，こうした確定診断レベルの精度で超並列型シークエンサーで遺伝子検査を実現するための方法を検討した。その結果，超並列型シークエンサーのデータも，適切なデータ解析プログラムの下で解析してやれば1％程度の血球のモザイク変異も確定的に検出しうることを見出した[8]。このように，これまでの人間の目視による確認に代わって，超並列型シークエンサーにはバイオインフォマティクス解析部分が極めて重要であり，それなくしては本来の性能を引き出すことはほぼ不可能である。この部分のバイオインフォマティクス解析が，今後遺伝子検査の価値を大きく左右するだろうと考えられる。

おわりに

本稿で述べてきたように，DNAシークエンシング技術の進歩は遺伝子検査の有効性を大幅に高めてきている。しかし，すべての技術はニーズによって開発の方向性が決められるのが一般的であり，超並列型DNAシークエンシング技術は誕生から成長までが欧米で進んできたために，現状は彼らのめざしている個人ゲノム解析という明確なゴールに向けた開発が続けられてきた。しかし，わが国の遺伝子検査にとって，この状況はこのままでいいのであろうか？　こうしたDNAシークエンシング技術が社会の中で機能する時，その具現化されるべき形はそれぞれの社会がもつ医療システムや社会的なインフラ整備状況と不可分な関係をもっているはずである。その意味からも，単なる外来技術の導入結果としてではなく，わが国の実情にあった，わが国で育てられた遺伝子検査技術があるべきだと個人的に考えている。幸い遺伝子検査は，DNAシークエンシング単独の部分だけでなく，臨床検体の前処理，データ解析に至る複数のプロセスの組み合わせである。確かに，コアのシークエンサー部分で欧米グループに迫るのはほぼ不可能かもしれない。しかし，DNAシー

クエンシング技術を日本の医療に根づかせていくために，まだまだわが国の企業・研究者がやるべきことは残されているはずである．今後，疾患発症後の確定診断のための遺伝子検査だけでなく，発症前の遺伝情報解析がヘルスケアとして重要となっていくのであれば，わが国のDNAシークエンシング技術を担う企業・研究者の社会的な責務はますます重大である．このような大きな遺伝子検査技術の転換期にあり，欧米から流れ込んでくる新技術に圧倒されて流されてしまうことなく，わが国の遺伝子医学が本来めざすべき方向性を見失なわずに努力を続けていきたい．

用語解説

1. **シークエンシング**：一般的には，生体高分子の構成成分の並び方を決定する作業を指す．核酸の場合には，塩基配列を決定する作業がそれに対応する．シークエンシングを実施する装置のことをシークエンサーと呼ぶ．
2. **超並列型リアクター**：シークエンシングの処理量を劇的に増加させるため，マイクロウェルの微小反応槽や固相にマイクロパターニングされた鋳型上で，$10^6 \sim 10^9$ の独立した要素反応を並行して行うことを可能とするミクロ反応系．
3. **「次世代」シークエンシング**：これまで汎用されていた1塩基解像度の電気泳動ではなく，高度に集積化された並列反応を実施することで，大量塩基配列情報を獲得する方法．「次世代」と呼ばれるが，すでに活用されているシークエンシング技術である．
4. **全エクソンシークエンシング**：疾患発症原因になりうると考えられるゲノム上の全エクソン領域をハイブリダイゼーションキャプチャーし，網羅的に解析するシークエンシング戦略．全エクソン領域の定義は，キャプチャーキットを作製するメーカーにより変化していることに注意が必要．
5. **アンプリコン**：PCRなどにより得られる目的DNA断片を指す．アンプリコンを鋳型としてシークエンス解析することをアンプリコンシークエンシングと呼ぶ．

参考文献

1) Sanger F, Nicklen S, et al : Proc Natl Acad Sci USA 74, 5463-5467, 1977.
2) Maxam AM, Gilbert W : Proc Natl Acad Sci USA 74, 560-564, 1977.
3) Church GM, Kieffer-Higgins S : Science 240, 185-188, 1988.
4) Mitra RD, Church GM : Nucleic Acids Res 27, e34, 1999.
5) Roychowdhury S, Iyer MK, et al : Sci Transl Med 3, 111ra121, 2011.
6) Niklas N, Proll J, et al : Cell Immunol 288, 31-38, 2014.
7) Neveling K, Collin RW, et al : Hum Mutat 33, 963-972, 2012.
8) Izawa K, Hijikata A, et al : DNA Res 19, 143-152, 2012.

参考ホームページ

・ロシュ
http://roche-biochem.jp/catalog/index.php/category_33793.html

・ライフテクノロジーズ
http://www.lifetechnologies.com/jp/ja/home/life-science/sequencing/next-generation-sequencing.html

・イルミナ
http://www.illuminakk.co.jp/applications/sequencing.ilmn

小原　牧

1977年	大阪大学基礎工学部生物工学科卒業
1983年	京都大学理学部博士課程修了，理学博士取得
	塩野義製薬研究所入所
1986年	ハーバード大学 The Biological Laboratories（Prof. Walter Gilbert研究室）ポスドク（～1988年）
1994年	かずさDNA研究所解析技術研究室室長
1999年	同遺伝子研究部部長
2001年	千葉大学大学院医学薬学府遺伝子創薬学連携講座客員教授（兼任）
	理化学研究所横浜研究所免疫・アレルギー科学総合研究センター免疫ゲノミクス研究グループディレクター（兼任）
2006年	かずさDNA研究所ヒトゲノム研究部長
2009年	かずさDNA研究所副所長
2010年	東京理科大学生命科学専攻生命科学研究科免疫システム動態連携講座客員教授
2012年	横浜市立大学生体超分子システム科学専攻客員教授
2013年	理化学研究所統合生命医科学研究センター統合ゲノミクス研究グループディレクター（兼任）

第1章 実用化に向かう次世代シークエンサーとその周辺

2．がんを対象とした次世代シークエンサーによるゲノム解析と臨床応用

土原一哉

　次世代シークエンス技術の一般化とともにがん研究の方法論は大きく変化した。網羅的解析で明らかにされた体細胞変異のプロファイルは肺がんをはじめ固形がんでとりわけ多様性に富んでおり，症例ユニークな変異の意義の関連づけが重要である。治療面でも分子標的療法の進展とともに個々の症例における複数の治療標的分子の活性化変異を短期間で同定することが必須となっている。次世代シークエンス技術はこうしたゲノムバイオマーカーに基づく治療選択にも有用であり，今後臨床検査としての適格性をいかに担保していくかは大きな課題である。

はじめに

　20世紀後半の技術革新を象徴する挿話として，ムーアの法則「コンピュータの処理能力は1年ごとに倍増し，処理にかかるコストが毎年半減してきた」が広く知られている。ゲノム解析能力も21世紀初頭同様に改良が進み，2003年のヒトゲノム計画の完了時およそ1億ドルと見積もられていた1人あたりの全ゲノムシークエンスに必要なコストは2007年ころには1千万ドル程度になっていた。さらに2005年以降，次世代シークエンサーの実用機が導入されるとムーアの法則をはるかに凌駕する劇的なコストダウンが図られ，2014年に発表されたイルミナ社のシステム（HiSeqX Ten）を用いた試算ではNIHが目標としていた1千ドルでの全ゲノム解析も現実のものとなっている[1]。処理速度の向上とコストの低減があいまって，疾患ゲノム解析においても1例ごとに1塩基単位の網羅的なゲノム変異を明らかにすることが一般的に行えるようになり，この技術革新はがん生物学の研究，診断・治療開発に大きな影響を与え続けている。

I．次世代シークエンサーを利用した網羅的がんゲノム解析

　次世代シークエンサーを用いた最初期のがんゲノム解析において，染色体転座を伴わない急性骨髄性白血病（AML）および多形膠芽細胞腫（GBM）で代謝酵素 isocitrate dehydrogenase 1（*IDH1*）遺伝子およびアイソザイムをコードする *IDH2* 遺伝子に変異が高頻度に認められることが明らかとなった[2)3)]。IDHはクエン酸（TCA）回路においてイソクエン酸からαケトグルタル酸（α-KG）を産生する酵素だが，変異型はこの機能を喪失する一方，α-KGから2-ヒドロキシグルタル酸（2-HG）を産生する機能を獲得することが明らかに

---

key words

がんゲノム，次世代シークエンサー，isocitrate dehydrogenase，全エクソンシークエンス，国際がんゲノムコンソーシアム，COSMIC，long tail，肺腺がん，受容体型チロシンキナーゼ，分子標的薬，融合遺伝子，希少フラクション

なった。α-KG はヒストンメチル基分解酵素や，メチルシトシンの脱メチル化の最初のステップを触媒する TET ファミリー 5-メチルシトシンヒドロキシラーゼの補酵素だったために，IDH 変異による α-KG の減少はヒストンの過剰なメチル化や DNA メチル化の異常を誘導する[4）5）]。IDH 研究は，1 塩基単位の網羅的ゲノム解析技術ががんの生物学の解明につながる典型例となった。さらに脳の組織中のうち，血中の 2-HG 定量に加え，脳組織中の代謝物を非侵襲的かつ定位的に計測可能な MR スペクトロスコピーを利用した腫瘍診断の開発や，変異型 IDH を阻害する治療薬開発も進められており，ゲノム創薬における網羅的解析の重要性をあらためて浮き彫りにしている（図❶）。

その後もシークエンサーの改良や，ゲノム DNA 中の特定の領域を濃縮してシークエンスを行うターゲットキャプチャー法を応用した全エクソンシークエンスの普及もあいまって，様々ながん種で体細胞変異解析が急速に進んでいる。国際がんゲノムコンソーシアム（International Cancer Genome Consortium）では 17 の国と地域が参加した 71 のプロジェクトにより 25,000 例以上のがんゲノムの解析が進み，すでに 10,067 例の結果が共通のフォーマットにしたがったデータベースとして公開されている。これ以外にも各国の個別の研究機関・研究室が収集したデータも次々に発表され，それらは発表論文で検索・閲覧できるほか，英国 Wellcome Trust Sanger Institute が運営するがん体細胞遺伝子異常の文献情報を収集するデータベース COSMIC（Catalogue of somatic mutations in cancer）からも容易に入手できる。

多くのがんゲノム，特に固形がんゲノムに共通した特徴として，変異遺伝子の long tail 化が指摘されている。筆者らが解析した日本人肺腺がん 97 症例の全エクソン解析の結果，1 例あたり平均 185 遺伝子，計 6352 遺伝子にアミノ酸置換を伴う体細胞変異を認めたが，複数症例で共通して変異が見出される遺伝子は *EGFR*（59 例）や *TP53*（33 例）など限られており，その多くは既知のがん遺

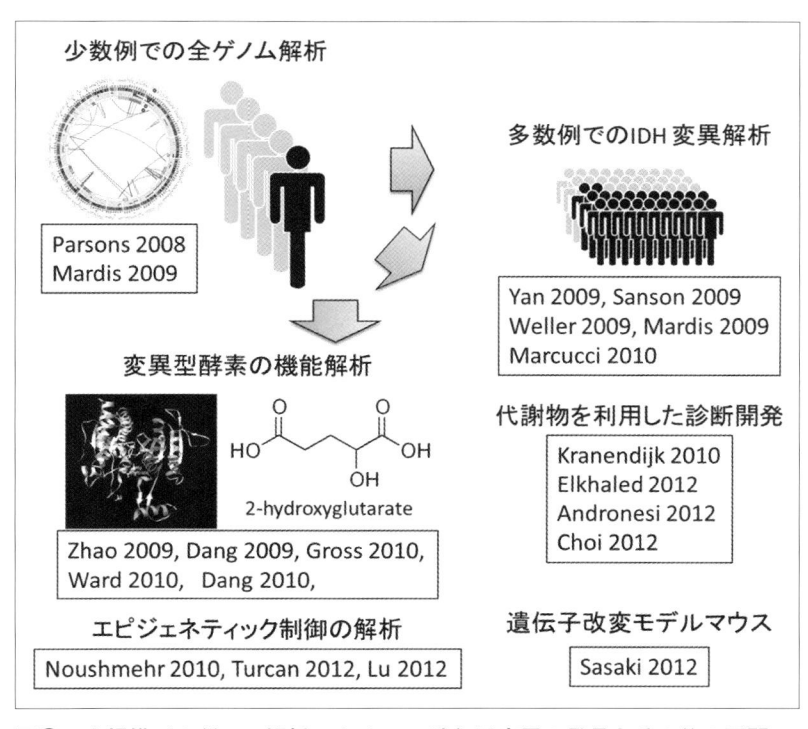

図❶　大規模がんゲノム解析による IDH 遺伝子変異の発見とその後の展開

伝子であった[6]。一方，過半数の遺伝子について，それらに変異をもつ症例は全体の1～2％にすぎないことが明らかとなり，これまでのがん関連遺伝子の探索の定法であった特定のがん種で共通して変異がみつかる遺伝子に注目する方法では，これらの症例ユニークな変異遺伝子の意味を解釈することは難しい（図❷）。一方，肺腺がんでは細胞増殖を司るMAPKパスウェイの上流に位置するEGFRやKRASに活性型の変異が頻発し，かつそれらが相互排他的に存在する，すなわち各症例においてEGFR変異とKRAS変異が共存しないことも知られている。こうした観点で肺腺がんゲノムにおける点変異のデータを整理すると，古典的なMAPKパスウェイに関わるシグナル伝達分子について個々の遺伝子単位では変異頻度は高くないが，ほとんどの症例においてRAFキナーゼより上流，とりわけ受容体型チロシンキナーゼに変異が集中して見つかることが明確になった（図❸）。また，受容体型チロシンキナーゼ遺伝子の点変異によってもたらされるアミノ酸置換にはタンパク質機能に影響を与える可能性が高いと予測されるものが多かったこと，EGFRやKRASなど既知の「ドライバー変異」をもたない症例でこれらの変異が比較的多く検出されたことなどから，肺腺がんの成立に寄与していた可能性が示唆された。

Ⅱ．分子標的薬治療効果予測バイオマーカーとしてのゲノム異常

がんゲノム上の変異は上述のようにがんの生物学的理解を深めるのに有用であるばかりでなく，治療開発においても大きな意味をもつ。ゲフィチニブ，エルロチニブなど小分子EGFR阻害薬がEGFR変異陽性非小細胞肺がん症例特異的に腫瘍縮小，生存期間の延長をもたらしたように，治療効果の高い分子標的薬と標的分子の構造異常との間には鍵と鍵穴の関係が成り立っている。肺腺がんではEGFR変異のほかALK融合遺伝子陽性例にクリゾチニブの有効性が示され，治療効果と直結する遺伝子構造異常の探索が精力的に進

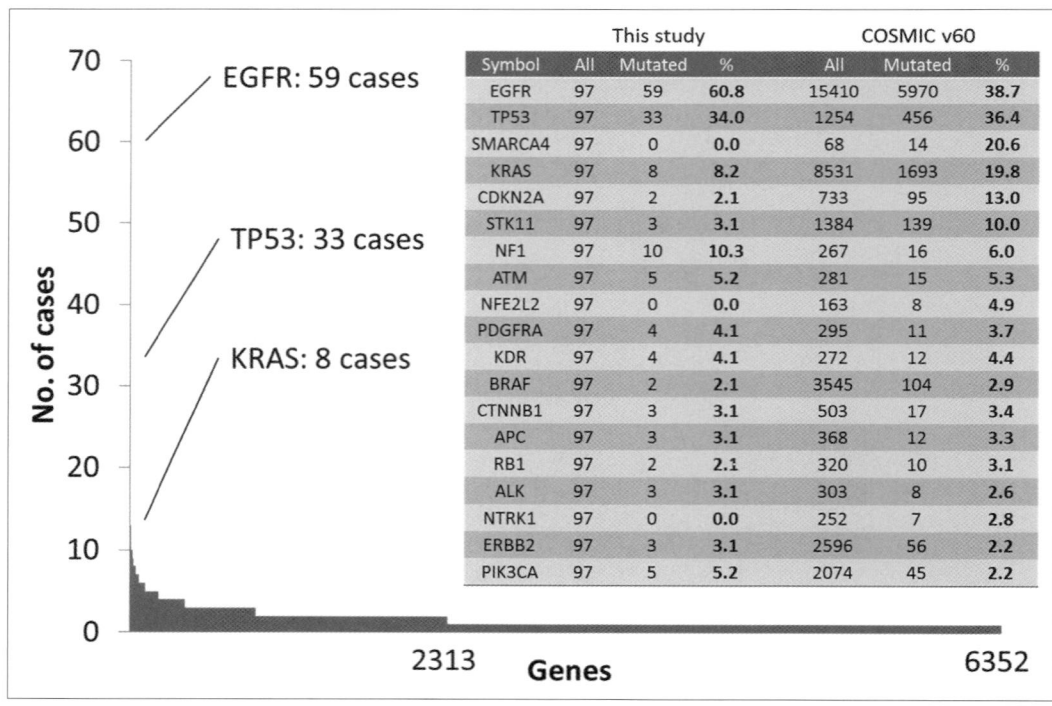

図❷　日本人肺腺がん遺伝子変異の"long tail"化
変異プロファイルは症例ごとに多様である。

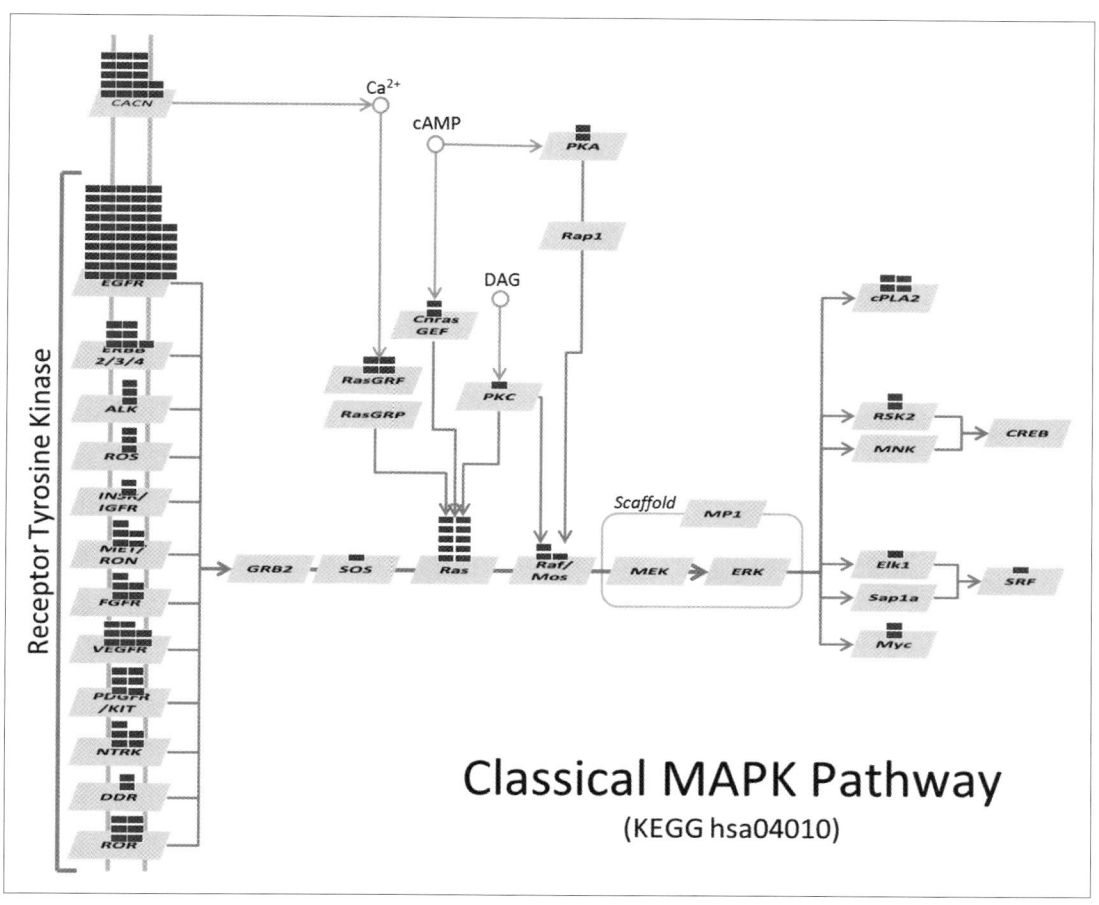

図❸　日本人肺腺がんゲノムにおける MAPK パスウェイ分子の遺伝子変異
受容体型チロシンキナーゼに変異が集中する。

められた．その結果，遺伝子転座，逆位に起因する *RET, ROS1, NRG1* 融合遺伝子をもつ肺腺がん症例が発見された[7)-12)]．非臨床研究でこれらの融合遺伝子を発現する細胞に対しキナーゼ阻害剤が特異的な抗腫瘍効果を示すことも確認され，その結果をもとに国内外において医師主導治験，企業治験が現在進行している．また，これまでメラノーマや大腸がんのドライバー変異として治療開発が進んできた *BRAF* の活性型変異や，胃がん・乳がんで遺伝子増幅による過剰発現が知られている *ERBB2* の活性型を誘導する変異（insertion）も低頻度ながら肺腺がんのドライバーとなっていることが明らかになった（図❹）[13)]．これらは *KRAS, EGFR* 変異陽性例に比べればマイナーな集団であり，従来の抗がん治療の常識では大規模な臨床試験を伴う開発の対象には不向きだと思われてきた．例えば肺腺がんの1％程度と予想される *RET* 融合遺伝子陽性例に限った20例規模の単アームの第2相試験を行おうとすれば，最低でも2000例の肺がん症例をスクリーニングしなければならず，大規模ながんセンターといえどもそれだけの症例を単施設ないし早期臨床試験が実施可能な数施設での共同研究で集積するのは困難である．さらに，希少フラクションを選別する中で除外される99％の症例にかかる膨大な検査コストが臨床試験を進めるうえでの大きなハードルとなることは容易に予想された．

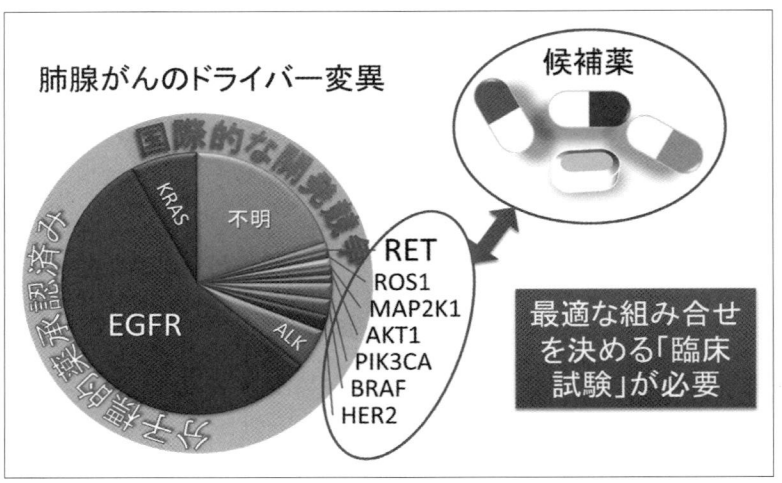

図❹ 肺腺がんのドライバー変異と治療標的

Ⅲ．全国規模の希少フラクション肺がんスクリーニングシステム

　国立がん研究センター東病院呼吸器内科の後藤功一を中心とする臨床研究グループは，全国規模の研究ネットワークを形成することでこの問題を解決している（図❺）[14]。LC-SCRUM-Japan（Lung Cancer Genomic Screening Project for Individualized Medicine in Japan）と名づけられたこのプロジェクトは2012年の非小細胞肺がんにおける*RET*融合遺伝子の発見を受け，実臨床における進行肺腺がんの*EGFR*以外のドライバー変異の分子疫学を明らかにすることを目的として2013年2月に発足した。2014年11月現在，全国186の医療機関が各施設の倫理審査委員会の承認のもと参加している。薬物療法の対象となる扁平上皮がん以外の非小細胞肺がん症例のうち現在保険診療として行われている*EGFR*変異検査が陰性であったものが登録され，生検組織ないし液性検体（胸水，心嚢水）の新鮮凍結材料および組織診断が可能なホルマリン固定パラフィン包埋標本ないしセルブロックを合わせて提出する。この研究はいわゆる臨床研究であるが，将来の「臨床検査」への移行も視野に解析の堅牢性を担保するため一般の研究室ではなく各種のバリデーションがとられた臨床検査センターで中央診断を行ってい

る。
　RET, *ROS1*, *ALK*の既知の融合遺伝子の検出は，*RET*融合遺伝子を同定した国立がん研究センター研究所の河野隆志が研究用途に用いていたRT-PCR法およびFISH法を検査センターに技術移管し運用している。凍結検体の提出を必須とするなど技術的なハードルの高さにもかかわらず，1年半で1256例の登録・解析が行われ遺伝子検査の成功率は90％を超えている。当初より日本人肺腺がんの約半数を占める*EGFR*変異陽性例を除くことで融合遺伝子陽性症例が濃縮されることを見込んでいたが，期待にたがわず*RET*, *ROS1*融合遺伝子陽性例はいずれも約4％の頻度で同定された。検体収集から検査までを一元的に管理することで，各施設には検体提出後中央値14日で検査結果を報告できており，turn-around timeの面からも十分に実臨床に活用できる水準である。RT-PCR法によるスクリーニングに引き続きFISH法でも遺伝子融合が確認された場合，被験者には国内で実施されているそれぞれの遺伝子異常に関連する治験の情報が各施設の担当医を通じて伝えられる仕組みとなっている。現在*RET*融合遺伝子陽性例に対するバンデタニブの国内第2相臨床試験（LURET study, 医師主導治験）および*ROS1*融合遺伝子に対するクリゾチニブの東アジア第2相臨床試験（OO12-01）が実施され

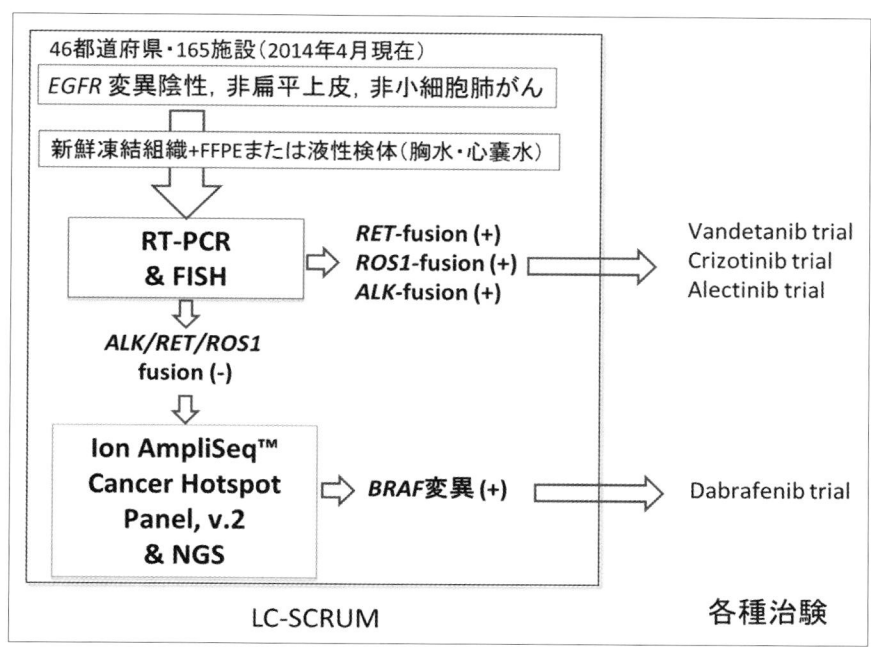

図❺ 全国規模の肺がんゲノムバイオマーカースクリーニング（LC-SCRUM）と臨床試験への導出

ており，LC-SCRUM-Japan の結果を基にそれぞれ 10 例以上が登録されている．さらに，これら融合遺伝子が陰性であった症例について複数遺伝子の点変異のスクリーニングを追加している．凍結検体からの RNA 抽出時に同時に DNA を精製し，10 ng のゲノム DNA を用いライフテクノロジーズ社の半導体型次世代シークエンサー（Ion PGM）を用いたアンプリコンシークエンスを行っている．現在はがん関連 50 遺伝子中の 2800 ヵ所の既知の体細胞変異を同時に検出可能な Ion AmpliSeq™ Cancer Hotspot Panel v2（ライフテクノロジーズ社）を使用し，200 例の解析を終えた時点で ERBB2, KRAS, NRAS や BRAF の変異陽性症例を同定しており，BRAF 変異陽性例についてはダブラフェニブのグローバル第 2 相臨床試験（NCT01336634）への登録が進んでいる[15]．

Ⅳ．次世代シークエンサーを応用したがんゲノム診断の開発

上述のとおり，肺腺がんはがん細胞の増殖・進展のドライバーとなる体細胞性のゲノム変異，構造異常の多様性が明らかであるとともに，それらに対する選択的・合理的な分子標的薬の組み合わせが比較的明らかである．ゲノムバイオマーカーを利用した治療選択の実用化のためには，生検材料など限られた生体試料から短時間で多数にわたるゲノム上の異常を検出するシステムの開発が必須である．次世代シークエンサー技術の応用により微量のゲノム DNA ないし mRNA を逆転写した cDNA を用いたマルチプレックス診断キットの開発がアカデミア・診断薬企業の間で進んでいる．2013 年にはイルミナ社のベンチトップシークエンサー MiSeq DX が米国食品医薬品局（FDA）から市販前認可（premarket clearance）を受け，同時に嚢胞性線維症の原因となる CFTR 遺伝子変異解析キットおよび施設ごとに独自の診断検査を開発できるユニバーサルキットの市販前認可を受けた[16]．さらに 2014 年には MiSeq DX を用いた大腸がんに対する抗 EGFR 抗体薬の 1 つパニツムマブのコンパニオン診断法の開発をめざしてイルミナ社と Amgen 社が提携し，FDA や欧州の規制機関による認可取得に向けた具体的な取

り組みが開始されている。LC-SCRUM でも利用したゲノム DNA を鋳型とするアンプリコンシークエンスは 1 塩基置換や挿入欠失変異の検出を得意とする一方，ゲノム DNA 上での分断点が多様な融合遺伝子の検出には限界がある。これを克服するために cDNA を用いたアンプリコンシークエンスや，RNA プローブや DNA プローブによるハイブリダイゼーションによって，より広い領域を特異的に濃縮可能なターゲットキャプチャーシークエンスによるがん関連遺伝子のシークエンスが開発されつつある。後者については米国 Foundation Medicine 社に代表されるように CLIA（Clinical Laboratory Improvement Amendments）ラボで遺伝子解析を受託するビジネスも開始されており，米国では民間医療保険でその費用がカバーされるものが広まりつつある。

おわりに

次世代シークエンス技術によるがんゲノム診断は様々な可能性を秘めているが，その実用化に向けて乗り越えなければならない課題もまだ多い。こうした新技術の分析的妥当性（analytical validity），さらには末梢血などが比較的容易に利用できる生殖細胞系列変異の診断と異なり生体試料に様々な制約がかかるがんゲノム解析における臨床的妥当性（clinical validity）をいかに検証するかは技術的な課題である。また，マルチプレックス診断の臨床的有用性（clinical utility）をどのように評価すればよいのかについても議論が必要である。遺伝子変異の検出により予後の改善など患者に明らかなベネフィットがもたらされているかを示すには大規模な臨床研究が必要であり，かつゲノムバイオマーカーと治療薬の組み合わせが年々増加する現状にそれが追い付けるのか，そうした検証が現実的に困難であるとすればどのようなサロゲートを設定すべきかを解決していかなければならない。がんゲノム診断の多くは体細胞変異を対象とするとはいえ，シークエンス情報には生殖細胞系列の情報が必ず含まれている。今後医療の現場でゲノム情報が広く用いられることが確実な中，incidental findings に対する対応や遺伝子差別を防ぐ法的な取り組みについても，日本の臨床の現場に即した形での体制整備は早急に必要である。

参考文献

1) Hayden EC : Nature 507, 294-295, 2014.
2) Parsons DW, Jones S, et al : Science 321, 1807-1812, 2008.
3) Mardis ER, Ding L, et al : N Engl J Med 361, 1058-1066, 2009.
4) Ward PS, Patel J, et al : Cancer Cell 17, 225-234, 2010.
5) Lu C, Ward PS, et al : Nature 483, 474-478, 2012.
6) Suzuki A, Mimaki S, et al : PLoS One 8, e73484, 2013.
7) Kohno T, Ichikawa H, et al : Nat Med 18, 375-377, 2012.
8) Takeuchi K, Soda K, et al : Nat Med 18, 378-381, 2012.
9) Lipson D, Capelletti M, et al : Nat Med 18, 382-384, 2012.
10) Ju YS, Lee WC, et al : Genome Res 22, 436-445, 2012.
11) Fernandez-Cuesta L, Plenker D, et al : Cancer Discov 4, 415-422, 2014.
12) Nakaoku T, Tsuta K, et al : Clin Cancer Res 20, 3087-3093, 2014.
13) Kohno T, Tsuta K, et al : Cancer Sci 104, 1396-1400, 2013.
14) 後藤功一, 葉 清隆, 他：腫瘍内科 13, 151-156, 2014.
15) Matsumoto S, Tsuchihara K : ASCO 50TH Annual Meeting, Chicago, 2014.
16) Collins FS, Hamburg MA : N Engl J Med 369, 2369-2371, 2013.

参考ホームページ

・国際がんゲノムコンソーシアム（ICGC）
　http://dcc.icgc.org/
・Catalogue of somatic mutations in cancer（COSMIC）
　http://cancer.sanger.ac.uk/cancergenome/projects/cosmic/

2. がんを対象とした次世代シークエンサーによるゲノム解析と臨床応用

土原一哉
1993年　金沢大学医学部卒業
　　　　同医学部附属病院研修医
2000年　東京医科歯科大学大学院修了
　　　　オンタリオがん研究所（カナダ）研究員
2005年　国立がんセンター東病院臨床開発センター室長
2012年　国立がん研究センター東病院臨床開発センタートランスレーショナルリサーチ分野長
2013年　同早期・探索臨床研究センタートランスレーショナルリサーチ分野長

第1章 実用化に向かう次世代シークエンサーとその周辺

3．遺伝性疾患の原因究明における次世代シークエンスの有用性

鈴木敏史・鶴﨑美徳・松本直通

　網羅的遺伝子変異の同定を可能とする次世代シークエンサーが2005年に登場し，メンデル遺伝性疾患を中心に責任遺伝子が次々と単離されている．特に原因未解明の遺伝性疾患に対して，ヒト全遺伝子を解析する全エクソームシークエンスが解析手法の第一選択技術となりつつある．本稿では，次世代シークエンスを用いた疾患ゲノムの解析法の有用性について自験例を交え概説する．

はじめに

　1977年にサンガー法による塩基配列決定法が確立し，分子生物学の解析スタンダードとなった．2003年にヒトゲノムシークエンス完了宣言がなされ[1]，最終的に13年間の年月，および27億ドルの費用を費やした[2]．2005年に次世代シークエンサーが登場し，ヒトゲノムシークエンス解析の超高速化・低コスト化が実現，疾患ゲノム解析法として確立されつつある．

　Online Mendelian Inheritance in Man（OMIM）[用解1]に登録されている遺伝性疾患数は7625疾患に及ぶ．そのうち，4046疾患（53.1％）の責任遺伝子が同定されている（2014年3月4日現在）．2009年に全エクソームシークエンス（whole exome sequencing：WES）により常染色体劣性遺伝病であるMiller症候群の責任遺伝子が初めて単離されて以来[3]，WESを用いて多くの疾患責任遺伝子が同定されている．2013年8月11日時点で少なくとも150以上の疾患責任遺伝子が明らかになり[4]，現在も数多くの疾患責任遺伝子が単離され続けている．本稿では，遺伝性疾患の責任遺伝子の同定における次世代シークエンサーの有用性について，当研究室での自験例を交えて解説する．

I．WESの有用性

　ヒト疾患を引き起こすゲノム異常は染色体構造異常から1塩基の変異まで様々で，異常の種類に応じた様々な解析技術を使い分ける必要がある（図❶）[5]．次世代シークエンサーの高出力性によって，全ゲノムを対象とした全ゲノムシークエンス（whole genome sequencing：WGS）や全遺伝子を対象としたWESなどが可能になった．WGSは，理論的には全ゲノムを漏れなく解読するため理想的であるが，コストと効率の点で限界がある．タンパク質に翻訳されるコーディング領域は全ゲノムDNAの約1～2％で，ヒトメンデル遺伝性疾患の85％はこの領域の変異が原因で

---

key words

次世代シークエンサー，全エクソームシークエンス（whole exome sequencing：WES），全ゲノムシークエンス（whole genome sequencing：WGS），メンデル遺伝性疾患，絞り込み戦略，読み取り深度

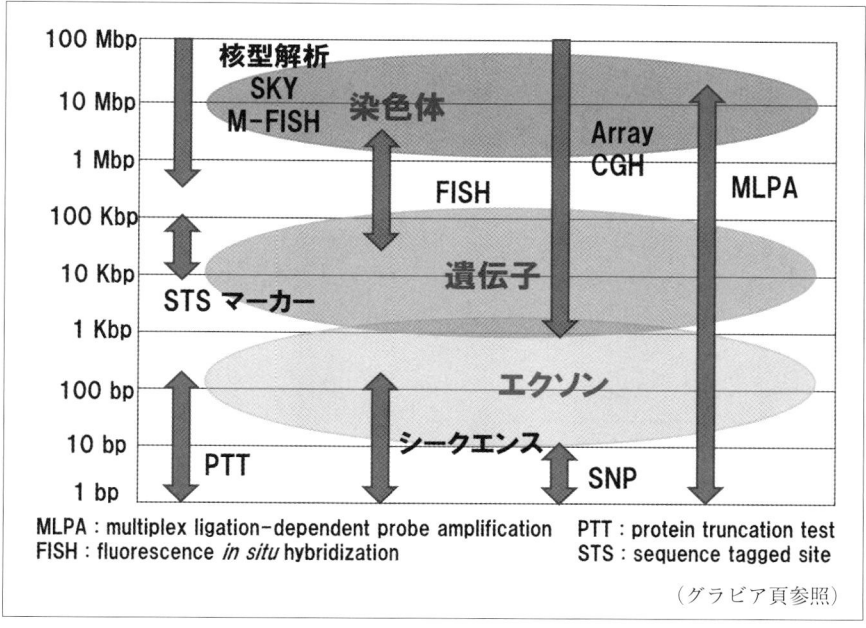

図❶ 異なるゲノム異常と検出方法（文献5より改変）

ある[2]。よって原因未解明の遺伝性疾患において，コーディング領域を集中的に解析するWESの効率性は明白である。読み取り深度とは，解析対象領域に対してどのくらいのリード数でシークエンスを行ったかを示す値であるが，一般に次世代シークエンサー解析ではその読み取り深度を深めることで，解析の精度を向上させることが可能である。われわれの研究室ではWESの読み取り深度はコーディング領域に対して通常100リード程度で行うことが多いが，WGSで推奨されている読み取り深度は全ゲノムに対して40リード程度で，コーディング領域に限ると解析精度はWESが高い。

II. 次世代シークエンサーを用いたヒトゲノム解析法の実際

次世代シークエンサーによって得られたデータ（シークエンス配列とシークエンスのクオリティ値を記述したFASTQファイル）[6]と，National Center for Biotechnology Information（NCBI）やUCSC Genome Browserなどのサイトから得られるヒトゲノム参照配列とで比較を行う。Burrows-Wheeler Aligner（BWA）やNovoalignといったマッピングプログラムを用いて参照配列へアライメントし，Genome Analysis Toolkit（GATK）にてジェノタイピング（参照配列との差を検出）を行う。その後，ANNOVARなどを用いてアノテーション（注釈）を行う（図❷）[7]。WESでコーディング領域に100リード程度の読み取り深度の場合，コーディング領域のおよそ95％程度が20リード以上読まれる。

III. 変異の絞り込み戦略

次世代シークエンサー臨床情報（罹患・非罹患の明らかな家系情報を含む）を基に疾患の遺伝形式を想定したバリアントの絞り込みを行っていく。想定遺伝形式が誤りである場合，正しい変異に到達することが困難となるため，臨床情報の評価が極めて重要である。候補責任遺伝子の絞り込みには，WESで得られた全バリアントから，dbSNP登録のある変異，健常日本人1208名のエクソームデータが収集されているHuman Genetic Variation Database（HGVD），ヨーロッパ系アメリカ人やアフリカ系アメリカ人の健常者と心肺血

液疾患症例を含むエクソームデータベースである NHLBI Grand Opportunity Exome Sequencing Project（ESP）などに登録されている変異，in-house データベースに含まれる変異，セグメント重複[用解2]領域内に存在する変異，同義置換などを除去する．最終的に絞られた候補バリアントは，キャピラリーシークエンスによって偽陽性を除去する．非同義的置換の場合，変異部位の保存性の確認，タンパク質機能への影響を予測するプログラム（SIFT，Polyphen-2 など），スプライスサイトの変異の場合では，スプライシング異常予測プログラム（ESEFinder など）を使用して変異の与える効果を調べる．以下，自験例を基に概説する．

Ⅳ．WES による疾患責任遺伝子の同定

1．Coffin-Siris 症候群

Coffin-Siris 症候群は，1970 年に Coffin 医師と Siris 医師により，知的障害，発育不全，特異顔

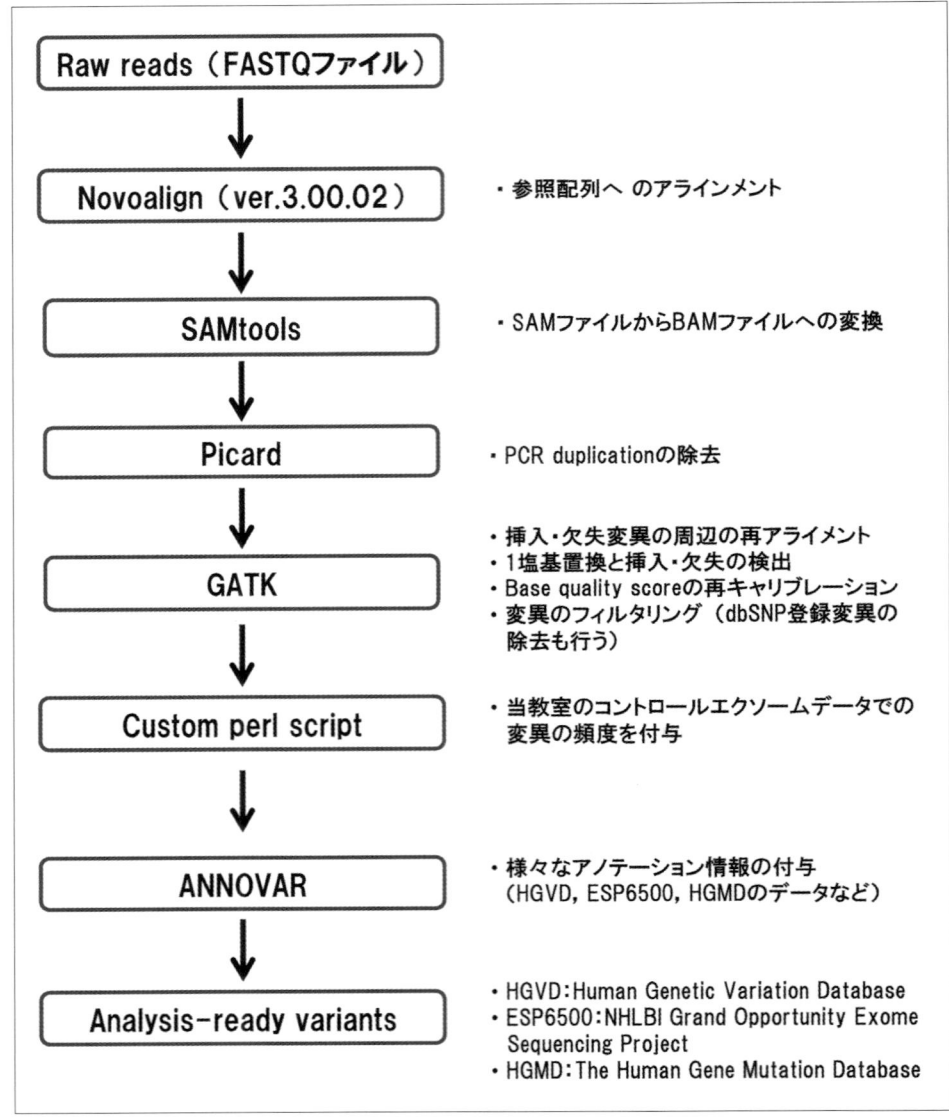

図❷　当教室での解析ワークフロー（文献 7 より改変）

貌，第5指趾爪の低形成を伴う症候群として報告された。その多くが孤発例で、遺伝的原因は不明であった。典型孤発例5例のゲノムDNAを用い，SureSelect Human All Exon Kit v1（38 Mb）（Agilent Technologies社）とGenome Analyzer IIx（Illumina社）にてWESを行った。次世代シークエンサー産出データを解析フローに沿ってバリアントを抽出，dbSNP135とESP5400に登録されている変異，セグメント重複領域内のバリアント，同義置換，および655名のin-houseデータに登録のある変異をすべて除外した（図❸）。さらに3例では両親検体が得られたため両親のWESデータに認められない新規突然変異候補に着目した。この結果，5例のうち2例でSMARCB1異常を，さらに異なる2例でSMARCA4異常が認められた。サンガーシークエンス検証でも同異常が確認された。SMARCB1とSMARCA4はそれぞれクロマチンリモデリング因子であるBrahma-associated factor（BAF）複合体の構成サブユニットをコードする。Coffin-Siris症候群がBAF複合体異常によって惹起されることが想定されたため，BAF複合体の他の構成サブユニット遺伝子を含む16遺伝子を候補とし，集積したCoffin-Siris症候群22例に対して変異解析を行った。この結果，SMARCB1・SMARCA4・SMARCE1・ARID1A・ARID1Bの異常をそれぞれ4例，6例，1例，3例，5例に認め，Coffin-Siris症候群22例中19例（86.4％）でBAF複合体遺伝子群の異常を認めた。両親検体の得られた13家系で認めた変異はすべてde novo[用解3]であった。

2. 流産・胎児異常を多発する家系

習慣性流産と複数の胎児奇形を伴う死産歴のある1家系に対してWES解析を行った。健常母親，健常男児同胞1名，および骨系統疾患が認められた流産検体から得られたゲノムDNAを用いて，SureSelect Human All Exon Kit v4（51 Mb）（Agilent Technologies社）とHiSeq2000（Illumina社）にてWES解析を行った。検出したバリアントから，dbSNP137やESP5400，セグメント重複領域内，あるいは749名のin-houseデータに登録のあるバリアントを除外し，最終的に死産児に原因であるIFT122の複合ヘテロ性変異（p.E370Sfs*51/p.G546R）を同定した。さらに，妊娠7週で稽留流産に至った絨毛組織DNAを用いてサンガーシークエンスを行い，絨毛に同複合ヘテロ接合性変異を確認した。IFT122の変異は，頭蓋，顔面，骨格および外胚葉系の異常を呈する常染色体劣性遺伝性の頭蓋外胚葉異形成症（cranioectodermal dysplasia-1：CED1）を引き起こす。異常をきたした胎児の表現型はCED1として矛盾のないも

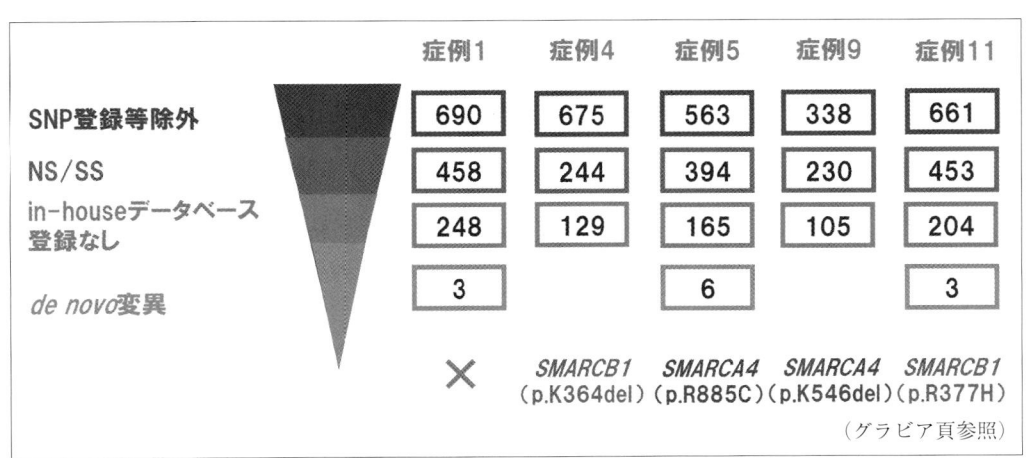

図❸ 現行解析システムを用いたCoffin-Siris症候群患者の再解析

SNP登録等：dbSNP135，ESP5400のデータベース登録やセグメント重複部位の変化，NS：非同義置換，SS：スプライスサイト（±2 bp）変異，in-houseデータベース：655名例のエクソームデータベース

のであった。WES によって原因の遺伝子変異を同定し臨床診断確定に至った好例である。

3. Joubert 症候群

　Joubert 症候群は，新生児期の呼吸異常や運動失調，精神運動発達遅滞，網膜欠損，腎障害，肝障害などを伴う常染色体劣性遺伝性またはX連鎖劣性遺伝性疾患である。MRI 画像検査で小脳虫部低形成もしくは無形成，および特徴的な Molar tooth サインを認める。非血族婚の典型例5家系の罹患者各5名に対してゲノム DNA を用い，SureSelect Human All Exon 50 Mb Kit（Agilent Technologies 社）または v4 kit（51 Mb）と，Genome Analyzer IIx または HiSeq2000 にて WES 解析を行った。次世代シークエンサー産出データを解析フローに沿ってバリアントを抽出，dbSNP135 と ESP5400 に登録されている変異，セグメント重複領域内のバリアント，同義置換をすべて除外した。得られたバリアントの中から Joubert 症候群の17個の既知責任遺伝子（2012年7月当時）の異常を探索したところ，*INPP5E*（1例），*TMEM67*（1例），*CEP290*（3例）のホモ変異もしくは複合ヘテロ性変異を認めた。SureSelect Human All Exon 50 Mb Kit を用いた家系1～4では，17遺伝子中13遺伝子でコーディング領域の90％以上が5リード以上読まれていたが，SureSelect Human All Exon v4 kit（51 Mb）を用いた家系5では，17遺伝子すべてに対してコーディング領域の90％以上が5リード以上読まれていた（**表❶**）[8]。当疾患のように十数個の疾患責任遺伝子が存在する場合，対象遺伝子領域を比較的網羅的に解析できる WES 解析は，効率・スピードの点で優れている。

おわりに

　WES によるゲノム解析は一塩基バリアント（single nucleotide variant：SNV）の検出には非常に有用であるが，コーディング領域の平均読み取り深度が100リード以上の解析を行った場合でも，数％の領域に対しては5リード以下の読み取り深度であることから，全エクソン領域を完全に網羅していないことを念頭に置いておく必要がある。さらに，コーディング領域以外の転写調節領域や非翻訳領域などの変異が原因で起こる遺伝性疾患も報告されはじめている。今後はこのような領域をターゲットとする改良版 WES や WGS が盛んに行われることが予想される。さらに

表❶ Joubert 症候群の17責任遺伝子に対するカバー率（文献8より改変）

家系	\multicolumn{5}{c}{5リード以上カバーしている遺伝子領域（％）}
	1	2	3	4	5
SureSelect Human All Exon kit	50 Mb	50 Mb	50 Mb	50 Mb	V4
INPP5E	55.1	32.8	63.8	34.6	100
TMEM216	69.5	69.5	69.5	69.5	100
AHI1	100	100	100	100	100
NPHP1	100	99.1	100	100	100
CEP290	100	100	100	100	100
TMEM67	100	100	100	100	100
RPGRIP1L	96.5	96.5	96.5	96.5	99.6
ARL13B	100	100	100	100	100
CC2D2A	93.5	92.6	92.6	91.7	97.3
OFD1	100	99.6	100	100	92.6
TTC21B	99.4	99.4	99.4	99.4	100
KIF7	73.0	59.8	75.7	73.0	97.7
TCTN1	86.3	83.5	87.2	83.9	96.5
TMEM237	96.6	96.6	96.6	96.6	100
CEP41	100	100	100	100	99.6
TMEM138	100	100	100	100	100
C5orf42	100	100	100	100	100

WESデータを用いたコピー数異常解析法やWGSからの染色体構造異常解析などもゲノム異常検出に有用であり，ゲノム異常の検出もより統合的にアプローチすることが求められる。

用語解説

1. **Online Mendelian Inheritance in Man（OMIM）**：ヒトのメンデル遺伝形質と遺伝子のオンラインデータベース。ヒトメンデル遺伝性疾患を中心に，その表現型と遺伝（子）情報が記述され随時更新されている。常染色体優性および劣性遺伝性（MIM番号100000-299999：～1994年5月14日），X連鎖性遺伝性（300000-399999），Y連鎖性遺伝性（400000-499999），ミトコンドリア遺伝（500000-599999），常染色体優性および劣性遺伝性（600000～：1994年5月15日～）に分類されている。
2. **セグメント重複**：約10～400kbの大きさで90％以上の相同性をもつDNA配列のこと。ヒトゲノムの3.6％に存在する。特に10kb以上の長さで97％以上の相同性をもつ場合，同部位に関連した異常な組換えなどが起こりやすくなると考えられている。
3. ***de novo* 変異**：新生突然変異のこと。両親由来でなく児で新たに生じた変異。

参考文献

1) Nature 431, 931-945, 2004.
2) Majewski J, Schwartzentruber J, et al : J Med Genet 48, 580-589, 2011.
3) Ng SB, Buckingham KJ, et al : Nat Genet 42, 30-35, 2010.
4) Rabbani B, Tekin M, et al : J Hum Genet 59, 5-15, 2014.
5) Homig-Holzel C, Savola S : Am J Surg Pathol Part B 21, 189-206, 2012.
6) Cock PJ, Fields CJ, et al : Nucleic Acids Res 38, 1767-1771, 2010.
7) 才津浩智，松本直通：医学のあゆみ 245, 387-391, 2013.
8) Tsurusaki Y, Kobayashi Y, et al : J Hum Genet 58, 113-115, 2013.

参考ホームページ

- Online Mendelian Inheritance in Man（OMIM）
  http://www.ncbi.nlm.nih.gov/omim/
- National Center for Biotechnology Information（NCBI）
  http://www.ncbi.nlm.nih.gov/
- UCSC Genome Browser
  http://genome.ucsc.edu/
- Burrows-Wheeler Aligner（BWA）
  http://bio-bwa.sourceforge.net/
- Novoalign
  http://www.novocraft.com/
- Genome Analysis Toolkit（GATK）
  http://www.broadinstitute.org/gatk/
- Human Genetic Variation Database（HGVD）
  https://gwas.biosciencedbc.jp/
- NHLBI Grand Opportunity Exome Sequencing Project（ESP）
  https://esp.gs.washington.edu/drupal/
- ANNOVAR
  http://www.openbioinformatics.org/annovar/
- SIFT
  http://sift.jcvi.org/
- Polyphen-2
  http://genetics.bwh.harvard.edu/pph2/
- ESEFinder
  http://rulai.cshl.edu/cgi-bin/tools/ESE3/esefinder.cgi
- The Human Gene Mutation Database（HGMD）
  http://www.hgmd.cf.ac.uk/ac/index.php

鈴木敏史

2007年	杏林大学医学部卒業 順天堂大学医学部付属順天堂医院初期臨床研修
2009年	同医学部産婦人科学教室入局
2013年	順天堂大学医学部大学院入学 横浜市立大学大学院医学研究科遺伝学教室

全ゲノム解析によるゲノム構造異常の検出や全エクソーム解析による遺伝性疾患の要因解明を進めている。

第1章　実用化に向かう次世代シークエンサーとその周辺

4．次世代シークエンサーを利用した遺伝性疾患のパネル診断

黒澤健司

　次世代シークエンサーを利用した遺伝性疾患のパネル診断についてまとめた。パネル解析は，遺伝的異質性があるものの責任遺伝子数がある程度限定される疾患群を対象とする。得られたバリアントと臨床症状との相関が比較的わかりやすく，read depth も厚く得られるためにデータの信頼性は高い。予期しない結果（incidental findings あるいは secondary findings）が少ないので結果説明の際の倫理的配慮が低い。コストダウンも容易である。しかし，運用する検査室規模や設備機器の解析能力・レベルによって，エクソーム解析や単一遺伝のサンガー法と長所・短所が逆転することもあり，運用状況を十分考慮に入れた導入が望ましい。

はじめに

　次世代シークエンサーの臨床応用として現在最も実用的な方法の1つが遺伝性疾患のパネル診断である。これは，次世代シークエンサーを用いた遺伝子診断において，コスト，精度など多くの面で最も優れているという意味ではなく，相対的な評価としてである。海外では，すでに院内臨床検査や商業ベースでパネル解析は普及しつつあり，そのプラットフォームは数百あるとされている。しかし，わが国においては依然として研究室レベルにとどまっているのが実際である。本稿では，次世代シークエンサーの臨床応用として，実用的なパネル診断の基本的内容をまとめた。病院検査室として運用するか，検査センターが提供するパネル解析に臨床検査として解析を依頼するかで話は全く異なる。また，検査室あるいは研究室にある次世代シークエンサーがどのレベルのもの（デスクトップ型の数 Gb レベルか，あるいは数百 Gb のハイエンドモデルか）であるかにもよる。運用における問題点もまとめた。

I．パネル解析の基本原理 - どのようにターゲット領域を濃縮するか？

　目的とする複数の領域を濃縮してライブラリーを作成することが次世代シークエンスの最初のステップである。ターゲット領域をどのように濃縮（エンリッチメント）するかという課題である。PCR を介するものとしては，以下の3つの方法が挙げられる[1]。

①通常の数ヵ所の PCR 産物を断片化しライブラリー作成を行う

　この場合の PCR は，LA-PCR などが多い。数 kb から 10Kb 以上の PCR 産物を Nextera（イルミナ社）キットなどを用いて断片化し，インデックスを付加してライブラリーを作成する。当然のことながらカバー率は高く，プライマー設計が自由にできるので方法としては汎用性が高い。しか

---

key words

次世代シークエンサー，パネル診断，臨床エクソーム（メンデルエクソーム），遺伝的異質性

し，あくまでも LA-PCR で増幅が得られる領域が対象なので，対象遺伝子数はせいぜい数個にとどまる．パネル解析とまではいかない．多くのエクソンが散在する構造の遺伝子ではプライマー設定も容易ではなく，かえってサンガー法のほうが容易となるので，遺伝子の構造なども考慮に入れて選択する必要がある．パネル解析とは関連ないが，転座切断点解析や比較的大きなゲノム再構成の切断点解析などにも有用である．極めて低頻度のモザイク検出にも有効である．

② Multiplex PCR による PCR 産物によるライブラリー作成

③ Digital PCR などによる PCR droplets を用いたライブラリー作成

具体的には，RainDance 社の Digital PCR（エマルジョン PCR）システムによるエンリッチメントおよびライブラリー作成が挙げられる．1回の反応で数千のアンプリコンが得られる．

第2の方法としては断片化と増幅を行う Molecular inversion probes 法がある[2)3)]．あるいはそれに近いものとしてアジレント社の HaloPlex が挙げられる．ライブラリー作成が低コストのわりに数十から数百遺伝子まで拡張することができ，パネル解析としては極めて有用なキットである．断片化は物理的ではないために，特別の機材は必要ないので一般臨床検査室でも使用可能であることも利点の1つである．ターゲット領域のカバー率はオリゴプローブの設計に依存するが，キャプチャー方式よりカバー率はやや下がることを認識しておく必要がある．

第3の方法がキャプチャー方式のエンリッチメントを行うもので，具体的なライブラリー作成キットとしてはSureSelect（アジレント社）などが挙げられる．ゲノム DNA の物理的断片化などが必要であるが，ターゲット領域の高いカバー率が臨床診断として用いた場合には注目される．

以上の3つの代表的方法があるが，パネル作成方法としてのキットはこの1～2年の間に複数出現している．目的や実際の運用を十分考慮して選択する必要がある．考慮すべき項目としては，施設内の機器（物理的断片化が可能な Covaris などの機器の有無），対象遺伝子数，処理検体数，対象遺伝子の大きさ・構造などが挙げられる．一定の検体数が揃わないとコストダウンが図れないのが次世代シークエンサーの特徴でもある．検査室の処理規模なども考慮にいれる必要がある．

II．どのような場合にパネル解析を行うか？

次世代シークエンスの臨床応用といっても，対象疾患や病態によりその運用方法は異なる．次世代シークエンサーの臨床応用のアルゴリズムを（図❶）にまとめた[4)]．遺伝的異質性が低く，1疾患に対して病因遺伝子も1，2個で対応する場合は，従来のサンガー法や HRM（high resolution melting）法によるスクリーニング後のサンガー法が適応となる．しかし，たとえ遺伝的異質性が低くても，エクソン数が多い割に変異のホットスポットがないときは，すべてのコード領域をシークエンスしなければならない，労力は小さくない．また，低頻度モザイクもサンガー法では見落とされる可能性がある．HRM は，極めて感度が高く手技も容易でコストも極めて低く抑えることができるが，あくまでも正常コントロールとのパターンの違いでスクリーニングをしてゆくために，正常コントロールの多型や対象検体の正常多型もすべてとらえるために，多型が多い遺伝子では続けて行うサンガー法による解析が大きな負担となる．多型により見落としの危険も生じる．低頻度モザイクは同様に見落とされる危険がある．これらを考慮すると，単一遺伝子疾患でも LA-PCR と組み合わせれば次世代シークエンス解析のほうが優れることがわかる．

III．パネル解析の対象疾患

パネル解析の対象疾患は，図に示したとおり遺伝的異質性がある程度あるものの候補遺伝子が比較的明らかとなっている疾患群である（表❶）[5)]．がんや眼科疾患（網膜色素変性症や遺伝性白内障など），難聴などが挙げられる[6)]．これらは，候補遺伝子が数十以内に限られ，臨床症状との関連性が比較的明確なために，得られたバリアントの

意義づけがしやすく，臨床診断には用いられやすい。しかし，パネル設計の際に注意すべき点は，あまり多くの候補遺伝子を搭載しすぎるとパネル解析の利点であるデータの厚み(depth)は低下し，臨床的意義不明な変異が多くなることを考慮しておかなくてはいけない。やはり遺伝的異質性が極めて高い疾患（自閉症や精神遅滞など）では，エクソーム解析のほうが合理的かもしれない。

Ⅳ．パネル解析か，エクソーム解析か？

よく議論される課題としてパネル解析か，それともエクソーム解析かという問題が出される[4]。

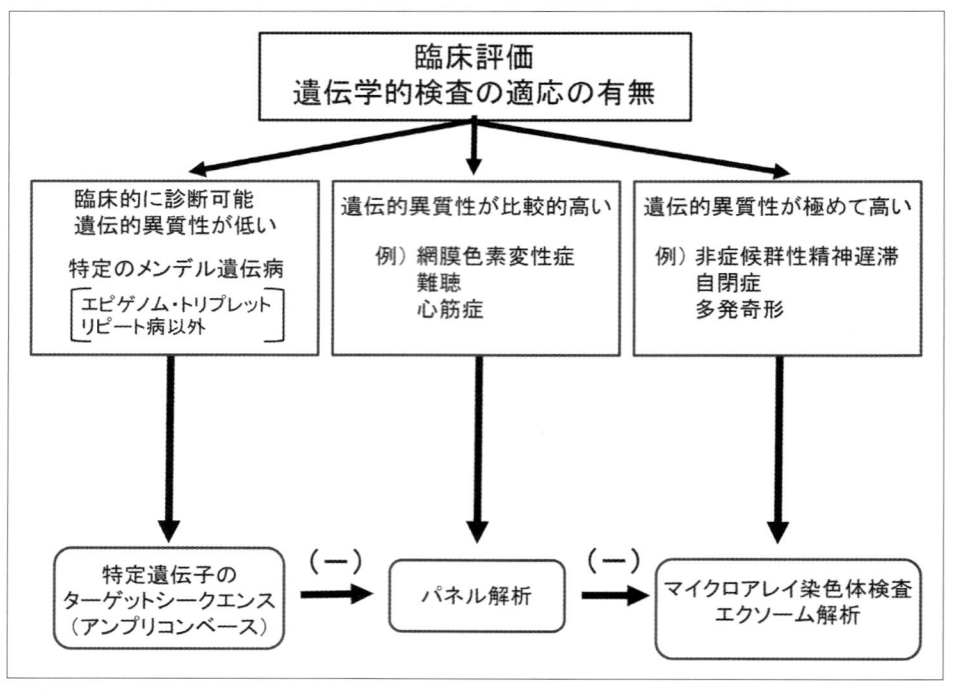

図❶ 次世代シークエンサーの臨床応用のアルゴリズム

表❶ 臨床的に有用性のあるパネル解析適応疾患群 (文献5より)

疾患群	疾患名（例）	対象遺伝子数
がん	遺伝性腫瘍 （乳がん，卵巣がん，大腸がんなど）	10～50
心疾患	心筋症	50～70
	不整脈（long QT症候群）	10～30
	大動脈解離疾患（マルファン類縁）	10～20
免疫不全	重症複合型免疫不全症	18
	周期性発熱	7
神経・筋・代謝疾患	失調歩行	40
	先天性糖鎖異常症	20～30
	てんかん	50～130
	筋ジストロフィー	12～45
感覚器	網膜色素変性症	70～140
	難聴	25～80
奇形症候群	Noonan症候群類縁疾患	10～

表❷ 特定1遺伝子解析，パネル解析，エクソーム解析の特徴の比較

	特定1遺伝子解析	パネル解析	エクソーム解析
症状レベル	原因遺伝子を1つに特定できる特異度の高い臨床像	遺伝的異質性のある疾患（臨床像）	遺伝的異質性が極めて高い疾患（臨床像）
遺伝子レベル	特定の責任遺伝子	疾患との関連性が明確な遺伝子	疾患との関連性が明らかな4600遺伝子を含む約20000遺伝子
バリアントレベル	VUSに乏しい IFsはない	VUSは比較的乏しい IFsはあまりない	多くのVUSを含む IFsの潜在
技術レベル	サンガー法が基本 アンプリコン（あるいはPCR産物）のNGSターゲットシークエンス	サンガー法による確認が必要 カバー率は高い CNV解析が可能	サンガー法による確認が必要 カバー率は低い CNV解析も可能

VUS：variant of unknown significance，IFs：incidental findings，NGS：次世代シークエンス

表❷では簡単にそれぞれ特性をまとめたが，実際にはどのように運用するかあるいはどのような疾患を対象とするかで大きく異なる。パネル解析のほうが，得られた結果の解釈が容易で，incidental findingsも少ない。read depthsも高く，データの信頼度が高い。コストも抑えることが可能である。例えば難聴は遺伝的異質性が高いが，非症候群性の場合は候補責任遺伝子は数百とまではいかないので，デスクトップ型次世代シークエンサーによるパネル解析が有効である。解析検体が多くなれば，さらに1検体に対するコストは下がることが期待できる。特定の疾患群に分類された検体が常に集まってくる検査センターでは，パネル解析は極めて有効に機能する。しかし，同じパネルを準備しても年間対象症例が数例しか提出されないような医療機関付属の検査室・研究室であるなら，パネルを使いきることは難しく，結果としてかえってコストが高くつく。ある程度検体数が集まるまで解析が一向に進まないことも予想される。それならば，様々な遺伝性疾患（まさに遺伝的異質性の高い集団）に対して，その時々でのオンデマンドで使える汎用性の高いエクソーム（特にメンデル遺伝病にターゲットを絞ったいわゆるメンデルエクソーム，あるいは臨床エクソーム）キットのほうが臨床的には有用となる。コストが高くつくものの結果報告までの時間が短いので臨床的有用性は高い。パネル搭載以外の遺伝子変異の可能性を心配する必要性もない。

まとめ

次世代シークエンサーを利用した遺伝性疾患のパネル診断の特徴をまとめたが，上述のように対象疾患（遺伝的異質性の高さ），運用状況（検査センター提出としてか，施設内検査室運用か），解析機器の処理能力・レベルなどの条件によりパネル診断の是非が分かれる。しかも，この分類方法は現時点での状況を考慮してのことであって，著しい発展が予想される今後のシークエンス解析技術やデータ処理能力の向上により数年以内に議論が変わる可能性は十分ある。ゲノムシークエンスとして1つの解析フローにまとめられ，臨床検査の1つに扱われる時代も大いに期待される[7]。臨床評価や遺伝カウンセリングの重要性がますます重視されるはずである。

参考文献

1) Mamanova L, Coffey AJ, et al：Nat Methods 7, 111-118, 2010.
2) O'Roak BJ, Vives L, et al：Science 338, 1619-1622, 2012.
3) Carvill GL, Heavin SB, et al：Nat Genet 45, 825-830, 2013.
4) Xue Y, Ankala A, et al：Genet Med, 2014, in press.
5) Rehm HL：Nat Rev Genet 14, 295-300, 2013.
6) Tung N, Battelli C, et al：Cancer, 2014, in press.
7) Hennekam RCM, Biesecker LG：Hum Mut 33, 884-886, 2012.

黒澤健司
1988年　新潟大学医学部卒業
　　　　神奈川県立こども医療センタージュニアレジデント
1990年　埼玉県立小児医療センター未熟児新生児科レジデント
1991年　神奈川県立こども医療センター遺伝科シニアレジデント
1993年　九州大学遺伝情報実験施設研究生
2002年　神奈川県立こども医療センター遺伝科科長
2008年　神奈川県立病院機構神奈川県立こども医療センター遺伝科部長

5. 次世代シークエンサーにおける Incidental findings とその取り扱い

小杉眞司・土屋実央

次世代シークエンサーによる解析では，全ゲノム・エクソームなどの配列を網羅的に読む特性上，当初に意図した目的を超えて見出される偶発的所見（IF：incidental findings）の取り扱いが問題となる．IF の同定により，臨床症状からは疑われていなかった疾患を発症する可能性が高いことなどがわかるためである．2013 年 3 月，米国臨床遺伝専門医会（American College of Medical Genetics and Genomics）が次世代シークエンサーによる IF の取り扱いに関するガイドラインを発表した．日本では，2013 年に改正，施行された「ヒトゲノム・遺伝子解析研究に関する倫理指針」に，IF の開示に関する方針についての記載が追加された．これらより，ほぼ 1 年を経た現状と課題について概説する．

はじめに

次世代シークエンサーを用いた遺伝子解析では，全ゲノムあるいは全エクソームなどの配列を網羅的に読み取るという解析技術の特性上，解析当初に意図した目的を超えて見出される偶発的所見（IF：incidental findings）の取り扱いが問題となる．IF が同定されることにより，患者の臨床症状からは疑われていなかった疾患を発症する可能性が高い，あるいは健康な被検者が将来疾患を発症する可能性が高いことが明らかになるといった事例が起こりうると考えられるためである．

2013 年 3 月，米国臨床遺伝専門医会（ACMG：American College of Medical Genetics and Genomics）が次世代シークエンサーにおける IF の取り扱いに関するガイドラインを発表した[1]．本ガイドラインでは，次世代シークエンサーの臨床での利用を想定し，次世代シークエンサーを用いた遺伝子解析，解析結果の解釈や報告を行っている検査室に，患者の希望や年齢とは関係なく，臨床的有用性のある IF を報告する義務を明確化するとともに，IF として報告すべき 24 疾患・56 遺伝子のリストを提示している（表❶）．本ガイドラインの発表を受け，米国では遺伝医療専門家を中心に次世代シークエンサーにおける IF の取り扱いに関する議論や研究が活発化しており，患者や被検者の知らないでいる権利を尊重すべきとの意見や，反対に患者の自律よりも臨床的有用性

---

key words

次世代シークエンサー，全ゲノム解析（WGS：whole genome sequencing），遺伝カウンセリング，
全エクソーム解析（WES：whole exome sequencing），偶発的所見（incidental findings），
ACMG（American College of Medical Genetics and Genomics），
ヒトゲノム・遺伝子解析研究に関する倫理指針，clinical sequence,
VUS（variants of unknown significance），CLIA（Clinical Laboratory Improvement Amendments）

表❶ ACMG Recommendations に発表された開示すべき IF

Phenotype	Gene
HBOC	BRCA1/BRCA2
Li-Fraumeni Syndrome	TP53
Peutz-Jeghers Syndrome	STK11
Lynch Syndrome	MLH1/MSH2/MSH6/PMS2
FAP	APC
MAP	MUTYH
VHL	VHL
MEN1	MEN1
MEN2	RET
FMTC	RET
PTEN	PTEN
Retinoblastoma	RB1
HPPS	SDHD/SDHAF2/SDHC/SDHB
Tuberous Sclerosis	TSC1/TSC2
WT1-related Wilms	WT1
NF2	NF2
EDS-vascular type	COL3A1
Marfan/Loeys-Diets/Familial Thoracic Aortic Aneurysms and Dissections	FBN1/TGFBR1/TGFBR2/SMAD3/ACTA2/MYLK/MYH11
Cardiomyopathy	MYBPC3/MYH7/TNNT2/TNNI3/TPM1/MYL3/ACTC1/PRKAG2/GLA/MYL2/LMNA
Catecholaminergic polymorphic ventricular tachycardia	RYR2
Arrhythmogenic right ventricular cardiomyopathy	PKP2/DSP/DSC2/TMEM43/DSG2
Romano-Ward Long QT Syndromes Types 1,2, and 3/Brugada Syndrome	KCNQ1/KCNH2/SCN5A
Familial hypercholesterolemia	LDLR/APOB/PCSK9
Malignant hyperthermia	RYR1/CACNA1S

のある IF を尊重すべきとの意見が出ている。

一方，日本では 2013 年に改正，施行された「ヒトゲノム・遺伝子解析研究に関する倫理指針」[2]において，研究責任者は IF の開示に関する方針についても検討を行うこと，そして提供者または代諾者などからインフォームドコンセントを受ける際には，その方針を説明し理解を得るように努めることとするとの記載が追加された。

I．ACMG Recommendations 概要

ACMG が 2013 年に発表した次世代シークエンサーにおける IF の取り扱いに関するガイドライン（ACMG Recommendations）では，次世代シークエンサーを用いた遺伝子解析，解析結果の解釈や報告を行っている検査室に，患者の希望や年齢とは関係なく，臨床的有用性のある IF を報告する義務を明確化するとともに，IF として報告すべき 24 疾患・56 遺伝子のリストを提示している。ガイドラインの特徴を列記する。

- "actionable" すなわち治療法・予防法が存在し，IF の情報を用いて被検者（あるいは血縁者も含む）の健康状態の改善に寄与しうるものを開示すべきとした
- 今回は，24 疾患 56 遺伝子の開示すべきミニマムリストを示した。そのほとんどすべてが，家族性腫瘍（サーベイランスが有用）および循環器疾患（突然死などの予防）の原因遺伝子となっている
- 今後も増える可能性が示されている
- 神経筋疾患など（治療法・予防法がない場合が多い）は含まない
- AR 疾患の保因者は含まない（すべての人が保有している）
- 選択肢の提示なし（患者の希望や年齢とは関係

- 確実なもののみ報告，不確定なもの，すなわちVUS（variants of unknown significance）の評価の追求は求めない
- Clinical Laboratory Improvement Amendments（CLIA）認証ラボで，Sanger法による確認が必要（検査体制・遺伝カウンセリング体制が必要）

II．ヒトゲノム・遺伝子解析研究に関する倫理指針におけるIFの記載

「遺伝情報の開示」の項の細則（図❶）として，「当初は想定していなかった提供者及び血縁者の生命に重大な影響を与える偶発的所見（incidental findings）が発見された場合における遺伝情報の開示に関する方針について」説明し，インフォームドコンセントを得ることとなっている。これは研究のガイドラインであり，米国で行われているような"clinical sequence"とは異なるが，それでは「精度に問題あるので開示しない」という方針でいいかというとそうでもなさそうである。Q&Aに説明されているように（図❷），「提供者が遺伝情報の開示を希望していない場合であっても，遺伝情報が提供者等の生命に重大な影響を与えることが判明し，かつ，有効な対処方法があるときは，指針8（4）の細則に従って対応する必要がある」のである。すなわち，この場合，研究機関の長に報告し，「提供者および血縁者の生命に及ぼす影響」，「有効な治療法の有無と提供者の健康状態」，「血縁者が同一の疾患などに罹患している可能性」，「インフォームドコンセントに際しての研究結果の開示に関する説明内容」などを考慮して，開示の可否ならびにその内容および方法についての倫理審査委員会の意見を求め，それに基づき研究責任者・診療担当医および医療機関の長と協議する必要がある。その結果を踏まえ，研究責任者は提供者に対し十分な説明を行ったうえで，当該提供者の意向を確認し，開示を希望する場合は開示する必要があることになる。「あなたは重要なIFの開示をしないことに同意していましたが，重要なIFが見つかりました。それを聞きたいですか？」と聞く必要があるのである。それでも聞きたくないという判断をする人は少ないであろうから，actionableなIFは開示するとしたACMGのガイドラインと根本的には同じということがわかる。

III．2014 ACMG Annual Clinical Genetics Meeting

2014年3月25〜29日に，米国ナッシュビルで開催されたACMGのannual meetingにおいて，Point/Counterpoint: One Year Later: The Influence of the ACMG Recommendations for Reporting of Incidental Findings in WES/WGSと題したセッションが開催され，ホットな討議がなされた。セッションの開始時に会場内の聴衆に対して4問のリアルタイムアンケートが実施された。

① Recommendationsの改定（modification）が必要か？ YES：約70％
② 患者のOpt-outを認めるべきか？ YES：約85％
③ 成人発症疾患のIFが小児に認められた場合の親のOpt-outを認めるべきか？ YES：約92％
④ 56遺伝子のリストを改定すべきか？ YES：約43％

（総数は不明。最終的な数字は後日報告されると思われる）

予想されたとおり，現時点で，被検者が希望しない場合もIF結果の返却を求めていることに対して疑義をもつものが多いことが明らかとなった。これに対し，ACMG Recommendationsで求めているのは，ラボ（検査室）から医師への結果の返却であり，医師から患者への結果の返却を義務づけているわけでなく，これはあくまで医師-患者関係の中で行われるべきとの考えが示された。しかしながら，電子カルテ（electronic health record）が普及している状況で，IFを含んだ全エクソーム解析（WES：whole exome sequencing）／全ゲノム解析（WGS：whole genome sequencing）の結果が検査結果として記録されていれば，医師が患者に直接告げなくても，患者がその情報に接する可能性が高くなるのではないかという議論も

あった。患者自身による自己のカルテの閲覧や担当医師以外の病院スタッフが何気なく告げてしまうこともあるだろうとされた。しかし，WES/WGS の結果だけが特別というわけではないだろう。実際，病理診断などはどんなに悪性度の高いものであっても，カルテに記録される診断結果であり，患者の希望で病理診断の記載が変わるものではない。ACMG Recommendations が求めているのは，ラボから医師への結果の返却について

であり，医師から患者への IF 結果返却について Opt-out を認めていないというわけではないことを考えると，むしろそのこと，すなわちインフォームドコンセントの内容をカルテにきちんと記載しておくことが望まれるのではないだろうか？ これによって「担当医師以外の病院スタッフが何気なく告げてしまうこと」はかなり防ぐことができるではないかと思われた。「患者自身による自己のカルテの閲覧」については，「知りたくない」

8　遺伝情報の開示
(2) 偶発的所見の開示に関する方針に関する細則
研究責任者は，ヒトゲノム・遺伝子解析研究の過程において当初は想定していなかった提供者及び血縁者の生命に重大な影響を与える偶発的所見（incidental findings）が発見された場合における遺伝情報の開示に関する方針についても検討を行い，提供者又は代諾者等からインフォームド・コンセントを受ける際には，その方針を説明し，理解を得るように努めることとする。

指針 8（4）研究責任者は，個々の提供者の遺伝情報が明らかとなるヒトゲノム・遺伝子解析研究に関して，提供者が自らの遺伝情報の開示を希望していない場合には，開示してはならない。
＜遺伝情報の非開示に関する細則＞
研究責任者は，提供者が自らの遺伝情報の開示を希望していない場合であっても，その遺伝情報が提供者及び血縁者の生命に重大な影響を与えることが判明し，かつ，有効な対処方法があるときは，研究を行う機関の長に報告することとする。
研究を行う機関の長は，特に下記の事項についての考慮を含む開示の可否並びにその内容及び方法についての倫理審査委員会の意見を求め，それに基づき，研究責任者，提供者の診療を担当する医師及びその医師が所属する医療機関の長と協議することとする。その結果を踏まえ，研究責任者は提供者に対し，十分な説明を行った上で，当該提供者の意向を確認し，なお開示を希望しない場合には，開示してはならないこととする。
・提供者及び血縁者の生命に及ぼす影響
・有効な治療法の有無と提供者の健康状態
・血縁者が同一の疾患等に罹患している可能性
・インフォームド・コンセントに際しての研究結果の開示に関する説明内容

図❶　資料 1：ヒトゲノム・遺伝子解析研究に関する倫理指針（2013 年 2 月改定，4 月 1 日施行）抜粋

Q22. ヒトゲノム・遺伝子解析研究を行う過程で，当初は想定していなかった偶発的所見（incidental findings）が発見された場合には，開示についてどのような措置を採る必要がありますか。

A. 指針 5（3）及び指針 8（2）の細則にあるとおり，研究責任者は，ヒトゲノム・遺伝子解析研究の過程において当初は想定していなかった提供者及び血縁者の生命に重大な影響を与える偶発的所見が発見された場合における遺伝情報の開示に関する方針について，研究計画策定時に検討を行い，あらかじめその方針を定めておくとともに，提供者等からインフォームド・コンセントを受ける際には，その方針を説明し，理解を得るように努めなければなりません。
　その上で，実際に偶発的所見が発見された場合には，その内容やインフォームド・コンセントを受ける際に説明した開示の方針を踏まえて，適切に対応することが重要です。
　なお，提供者が遺伝情報の開示を希望していない場合であっても，遺伝情報が提供者等の生命に重大な影響を与えることが判明し，かつ，有効な対処方法があるときは，指針 8（4）の細則に従って対応する必要があります。また，単一遺伝子疾患等に関する遺伝情報を開示しようとする場合は，指針 8（6）にあるとおり，診療を担当する医師との緊密な連携の下に開示するほか，必要に応じて遺伝カウンセリングの機会を提供しなければなりません。

図❷　資料 2：ヒトゲノム・遺伝子解析研究に関する倫理指針　Q&A 抜粋

と言っている人があえて実行することは可能性が低いと考えられるが，他の診療情報を閲覧する目的であったが偶然WES/WGSの結果を見てしまったということは考えられないわけではない。しかし，この問題はWES/WGSのIFのみに特異的な問題ではない。

56遺伝子のリストの改定については，賛否は約半数ずつと意見が分かれた。リストの作成にあたってはACMGの委員会が時間をかけて慎重な議論を積み重ねた結果のものであり，すぐには改定する必要があるわけではないと言うのが，ACMGの主な主張であるが，おそらく多数の疾患の専門家のそれぞれの立場や経験からは異なる意見があるのは当然であろう。WESが本格的に始まって，新たに発見された遺伝性疾患の原因遺伝子の論文報告は2012年ではそれ以前の倍以上となったとされており（2013年以降は未集計だがおそらくそれ以上になっていると思われる），これらの臨床経験が増えると近い将来の改定は当然必要になると思われる。患者のOpt-outを認めるとすると対象疾患・遺伝子についての詳細なインフォームドコンセントが必要になり，倫理学者を中心にその重要性を指摘する意見があった。しかしながら，検査前にこれらをすべて詳しく説明して理解を得るのは現実的に困難である。今後リストが増えていけば，ますます困難となる。被検者向けのWEB上の説明ツールの充実などが現実的な対応ではないかと考えられた。

医師患者間のOpt-outは必要，それが小児の場合はその権利をより尊重するのは当然，リストの改定は立場により半々という状態で，Recommendations改定が全体で70％というのは納得できる数字と思われた。ちなみに，セッションの最後でも同じリアルタイムアンケートが行われたが，その数字は驚くほど最初と変わらず，討論の影響がなかったのではと会場から失笑がもれた。議論が一定の方向性を示すことにならなかったことも事実である。

〈校正時追記〉

2014年11月，上記の議論を元にACMG Recommendationsは正式に改訂された。

IV．米国の現状

米国では，次世代シークエンサーによるWESが，"clinical sequence"として標準的なものとなっている。BCM（Baylor College of Medicine）ではすでに2000例のWESが行われており，おそらく全米では1万件を超えるWESがすでに実施されていることが推測される。WESは，候補遺伝子の解析で原因遺伝子変異の見つからない場合の次の手段として行われるのが標準的である。全ゲノムシークエンスの2％程度のエクソームで多くの原因遺伝子が見出されることは大変効率的でもある。対象は，先天奇形などの先天性疾患や小児期・成人期発症の原因不明疾患であり，それらすべてが遺伝性疾患であるわけではないが，WESによる原因遺伝子変異同定率は25～30％程度である。WESといっても実際はすべてのエクソンのシークエンスが得られるわけではない。エクソン1などのGCリッチな箇所はキャプチャー効率が悪く，depthを増やしてもシークエンスが得られないことが多い。また，大きな欠失なども検出できない場合が多い。また，リファレンスシークエンス自体に課題がある箇所もある。そのため，様々な工夫がなされ，より全エクソームに近い情報を得，40％に近い検出率の報告も出されている。将来的には全ゲノムシークエンスに置き換わっていくと思われるが，当面遺伝医学臨床において最も汎用される検査法の1つとして続けられるであろう。2014年前半ではコストは5000ドル程度であり，いわゆる1000ドルゲノム時代も目前となっている。重要なのはWESが，いわゆる健康保険でカバーされるようになってきているという点である。米国では，日本と社会保険制度が違うが，勤務先が契約している健康保険会社に自動的に加入するのが一般的であり，保険会社によってカバーされる検査が異なっているが，最近はWESも対象となってきているのである。このように米国では，科学技術の進歩を現場に取り入れる努力が各層で行われている。Sanger法による遺伝子解析さえ保険診療・先進医療として行うことができるものが数十にとどまっている日本とはますま

す差がついてきているのが現状で，制度の違いだけを指摘して思考停止してしまっているのは問題である。

V．わが国の遺伝医療専門家に対する調査

clinical sequenceとしてはわが国では行われていない現状もあり，IFの取り扱いに関する議論は少なく，遺伝医療専門家間の次世代シークエンサーを用いた遺伝子解析におけるIFの取り扱いの実態や，IFの取り扱いに関する考えについても明らかにされていない。そこで今回，日本遺伝カウンセリング学会倫理問題検討委員会，全国遺伝子医療部門連絡会議，日本認定遺伝カウンセラー協会の協力を得て，日本国内の遺伝医療専門家間において，次世代シークエンサーを用いた遺伝子解析でIFがどのように取り扱われているのか，またIFの取り扱いに関してどのように考えられているのか，という点について質問紙を用いた調査を行った。その結果については，別の機会に報告するが，今後の議論の盛り上がりを期待したい。

参考文献

1) Green RC, et al : Genet Med 15, 565-574, 2013.
2) http://www.lifescience.mext.go.jp/files/pdf/n1115_01.pdf

参考ホームページ

・https://www.acmg.net/docs/ACMG_Releases_Highly-Anticipated_Recommendations_on_Incidental_Findings_in_Clinical_Exome_and_Genome_Sequencing.pdf

---

小杉眞司
1983年　京都大学医学部卒業
1985年　同大学院医学研究科博士課程
1989年　米国国立衛生研究所
1993年　京都大学医学部附属病院検査部
2001年　同医学部附属病院遺伝子診療部（兼任）
2004年　同大学院医学研究科社会健康医学系専攻医療倫理学教授
　　　　同大学院医学研究科社会健康医学系専攻専攻長・議長
　　　　同医学部・医学研究科医の倫理委員会委員長
2005年　文部科学省科学技術振興調整費新興分野人材養成遺伝カウンセラー・コーディネータユニットコースディレクター（～2010年）

第1章 実用化に向かう次世代シークエンサーとその周辺

6．遺伝子関連検査におけるネットの活用と
その人材育成

中山智祥

次世代シークエンサーやマイクロアレイ解析技術を用いた遺伝子関連検査の実用化が着々と進んでいる．一方，これらの技術は全ゲノムを対象としているため，予期せぬ遺伝性疾患の原因変異・多型が発見される（incidental findings）ことがあるなど倫理的な問題が生じている．また，見出したvariant（多様体）が疾患の原因（変異）になるのか，単なる個人差（多型）になるのかの判断は一筋縄ではいかず，インターネット検索によるリアルタイムの的確な情報収集が必要となる．このような問題点を解決するため，次世代シークエンサー臨床応用時代に即した新たな専門資格（ジェネティックエキスパート）の創設を含む，わが国の現状を紹介する．

はじめに

次世代シークエンサー〔HiSeq4000，MiSeqなど（illumina社），Ion Proton™システム（Life Technologies社）など〕を用いた遺伝子関連検査が実用化されていくのは容易に想像でき，より早く，より安く，より広く普及するのは利用者にとって便利になるのは当然だが，予期せぬ遺伝性疾患の原因変異・多型が発見される（incidental findings）など倫理的・技術的な問題が発生する．また見出したvariant（多様体）が疾患の原因（変異）になるのか，単なる個人差（多型）になるのかの判断は一筋縄ではいかない．こうした問題点を解決するための方策としてインターネットを活用したり，その人材育成が有用と思われ，本稿ではこの話題について現在の日本の現状を総説する．

I．遺伝子関連検査の位置づけ

遺伝子を利用した解析は大きく研究・教育・検査とその目的に沿って分類されるもの，医療目的かビジネス目的か分類されるものなどがある．医療目的のものも診療報酬算定されているもの，先進医療のもの，自費診療のものなどに分かれる．これらは現在の日本の遺伝子解析をめぐる住み分けがいかに複雑になっていることかを表している．

ただし臨床検査標準協議会が作成し，日本医学会の「医療における遺伝学的検査・診断に関するガイドライン」（2011年2月）にも採用された遺伝子関連検査の分類は正しい概念を伝えるものとして重要なものとなっている（**表❶**）．すなわち遺伝子関連検査は病原体遺伝子検査（病原体核酸

---

key words

次世代シークエンサー，incidental findings，遺伝子変異，遺伝子多型，インターネット検索，人材育成，資格認定制度，ジェネティックエキスパート，direct to consumers（DTC），clinical laboratory geneticists

表❶ 遺伝子関連検査の分類

1. 病原体遺伝子検査（病原体核酸検査）
   ヒトに感染症を引き起こす外来性の病原体（ウイルス，細菌など微生物）の核酸（DNA あるいは RNA）を検出・解析する検査
2. ヒト体細胞遺伝子検査〔体細胞（somatic cell）遺伝子検査〕
   がん細胞特有の遺伝子の構造異常などを検出する遺伝子検査および遺伝子発現解析など，疾患病変部・組織に限局し，病状とともに変化しうる一時的な遺伝子情報を明らかにする検査
3. ヒト遺伝学的検査（遺伝学的検査，生殖細胞系列遺伝子検査）
   単一遺伝子疾患，多因子疾患，薬物などの効果・副作用・代謝，個人識別に関わる遺伝学的検査など，ゲノムおよびミトコンドリア内の原則的に生涯変化しない，その個体が生来的に保有する遺伝学的情報〔生殖細胞系列（germline）の遺伝子解析より明らかにされる情報〕を明らかにする検査。60 兆個の 1 個人の全細胞は原則として同じ DNA 配列をもつ

特定非営利活動法人日本臨床検査標準協議会（JCCLS）の遺伝子関連検査標準化専門委員会「遺伝子関連検査検体品質管理マニュアル」（2009 年 2 月）および日本医学会「医療における遺伝学的検査・診断に関するガイドライン」（2011 年 2 月）より

検査），ヒト体細胞遺伝子検査（体細胞遺伝子検査），ヒト遺伝学的検査（遺伝学的検査，生殖細胞系列遺伝子検査）の 3 つに分かれ，ヒト体細胞遺伝子検査はがん細胞など子孫に遺伝継承しないもの，ヒト遺伝学的検査は子孫に遺伝継承する可能性があるものとし，家系内に及ぼす影響が異なる。後者は倫理委員会への申請と同意書取得，遺伝カウンセリングが必要であることが多い。用語としての「遺伝子検査」は総称としての遺伝子関連検査を指すことが多いが，臨床検査業界では病原体遺伝子検査が業務の大半を占め，臨床遺伝学の領域ではヒト遺伝学的検査を想起するため，業界・領域によって「遺伝子検査」を異なる意味で使用している可能性がある。筆者らは 3 つの分類をきっちり使い分け，「遺伝子検査」なる言葉を使用しないよう推奨している。

ヒト遺伝学的検査には，①診断確定のための検査，②保因者検査，③発症前検査，④易罹患性検査（いわゆる体質診断を含む），⑤薬理遺伝学的検査（ファーマコゲノミクス），⑥出生前検査，⑦新生児スクリーニングなどが含まれ，いわゆる遺伝病の遺伝子診断がイメージされるが，④はがんや糖尿病にかかりやすいかを判定するものであり，ぎりぎり臨床的有用性を保っている範疇の「臨床検査」であろう。最近，スポーツクラブやエステサロンなどで肥満になりやすいかを爪などの検体を依頼者（消費者）が業者に直接郵送し遺伝型を判定してもらう direct to consumers（DTC）に係る問題点が学会・経済産業省から指摘されはじめている。またインターネットを通じて受付をする業者や，才能（学校の成績やスポーツ）を遺伝子解析によって判定するものも現れている。また依頼者が任意に業者に依頼する親子鑑定があり，これらはほとんど医療と関係がなく，医療者を介さないため「臨床検査」との混同を避ける意味で，筆者はこれらを指す場合「検査」と呼ばないように推奨したい。

Ⅱ．遺伝子関連検査に関わる認定資格

様々な学会・団体が遺伝子関連検査に関係する資格を認定しており，以下のものが代表的なものである。臨床遺伝専門医（日本人類遺伝学会，日本遺伝カウンセリング学会），認定遺伝カウンセラー（日本人類遺伝学会，日本遺伝カウンセリング学会），臨床細胞遺伝学認定士（日本人類遺伝学会），ゲノムメディカルリサーチコーディネーター（日本人類遺伝学会），染色体分析技術認定士（日本染色体遺伝子検査学会），認定臨床染色体遺伝子検査技師（日本臨床衛生検査技師会），初級遺伝子分析科学認定士（日本遺伝子分析科学同学院），一級遺伝子分析科学認定士（日本遺伝子分析科学同学院），初級バイオ技術者（日本バイオ技術教育学会），中級バイオ技術者（日本バイオ技術教育学会），上級バイオ技術者（日本バイオ技術教育学会），バイオインフォマティクス技術者（日本バイオインフォマティクス学会），生物工学部門技術士（日本技術士会），生物工学部門技術士補（日本技術士会），生物工学部門技術士修習技術者（日本技術士会）。これらは各認定組織が特徴を出し適材適所の資格認定を行っており，遺伝子関連検査のすべてに関係するものから，一部に関係するものまで様々な範囲をカバー

III. 今後の遺伝子関連検査に求められる資格

分子生物学の急激な発展と遺伝性疾患に関するデリケートな問題があり，医学系の教育を受けた者でもどのように取り扱ったらよいかわからない場合がある。また，それを専門としている者でも症例ごとに検討することが必要であり，慎重を期す必要がある。特にヒト遺伝学的検査は一人の個人にとどまらず家系の共有する情報を取り扱うので，間違いが許されず，誤解を招く情報を依頼者・罹患者に伝えてはならない。解析者が報告したレポートを現場の医療者が誤った解釈をしないような方策が必要である。実際，アミノ酸が変わらず遺伝子機能に影響がないとされるサイレント変異を，医療者が遺伝病の原因変異と誤解釈したというエピソードがあるという。前述した日本医学会の「医療における遺伝学的検査・診断に関するガイドライン」には「遺伝カウンセリングに関する基礎知識・技能については，すべての医師が習得しておくことが望ましい」とあり，この場合の医療者を冷笑することは簡単だが，報告者もよりわかりやすい言葉を使用するか注釈を付けるなどのケアが必要である。また，患者・家族に遺伝情報を適切に伝える役割を担う認定遺伝カウンセラーもヒト遺伝学的検査を実施することは任務ではなく，染色体検査，次世代シークエンサーの解析データを含め，その検査結果の解釈を行うことは困難である。

このような医療現場の実情に対して，遺伝学的検査の正確な結果の解釈や情報選択を実施できる解釈担当者の存在が求められる[1]。先進諸外国では clinical laboratory geneticists などに相当する資格であり，高度な知識と技術を有する遺伝子解析担当者に相当する人材の育成が急務と考える。このような人材が関与する次項に記した資格も含めて遺伝学的検査を取り巻く医療者の連携について図示した（図❶）。

IV. ジェネティックエキスパート認定制度の立ち上げについて

上記の主旨を遂行できる人材育成システムとして「高度な知識と技術を有する遺伝子解析担当者

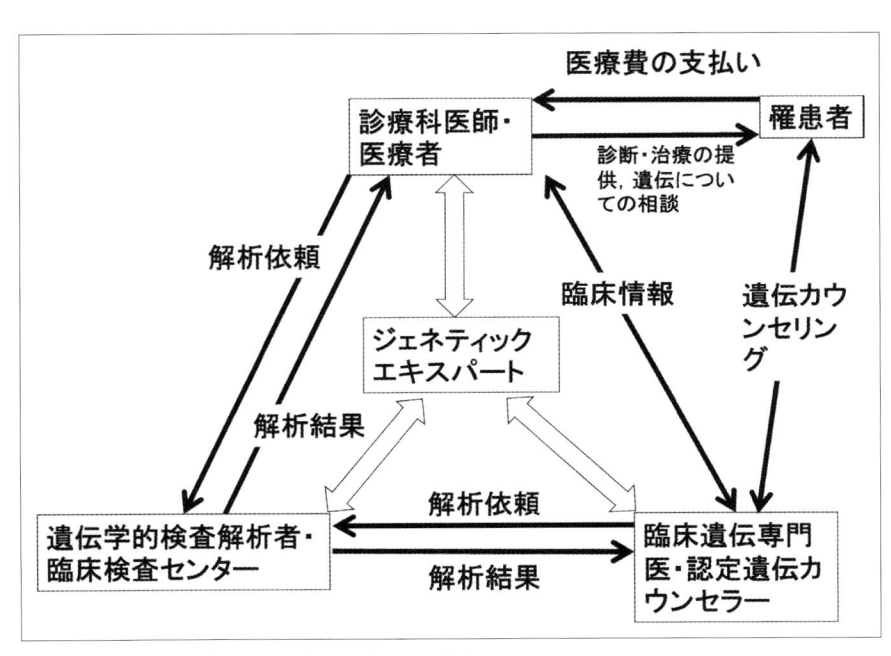

図❶　遺伝学的検査を取り巻く医療者の連携

認定制度」を視野に入れたワーキンググループが有志によって 2010 年 9 月に立ち上がり，われわれは以後数年をかけて検討してきた。これが 2014 度には本制度を立ち上げることを目的に日本遺伝子診療学会の委員会として認められ，2013 年 11 月にこの認定資格を「ジェネティックエキスパート」と命名し，規則および施行細則が同学会の理事会で承認された[2)-5)]。

本資格の認定制度は，遺伝学的検査，体細胞遺伝子検査などヒトを対象とした遺伝子関連検査や遺伝情報を取り扱うにあたり，適切に情報を選択して検査・解析結果を正確に解釈し，検査・解析の精度管理に携わるとともに，検査法の開発を主導できる専門家を養成・認定することを目的とする。この制度は本邦には今までなかったユニークなものであり，その特徴を表❷にまとめた。この特徴として挙げている各種オンラインデータベースを使用した臨床遺伝情報の検索実技試験を行うにあたって，その演習としての位置づけで講習会をすでに実施した。2012 年 7 月と 2013 年 2 月は遺伝子技術講習会として，2013 年 7 月と 2014 年 3 月および 11 月は臨床遺伝情報検索講習会として，1 年に 2 回のペースで開催している。この講習会では日本遺伝子診療学会の学会員または当日当学会に入会する方を受講候補者として，無線 LAN 対応 PC を持参していただくことを参加条件にしている。無線 LAN の接続状況を確実にするために，できれば自分の Wi-Fi などを持っている方にはそれによる接続を勧めている。過去の講習会の内容は日本遺伝子診療学会のホームページの臨床遺伝情報検索講習会情報としてすべて閲覧できるので参照されたい（http://www.congre.co.jp/gene/）。講習会内容の主旨は，①次世代シークエンサーなど時代に即した情報について，②多型と変異の見分け方，copy number variations（CNVs）の解析・見分け方，③必要な情報に自分で web にアクセスして収集する方法にまとめられる。これらはまさにジェネティックエキスパートが求められる能力である。現在，2015 年に予定している第 1 回認定試験の実施にむけての準備を行っている。

V．遺伝子関連検査におけるネットの活用

前項に記した臨床遺伝情報検索講習会では受講者からアンケートを取っており，そのデータからどのようなインターネットサイトがよく利用されているかがわかっている。その中で多くの人が利用しているのは National Center of Biotechnology Information（NCBI）が運用しているかあるいはリンクしている PubMed，Online Mendelian Inheritance in Man（OMIM），Basic Local Alignment Search Tool（BLAST），GeneReviews などである。ただし，どのサイトもしばしばフォームや表記が変更するので，その都度，学習しなければならない。様々なサイトがあり，それらをすべて使いこなす必要はないと思われるが，必要な文献を検索できる PubMed，PCR プライマー設定に便利な Primer BLAST，正確な遺伝子多型・変異の記載法[2)] を確認できる Human Genome Variation Society（HGVS），遺伝性疾患情報がまとめられている GeneReviews（日本語版も含めて）などはジェネティックエキスパートとして最低限把握しておきたいものであると考える。

おわりに

次世代シークエンサーが登場するなど，分子遺伝学領域の技術や機器の発展は著しい。それをいかに臨床に活用するかは，われわれ遺伝医療の従事者に委ねられている。また，ヒト遺伝情報の解釈や当事者への伝達に際しては，時代の要請に従って的確に実施してい

表❷　ジェネティックエキスパート認定制度の特徴

- 日本遺伝子診療学会が認定する初めての資格である
- ヒトを対象とした遺伝子関連検査や遺伝情報を取り扱う
- 次世代シークエンサーなど，時代に即した人材の育成をめざす。今まで日本にはなかったユニークな資格である
- 筆記試験のみならず各種オンラインデータベースを使用した臨床遺伝情報の検索実技試験を行う
- 臨床遺伝情報検索講習会が重要な位置づけになる
- 日本遺伝子診療学会遺伝子解析担当者（ジェネティックエキスパート）認定制度委員会が認定試験を行う

かなくてはならない。このためには遺伝情報の的確な活用を志す様々なバックグラウンドを有する専門家集団の形成が必要である。その一員が「ジェネティックエキスパート」である。この資格は，取得することが目的ではなく，遺伝医療に貢献を続けてこそ価値があるものである。「ジェネティックエキスパート」は，互いを信頼し，最新の知見の情報交換を通じて医療従事者に正しい遺伝情報を伝達できる人材であり，この人材養成を通じて大量遺伝情報を背景とした新時代の遺伝医療を切り拓いてゆけると考える。

謝辞

ジェネティックエキスパート認定制度の立ち上げについてご指導，ご鞭撻いただいた福嶋義光教授，羽田 明教授，日本遺伝子診療学会ジェネティックエキスパート認定制度委員会委員の久保田健夫教授，中谷 中先生，原田直樹先生，中條聖子先生，佐藤謙一先生，長田 誠先生に感謝申し上げます。

参考文献

1) 涌井敬子：日本臨牀 68（supple 8），299-304，2010．
2) 中山智祥：MedicalTechnology 40 臨時増刊号，1536-1544，2012．
3) 中山智祥：医学のあゆみ 250（5），453-455，2014．
4) 中山智祥：臨床病理レビュー特集 153，95-98，2014．
5) 中山智祥：Medical Technology 43（3），2014．（印刷中）

参考ホームページ

・NCBI
http://www.ncbi.nlm.nih.gov/
・日本遺伝子診療学会
http://www.congre.co.jp/gene/
・日本人類遺伝学会
http://jshg.jp/
・日本遺伝カウンセリング学会
http://www.jsgc.jp/
・HGVS
http://www.hgvs.org/
・医療における遺伝学的検査・診断に関するガイドライン
http://jams.med.or.jp/guideline/

中山智祥

1988 年	日本大学医学部卒業 同医学部第二内科学（現 内科学系腎臓高血圧内分泌内科学分野）教室入局
1994 年	同大学院博士課程医学研究科（内科系）卒業，医学博士取得
2001 年	同医学部先進医学総合研究センター受容体生物学部門助手
2003 年	同医学部先端医学講座受容体生物学部門助教授
2008 年	同医学部病態病理学系臨床検査医学分野教授
2009 年	同医学部附属板橋病院臨床検査医学科部長，臨床検査部長

第1章　実用化に向かう次世代シークエンサーとその周辺

7．全自動遺伝子解析装置の最新情報

糸賀　栄・渡邉　淳・野村文夫

　種々の全自動遺伝子解析装置が販売され，今後，遺伝子関連検査の一翼を担うようになると予想される。これから遺伝子検査室を立ち上げようとしている施設では，まずこのような全自動遺伝子解析装置を購入してから周辺環境を整えていく，または遺伝子検査室がなくても遺伝子関連検査が行えるといった時代になってきたと思われる。本稿では，これらの全自動遺伝子解析装置の最新情報として，各企業へアンケート調査を行い，装置の比較より見えてきた各装置の特徴を報告する。自動遺伝子解析装置の日本での普及は過渡期にあり，この数年で大きく変わると予想される。

はじめに

　次世代シークエンサー解析を含めた遺伝子解析技術の進歩により，非常に多くの有用な遺伝子関連検査[用解1]がもたらされている。遺伝子関連検査は検査にかかわる操作が煩雑なうえ，コンタミネーション防止のため測定作業エリアを分ける必要があるなど実施要件が多い。遺伝子関連検査においても各種解析機器が利用されているが用手法的作業も多く，測定件数と項目数ともに増加の一途にある遺伝子関連検査を今までの方法で臨床検査として行うことが困難となってきている。それを解決すべく，遺伝子関連検査の工程を自動で行う装置が開発され，臨床検査での利用が始まっており，今後，遺伝子関連検査の主力となると予想される。また，これから遺伝子検査室を立ち上げようとしている施設では，まずこのような自動遺伝子解析装置を購入してから周辺環境を整えていく，または遺伝子検査室がなくても遺伝子関連検査が行えるといった時代になってきたと思われる。

　そのような背景の中で，日本臨床検査自動化学会遺伝子・プロテオミクス技術委員会では，自動遺伝子解析装置の最新情報，自動装置の選定にあたっての性能や特性の紹介，自動装置を購入された施設には追加測定項目の情報などの提供を目的とした活動を始めている。その活動の1つとして行われた自動遺伝子解析装置の最新情報（性能・特徴）の調査について紹介する。

　十数社から自動遺伝子解析装置が発売されているが，日本ですでに販売されている装置もしくは近く発売が見込まれる9社10装置を今回の調査対象とし，アンケート調査（29項目）を行い，装置の比較より見えてきた各装置の特徴を報告する。今回の報告には，今後の全自動遺伝子解析装置の方向性を示すため未発売の試薬や装置も含めた。

I．各装置の比較

　今回の調査対象とした装置の比較表を作成する

> **key words**
> 遺伝子関連検査，シリカ吸着法，磁性粒子法，リアルタイムPCR，Qprobe法，Target Capture法，インベーダープラス法，TMA法，医療機器

にあたり，自動遺伝子解析装置を卓上式か自立式かで小型（装置番号#1〜#6，以下同様に）と大型（#7〜#10）に分けて**表❶**に示した．今回の報告では，試薬をセットし検体を用手的に添加するだけで核酸抽出・増幅・検出までを自動で行う装置を自動遺伝子解析装置とし，上記3工程のいずれかで用手的移動を必要とする装置を半自動遺伝子解析装置とした．さらに，臨床化学・免疫学的自動分析装置のように検体のサンプリングから自動で遺伝子解析を行う装置を全自動遺伝子解析装置とした．

(1) 測定原理（図❶）

現在の自動遺伝子解析装置で多くみられる測定原理は，自動核酸抽出装置[用解2]と増幅・検出を連続的に行うリアルタイムPCR装置を組み合わせたものである．核酸抽出法にはシリカ吸着法を原理とした装置が多く，さらにその多くは磁性粒子法（#4, #5, #7, #8, #10）であった．その他の核酸抽出法としては，磁性粒子にポリTオリゴマーを結合させ標的RNAを抽出するTarget Capture法（#9）やガラスフィルターで核酸を吸着する方法（#1），核酸抽出を前処理的に簡便化した加熱抽出法（#2）が用いられていた．増幅と検出部を連続的に行う方法としては，リアルタイムPCR法のほか，インベーダープラス法（#1）やTMA（transcription mediated amplification）法を用いた装置（#9）もあった．また，1つのカートリッジ内で超音波破砕による核酸抽出とリアルタイムPCR法を行う装置（#6）もあった．

(2) 定性・定量解析

小型装置では装置を小型化するため，多点のスタンダード測定を必要とする定量解析を行わない定性解析のみの機種が多く（#1〜#3），大型装置ではすべて定量解析機能を有していた（#7〜#10）．小型装置で定量解析もできるのは，BDマックス（#4）[1]とすべての工程を1つのカートリッジ内で行ってしまうGeneXpertシステム（#6）[2]である．

(3) 遺伝子関連検査分類

自動遺伝子解析装置の測定項目を遺伝子関連検査の3分野で分類すると，最も多いのは病原体核酸検査のみの装置である（#4〜#10）．現状でヒトを対象とする遺伝子検査（体細胞遺伝子検査・遺伝学的検査）を測定項目とする装置は#1〜#3であり，ヒト遺伝子検査項目を有するかどうかで2つの装置群に分類できる（表の縦二重線）．Aglaia（#1）[3]とi-densy（#2）[4]はヒト遺伝子検査のみで，病原体核酸検査を測定対象としていなかった．遺伝子関連検査の3分野の測定項目を有するのはGENECUBE（#3）[5]のみであった．

(4) 装置の大きさ（図❷）

最も小さな一体型の装置はi-densy（#2）で，PC（personal computer）スペースと同じ程度である．さらに解析補助システムPCの追加や測定対象を増やすため他社の自動核酸装置とコラボレーションを行っている．

大型装置の中でパンサーシステム（#9）[6]は検体処理数からすると他の大型装置よりもコンパクトである．同程度の処理能力を有するコバス6800（#10）は大きな装置となり，設置スペースへの配慮も重要となる．コバス8800はさらに大きく，コバス6800に比べ横の長さが1.5倍となっている．

測定数により大きさが異なる装置としては，Verigeneシステム（#5）[7]とGeneXpertシステム（#6）がある．Verigeneシステムは抽出・増幅部（プロセッサー）と検出部（リーダー）が分かれたタイプで最もスペースを必要としない．抽出・増幅部を複数用いて検体数を増やすことができる．

(5) 対象検体

対象検体としては，全血，スワブ懸濁液，尿，血清，血漿，血液培養液，精製DNA，髄液，喀痰処理液，培養細胞/組織，糞便の順で多く，菌株，胃液，唾液についても1装置ずつであるが利用されていた．遺伝子関連検査の3分野に測定項目を有する唯一の装置であるGENECUBE（#3）が最も多種類の試料を測定対象としていた．

(6) ランダムアクセスサンプリング

ランダムアクセスサンプリング[用解3]機能を搭載したパンサーシステム（#9）では，随時検体の投入が可能となり，検体をためてバッチ処理する必要がない．コバス6800/8800（#10）も同様の

第1章 実用化に向かう次世代シークエンサーとその周辺

表❶ 自動遺伝子解析装置の比較（2014年10月現在）

内容＼装置番号		#1	#2	#3	#4	#5	#6	#7	#8	#9	#10
機種	機種名	Quimple(RUO用)/Aglaia(IVD用)	i-densy™ IS-5320	GENECUBE®	BDマックス™	Verigene®システム	GeneXpert®システム	アボットm2000システム	TaqMan PCR検査システム「オートLA II」	パンサー™システム	コバス6800・コバス8800
	メーカー名	理研ジェネシス（凸版印刷）	アークレイマーケティング	東洋紡	日本ベクトン・ディッキンソン	日立ハイテクノロジーズ	セフィエド	アボットジャパン	ロシュ・ダイアグノスティックス	ホロジックジャパン	ロシュ・ダイアグノスティックス
	種別	小型・自動遺伝子解析装置	小型・自動遺伝子解析装置	小型・自動遺伝子解析装置	小型・自動遺伝子解析装置	小型・半自動遺伝子解析装置	小型・自動遺伝子解析装置	大型・半自動遺伝子解析装置	大型・自動遺伝子解析装置	大型・全自動遺伝子解析装置	大型・全自動遺伝子解析装置
原理	核酸抽出	カラム式	加熱吸着法	シリカ吸着法	磁性粒子法	磁性粒子法	試薬カートリッジ（核酸抽出、PCR、検出を統合）	磁性粒子法	磁性粒子法	Target Capture法	磁性粒子法
	増幅	インベーダープラス法	PCR-Qprobe法	PCR-Qprobe法	リアルタイムPCR法（自・他社製使用可）	PCR法	リアルタイムPCR	リアルタイムPCR法	リアルタイムPCR法（TaqMan法）	TMA法（rRNAを増幅）	リアルタイムPCR法（TaqMan法）
	検出					マイクロアレイ法（金ナノ粒子）					
定性・定量解析	定性	○	○	○	○	○	○	○	○	○	○
	定量	×	×	×	○	不明	○	○	×	○	○
	病原体	×	×	○	○	未公表	○	○	×	○	○
遺伝子関連検査分類	体細胞	○	○（感度1～10%）	○	×	未公表	×	×	×	×	×
	生殖細胞系列	○	○	○	×						
測定	対象検体	血液、細胞組織、精製DNA	全血、精製DNA、口腔スワブ、唾液など	喀痰処理液、尿、血液、懸濁液、スワブ懸濁液、培養液、組織処理液、髄液、胃精製DNA	スワブ、尿、血漿、髄液	血液培養検体、鼻咽頭スワブ、全血など	喀痰、鼻腔スワブ、血液培養液、糞便、尿、全血、菌株	全血、血清、血漿、培養細胞、組織細胞、便、他	血清、血漿	尿、子宮頸管スワブ、咽頭擦過スワブ	血清、血漿、その他
	ランダムアクセス	×	△（試薬分注時を除く）	×	△（初回測定の核酸抽出工程終了後、次の測定追加可）	○**	○	×	×	○	○
	測定数（最大）/回	1	4	8	24	1	4または16	96	72（要8時間）	118（8時間連続測定で275）	96（8時間連続測定で384または960）
	マルチプレックス検出数	○（1検体で最大23変異検出可）	○（3波長で3項目同時測定）	○（2波長で同時に4項目）	○（5波長）	○（15項目以上）	○（6波長）	○（5波長）	○（3項目）	○（4項目）	○（3項目）
	時間（h）	1.0～1.5	全血1.3、精製核酸1.1	0.5～1	2～	およそ2.0～2.5	0.5～2	約5（24テスト）	約5（最初の24テスト）	3～3.5	3.5

報告	生データ	○	×	○	○	未公表	○	△（結果送信のみ）	×	○（RLU値）	×
	LIS対応	×	○	△（結果送信のみ）	○	未公表	○	○	○	○	○
	遺伝子型判定	○（プレパック試薬のみ、ユニバーサル試薬は解析補助システムにより判定可）	○	×	×	未公表	×	○（HPV遺伝子型）	×	×	○（HPV遺伝子型）
	報告書作成	○	○*	○	○	○ プロセッサーSP: 19.4・58.2・47.5 リーダー: 29.8・52.1・31.6	○ GX-IV: 28.2・29.7・30.5 GX-XVI: 71.1・33.8・65.8	○（英語のみ） m2000sp: 155・80・225 m2000rt: 34・45・49	○（英語のみ） 310・75・95	○ 122・82・175	○ コバス6800: 292・129・215 コバス8800: 429・129・215
機器の大きさ	W・D・H (cm)	51・68・51	41・45・41.5	90・55・60							
	PCスペースの有無	要	不要（解析補助システム用のPCは必要）	不要	不要	不要	要（ノート型PC）	要	要	不要	不要
測定項目	保険収載項目	KRASのみCE-IVD取得中	UGT1A1	MTB/MAC	×	未公表	×	HCV, HBV, HIV-1, HPV, CT/NG	HCV, HBV, HIV-1	CT/NG（HPVは薬事申請中、HIV/HCV/HBV-DNA定量も開発中）	HCV, HBV, HIV-1, HPV, CT/NG, MAI（予定）
	先進医療項目	IL28B	IL28B, CYP2C19遺伝子多型	IL28B, CYP2C19遺伝子多型	×	未公表	×	×	×	×	×
		KRAS, EGFR, NRAS, PIK, BRAF, CYP2C9*3, VKORC1, HLA*3101	CYP2C9, NAT2, β2AR/β3AR/UCP-1, SULT1A、その他の実績ある項目多数	H.pylori, 百日咳, M.kansasii, M.bovis, VT1, VT2, CYP2C9, CYP2D6, CYP3A5, ITPA, MDR1, ProteinS多型、アシネトバクター, クラミジア肺炎、オウム病	MRSA, 腸管感染症病原細菌（サルモネラ菌、カンピロバクター菌, 志賀毒素産生大腸菌（O157を含む）or 志賀赤痢菌、腸管侵入性大腸菌）CRE, 百日咳、パラ百日咳、ノロウイルス, ロタウイルス, インフルエンザウイルス		CARBA-R, VRE, Enterovirus	自家製試薬、その他研究用試薬も使用可	CMV	DNA解析用試薬も準備中	CMV

（次頁に続く）

内容 \ 装置番号	#1	#2	#3	#4	#5	#6	#7	#8	#9	#10
医療機器届出	○	○	○	○	○	○	○(m2000t)	○	○	○
核酸抽出装置としての使用	×	×	○	○	未公表	×	○	×	×	×
自家製試薬使用	×	○(自社ユニバーサル試薬)	○(自社汎用試薬セット)	○(オープン試薬キット)[自家製・他社製試薬も使用可(オープン試薬キット)]	未公表	×	○	×	×	○(自家製Primer/Probeの使用可能)
定価(万円)	オープン価格	オープン価格	1600	1260	未発表	未定	詳細はメーカーへ照会してください	3,200	1,790	未定

* 解析補助システムによる
** プロセッサーを複数台併用いることで可能

機能を有し連続測定が可能となったため，コバス8800においては8時間で960テストの処理を可能とする．小型装置においては，GeneXpertシステム（#6）は1つのカートリッジ内で反応が完了し，個々に独立して測定するためランダムアクセスサンプリングである．i-densy（#2）は装置の試薬分注時以外は次の検体を追加測定することができる．BDマックス（#4）は初回測定の核酸抽出工程終了後，次の測定の追加が可能である．その他の装置（#1, #3, #7, #8）はバッチ測定で1バッチ測定後，次の測定を行うこととなる．

(7) 測定数とマルチプレックス検出数

1回に測定できる検体数は小型装置では1（#1, #5），4（#2, #6），8（#3），16（#6），24（#4）である．Verigeneシステム（#5）は1つのプロセッサーで測定できる検体数は1であるが，複数のプロセッサーを並列して測定できる．大型装置での1回に測定できる検体数は96（#7），72（#8），118（#9），96（#10）であるが，自動サンプリング機能を有する#9, #10は8時間連続測定すると275，384/960検体の処理が可能である．

1チューブ（ウェル）で複数項目を測定できるマルチプレックス核酸機能[用解4]をすべての装置が有しており，同時に3（#2, #8, #10），4（#3, #9, #7），5（#6），15（#5），23（#1）項目の検出ができる．Aglaia（#1）では測定できる検体数は1であるが，同時に最多の23の遺伝子変異を検出できる．

(8) 測定時間

測定時間については小型装置が概して短く，最速で30分（#3, #6）から1時間（#1, #2），2時間程度（#4, #5）で測定できる．大型装置では測定時間が長く5時間（#7, #8）を要していた．最近では，バッチ処理からランダムアクセスで自動サンプリングによる連続測定が可能となり，1回目の測定が3時間弱で終了し，その後の連続測定で格段に多くの検体を処理できるようになってきている（#9, #10）．

(9) 結果報告

全自動の臨床検査機器として利用できるようにLIS（clinical laboratory information system，臨

7. 全自動遺伝子解析装置の最新情報

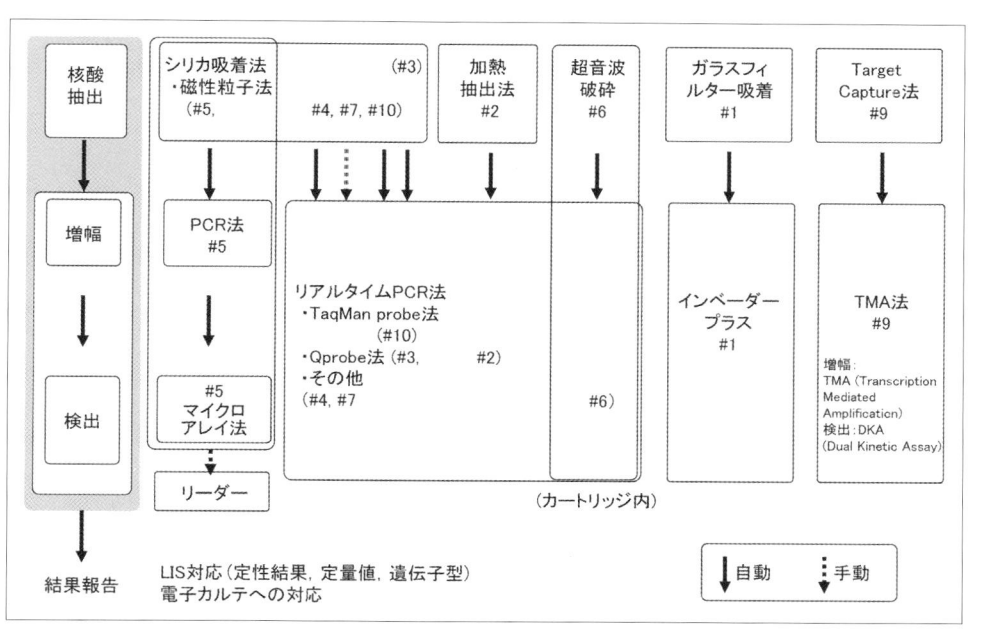

図❶ 全自動遺伝子解析装置の測定原理

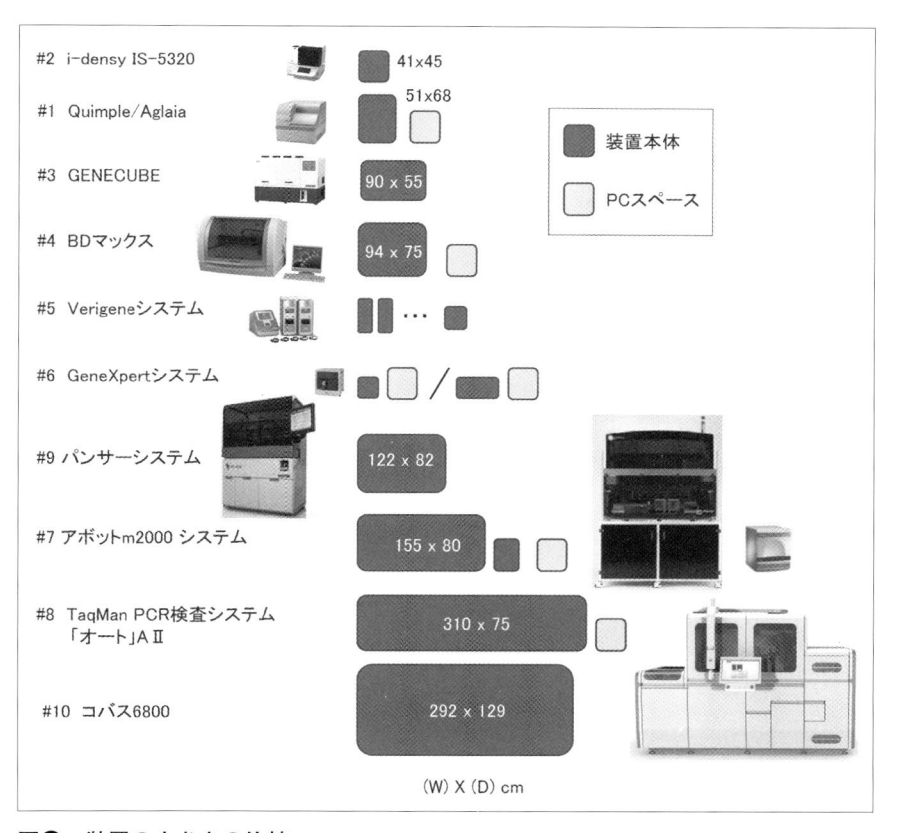

図❷ 装置の大きさの比較

床検査情報システム）用解5 対応になってきている。検体の受付，検査のオーダーから結果送信までトータル管理のタイプ（#2, #3, #6, #8, #9, #10）と結果送信のみのタイプ（#4, #7）に分かれた。

報告形式としては，病原体核酸検査では病原体の定量値（#4, #6, #7, #8, #9, #10）または感染の有無の陰性と陽性（#3, #4, #6, #7, #9, #10）の報告であり，HPV（human papillomavirus）遺伝子型検査では遺伝子型判定が自動解析で行われていた（#7）。ヒト遺伝子検査（体細胞・遺伝学的検査）の測定項目を有する3装置（#1, #2, #3）では遺伝子型を自動判定し報告書を作成できるようになっていた。

(10) 測定項目

測定項目は大型装置と小型装置で特徴がみられた。大型装置においては，病原体核酸検査の保険収載項目について測定と開発が行われているが，小型装置においては多くの研究用項目が測定できるようになってきている。

大型装置では，保険収載項目のHCV（hepatitis C virus）定量・HBV（hepatitis B virus）定量・HIV（human immunodeficiency virus）-1 定量（#7, #8），CT（Chlamydia trachomatis）/ NG（Neisseria gonorrhoeae）定性（#7, #9），HPV遺伝子型（#7）が測定されていた。今後は各社が上記5項目に加えてMTB（Mycobacterium tuberculosis）/ MAI（Mycobacterium avium, Mycobacterium intracellulare）定性やCMV（Cytomegalovirus）定量を含めた7項目を測定できるようにしている。

小型装置においては，保険収載項目はまだ2項目［*UGT1A1*遺伝子多型（#2），MTB/MAI定性（#3）］であるが，研究用では多数の製品がある。特に，装置番号 #2, #3, #4 はLDT用解6 （laboratory developed test）を利用できるという共通点がある。商品化の戦略としては，自施設で設計したプライマーとプローブを用いるLDTとして測定系を組み，利用価値の高い項目について，プライマーとプローブを含む研究用試薬として商品化して，さらに有用性の高い製品については体外診断薬をめざしている。

(11) 医療機器届出

すべての機種が臨床検査機器としての使用を目的とするため医療機器としての届出を行っていた。

(12) その他の利用

それぞれ特徴をもった優れた解析装置が販売されているが，高額な機器が多く複数台を所有することは困難な場合もある。そこで，自家製試薬を用いた方法（LDT）の自動解析装置での利用についても調査した。核酸抽出装置としても利用できるのが #3, #4, #7 の装置である。リアルタイムPCR測定部で自家製試薬を利用できるのは4装置あり，プローブの種類や酵素類が限定されるのは #2, #3, #7 であり，限定されずに他社製試薬も利用できるのはBDマックス（#4）である。BDマックスの測定項目は現状では病原体核酸検査のみであるが，LDTへの利用価値は大きい。

II. 各装置についてのまとめ

自動遺伝子解析装置10機種の比較より見えてきた各装置の特徴を示す。

- Aglaia（#1）は1度に1検体の測定ではあるが，最も多くの23の遺伝子変異を同時に測定できる。
- i-densy（#2）は一体型の装置としては最小で，最も多くの実績のある研究試薬を有している。
- GENECUBE（#3）は遺伝子関連検査3分野のすべてに測定項目を有する唯一の装置で，最も測定時間が短い。
- BDマックス（#4）は他社製試薬も使用できるオープン試薬キットを有し，LDT測定での利用価値が大きい。
- GeneXpertシステム（#6）は試薬と測定系が一体となった試薬カートリッジで測定をランダムに行うことのできる簡便な装置である。
- アボット m2000 システム（#7）[8] は現状で最も多くの保険収載項目を利用できる。
- パンサーシステム（#9）とコバス 6800/8800（#10）は臨床化学・免疫学の自動分析装置のように連続測定で多数の測定ができる。パンサーシステムは大型装置の中では最もコンパクトである。

おわりに

今回の報告には，薬事申請中の試薬や未発売の装置も含まれ時期尚早の内容もあるが，今後の全自動遺伝子解析装置の方向性を示すため記載した．自動遺伝子解析装置の日本での販売は過渡期で，この数年で大きく変わると予想される．大型の全自動遺伝子解析装置では臨床化学・免疫学の自動分析装置と同じように検査依頼，サンプリング，結果の送信までを自動で行い，小型の自動遺伝子解析装置では遺伝子関連検査の point of care testing（POCT）の実現に貢献できるといった装置が多機種で利用できるようになると予想される．

用語解説

1. **遺伝子関連検査**：病原体遺伝子検査（病原体核酸検査），ヒト体細胞遺伝子検査，ヒト遺伝学的検査（生殖細胞系列遺伝子検査）の3種類に分類定義されている．
2. **自動核酸抽出装置**：自動で核酸（DNA，RNA）を抽出する装置．シリカをコーティングした磁性粒子を用いる方法が最も普及している．遠心機を搭載しシリカメンブレン法に対応した装置もある．
3. **ランダムアクセスサンプリング**：複数の項目を同時にかつランダムに測定できる．検体の随時投入により1日中連続的に測定ができる．
4. **マルチプレックス核酸検査**：1回の測定で2つ以上の核酸標的を同時に検出する．
5. **LIS（clinical laboratory information system，臨床検査情報システム）**：臨床検査室のシステムで，オーダー情報の受け取りや受付処理，試験管に貼るバーコードの印刷，検査結果報告，精度管理などを行う．
6. **LDT**：遺伝子関連検査法には，薬事法によって規制させる体外診断用医薬品を用いた検査（in vitro diagnostic：IVD）と薬事未承認の研究用試薬などを用いて各施設が独自に開発した自家製試薬を用いた検査法（laboratory developed test：LDT）がある．

参考文献

1) Lefferts JA, Jannetto P, et al：Exp Mol Pathol 87, 105-108, 2009.
2) 御手洗聡：呼吸器内科 24, 74-81, 2013.
3) Kitano S, Myers J, et al：PLoS One 8, e62989, 2013.
4) Suzuki S, Komori M, et al：Sensors 12, 16614-16627, 2012.
5) 曽家義博：生物試料分析 36, 310-315, 2013.
6) Ratnam S, Jang D, et al：J Clin Microbiol 52, 2299-2304, 2014.
7) Dalpke AH, Hofko M, et al：J Clin Microbiol 51, 2337-2343, 2013.
8) 高木和美，田中靖人，他：JJCLA 34, 15-20, 2009.

参考ホームページ

・アークレイマーケティング株式会社
http://i-densy.arkray.co.jp/jpn/

・アボットジャパン株式会社
http://www.abbott.co.jp/medical/product/amd/kakusan/
http://www.abbott.co.jp/medical/product/amd/pcr/

・ホロジックジャパン株式会社
http://www.hologic.cp.jp/

・東洋紡株式会社
http://www.toyobo.co.jp/seihin/dsg/genecube/

・日本ベクトン・ディッキンソン株式会社
http://www.bdj.co.jp/micro/products/bdmax.html

・理研ジェネシス（凸版印刷）
http://www.rikengenesis.jp/contents/ja_JPY/analyzer_sys.html

・セフィエド合同会社
http://www.cepheid.com/us

糸賀 栄
1998年　筑波大学大学院修士課程医科学研究科修了
2000年　千葉大学医学部附属病院検査部
2002年　同大学院博士課程医学研究科修了
2008年　同医学部附属病院検査部副技師長

第1章　実用化に向かう次世代シークエンサーとその周辺

8. 遺伝子関連検査が保険収載されるまでの流れと質保証をめぐる諸問題

堤　正好

　現在の遺伝子関連検査を取り巻く環境としては，ヒトゲノム・遺伝子解析研究の進展に伴い，急速な解析技術の発展や研究の内容や方法が多様化していることなどが挙げられる。そして，これら解析技術の急速な進展や研究により得られた成果は，多様な遺伝子関連検査として臨床の場で活用されることが期待されている。さらに，臨床の場における遺伝子関連検査としての実用化に際しては，保険収載の有無が大きく影響する。このため，遺伝子関連検査が保険収載されるまでの流れ（ルート）と，検査の質保証に関連する諸問題について示す。

はじめに

　現在の遺伝子関連検査[用解1]を取り巻く環境として，ヒトゲノム・遺伝子解析研究の進展に伴い，従来に比べ高速・大量かつ簡易にヒトゲノム・遺伝子のシークエンス解析をすることが可能となったことやヒトゲノム・遺伝子解析研究の内容や方法が多様化していることに合わせて多種の解析装置が開発され実用化してきたことなどが挙げられる。そして，これら解析技術の急速な進展や研究により得られた成果は，多様な遺伝子関連検査として臨床の場で活用されることが期待されている。さらに，臨床の場における遺伝子関連検査としての実用化に際しては，保険収載の有無が大きく影響する。このため，遺伝子関連検査が保険収載されるまでの流れ（ルート）と，検査の質保証に際して求められる要件や体制の整備などに関連する指針・ガイドラインの概要について示す。

I. 遺伝子関連検査が保険収載されるまでの流れ

　遺伝子関連検査が保険収載される際には，①関連する学会から要望する場合，②先進医療制度を経る場合，③診断薬として製造承認を受けたのち保険収載を申請する場合の3ルートがある。以下に遺伝子関連検査が保険収載されるためのこれら3ルートの概要を示す。

1. 学会から厚生労働省に保険収載を要望するルート

(1) 内科系学会社会保険連合会（内保連）[1]ルート

　学会から厚生労働省へ保険収載を要望する場合には，提案書を保険改定の前年の6月頃までに内保連に提出することとなっている。通常各学会では，4月頃までに保険収載の要望事項や要望項目の調査を終了し，それらを取りまとめ提案書が作

---

key words

遺伝子関連検査，保険収載，内保連，先進医療，体外診断用医薬品（IVD：*in vitro* diagnostics），LDT（laboratory developed test），検査の質保証，精度保証，分析的妥当性，検体の品質管理，ベストプラクティス・ガイドライン

成されている。なお，中央社会保険医療協議会（中医協）は学会からの要望の提出ルートを，内科系学会社会保険連合会（内保連），外科系学会社会保険連合会（外保連）[2]および看護系学会等社会保険連合（看保連）[3]の3団体と日本医学会加盟団体からの直接ルートとして指定している。

提案書は保険局医療課宛に提出され，内容により振り分けられ，中医協指定項目は医療課によるヒアリングや調整を経たうえで中医協医療技術評価分科会，基本問題小委員会で了承後，総会において承認された後，中医協会長から厚生労働大臣に答申され保険収載が最終的に決定される（図❶）。

また，中医協指定項目以外は各団体の代表から医療課に直接提出され，医薬品の適用拡大などは医薬食品局において検討後，中医協基本問題小委員会での検討に引き継がれる。

なお保険収載に際しては，以下の観点から検討が加えられる。
①改定内容は医療費全体の枠内におさまるか
②有効性，安全性，必要性のエビデンスはあるか
③医療技術評価分科会における評価は十分に高いか
④学会や内保連からのヒアリングで妥当性と必要度の高さが示されたか
⑤保険医療制度で混乱なく実施できる整合性があるか
⑥中医協の基本問題小委員会と総会で承認される内容か

（2）日本医師会ルート

まず，学会の理事長は厚生労働大臣宛の要望書を日本医師会長に提出する。日本医師会では日本医学会に加盟する各学会からの要望を，通年で常時受け付けており，厚生労働省の担当者が参加す

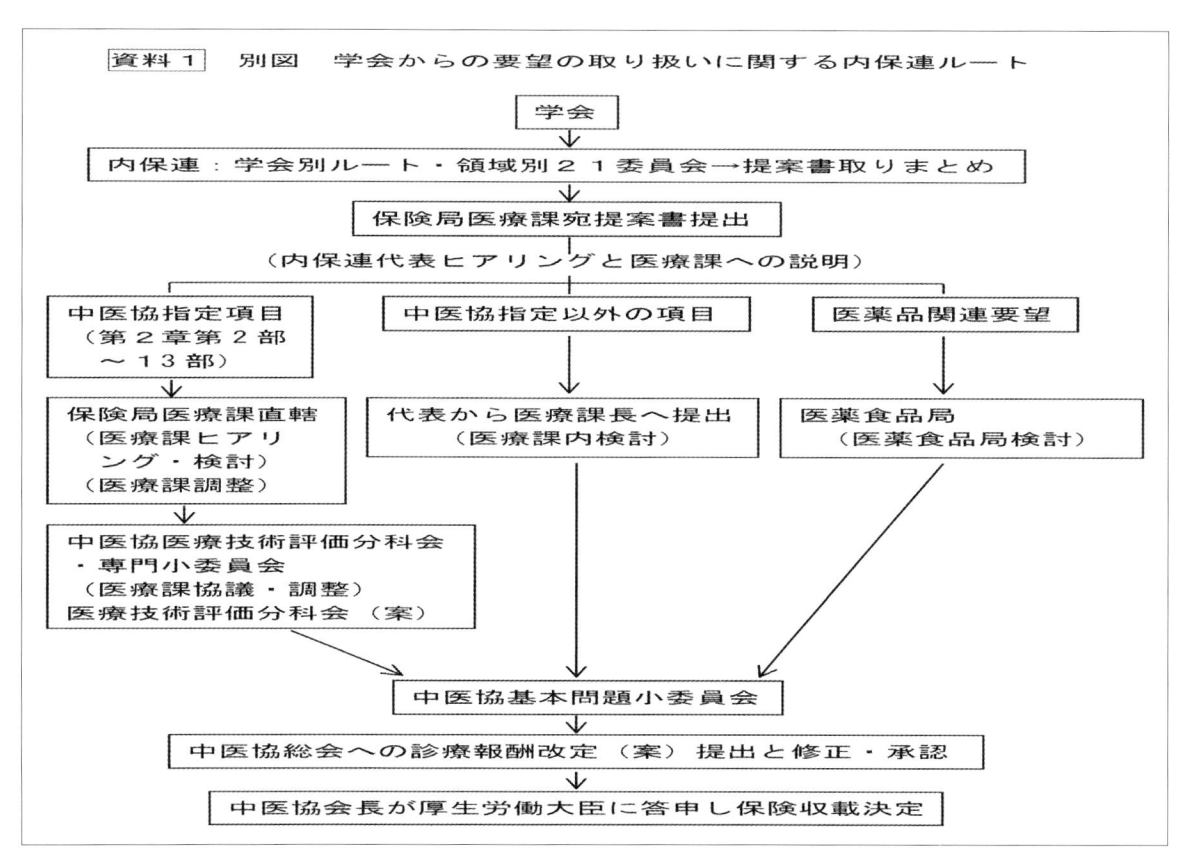

図❶　学会からの要望と診療報酬改定の道筋（文献4より）

る疑義解釈委員会でその内容を検討する。その後，厚生労働省の担当者が部局に持ち帰り要望を検討することとなる。なお，医薬品の適応拡大など重要度と緊急性の高いものについては，診療報酬改定を待たずに対応される場合もある。

(3) 大臣宛要望書の直接提出

学会が社会的緊急度の高いと考えるものなどを中心に学会理事長名で厚生労働大臣へ直接に要望書を保険局医療課に提出することもある。

以上 (1) から (3) が学会経由で保険収載を申請するルートで，ここに示した概要は，内保連の作成した「学会からの要望と診療報酬改定の道筋[4]」に示されている。さらに，現在進行中の平成 26 年 (2014 年) 度診療報酬改定に関する内保連の提案書は，「平成 26 年度社会保険診療報酬改定提案書[5]」として内保連のホームページで公表されている。

2. 先進医療制度[6]による評価の後に保険収載されるルート

先進医療は，保険診療では認められていないが，その安全性や有効性がある程度確認された医療技術や治療法を，大学病院など厚生労働大臣が定める施設基準に適合する医療機関で実施される先端医療のうち，厚生労働大臣の承認を受けたものをさす。現在，公的医療保険制度では，保険診療と自由診療を組み合わせた「混合診療」は原則禁止されているが，先進医療は例外的に混合診療が認められている。すなわち，先進医療は健康保険法の一部を改正する法律（平成 18 年 (2006 年) 法律第 83 号）において「厚生労働大臣が定める高度の医療技術を用いた療養その他の療養であって，保険給付の対象とすべきものであるか否かについて，適正な医療の効率的な提供を図る観点から評価を行うことが必要な療法」と定義され，厚生労働大臣が定める「評価療養」の 1 つとされている。そして，現在先進医療として実施されているものは，未承認の医薬品や医療機器を使わない「先進医療 A」と未承認医薬品などを使って医師による臨床試験として行われる「先進医療 B」に分類され[7]，第 2 項先進医療【先進医療 A】(69 種類) および第 3 項先進医療【先進医療 B】(40 種類) が実施されており，これら先進医療を実施している医療機関の一覧など[8]も公表されている。なお，2014 年 2 月 1 日時点で第 2 項先進医療【先進医療 A】として実施されている遺伝子関連検査は 17 種であり (**表❶**)，このうち多発性内分泌腫瘍症 1 型 (MEN1) を対象に実施される MEN1 遺伝子診断の概要を示した (**表❷**)。

表❶　先進医療として実施されている遺伝子検査 (17 種)

番号	先進医療技術名 (1 ～ 70)
6	先天性血液凝固異常症の遺伝子診断
9	成長障害の遺伝子診断
12	ミトコンドリア病の遺伝子診断
13	神経変性疾患の遺伝子診断
17	重症 BCG 副反応症例における遺伝子診断
19	マントル細胞リンパ腫の遺伝子検査
20	抗悪性腫瘍剤治療における薬剤耐性遺伝子検査
21	Q 熱診断における血清抗体価測定および病原体遺伝子検査
22	家族性アルツハイマー病の遺伝子診断
27	*CYP2C19* 遺伝子多型検査に基づくテーラーメイドのヘリコバクターピロリ除菌療法
36	EB ウイルス感染症迅速診断（リアルタイム PCR 法）
38	フェニルケトン尿症の遺伝子診断
42	*RET* 遺伝子診断
43	角膜ジストロフィーの遺伝子解析
48	単純疱疹ウイルス感染症または水痘帯状疱疹ウイルス感染症迅速診断(リアルタイム PCR 法)
52	IL28B の遺伝子診断によるインターフェロン治療効果の予測評価
65	*MEN1* 遺伝子診断

(2014 年 2 月 1 日時点)

表❷　先進医療として実施されている MEN1 遺伝子診断の概要

番号：65	先進医療技術名：MEN1 遺伝子診断

技術の概要
1) 発端者診断：MEN1 の疑われる患者（発端者）が対象となる。遺伝カウンセリングを施行し患者の同意を得たうえで採血を行い，末梢血白血球より DNA を抽出する。次に，*MEN1* 遺伝子のエクソン 2～10 のすべてを PCR 法を用いて一度に増幅し，塩基配列を DNA シーケンサーにより解析する。変異が認められた場合，MEN1 であることが確定する。
2) 保因者診断：*MEN1* 遺伝子変異が判明している家系の血縁者が対象となる。上記 1) と同様の手順で遺伝子診断を行うが，既知の変異部位のみのシーケンスを行う。変異を認めた場合は，MEN1 に関する各種検査を行い，治療適応のあるものに関しては早期治療が可能になる。一方，MEN1 遺伝子の変異が認められない血縁者に対しては，遺伝していないことが判明し，以後の臨床検査は不要となり，医療費の節約が可能となる。

65　MEN1 遺伝子診断

イ　対象となる負傷，疾病又はそれらの症状
多発性内分泌腫瘍症 1 型（MEN1）が疑われるもの（原発性副甲状腺機能亢進症（pHPT）（多腺症でないものにあっては，40 歳以下の患者に係るものに限る。）又は多発性内分泌腫瘍症 1 型（MEN1）に係る内分泌腫瘍症（当該患者の家族に多発性内分泌腫瘍症 1 型（MEN1）に係る内分泌腫瘍を発症したものがある場合又は多発性内分泌腫瘍症 1 型（MEN1）に係る内分泌腫瘍を複数発症している場合に限る。））

ロ　施設基準
(1) 主として実施する医師に係る基準
　〔1〕内分泌代謝科専門医，外科専門医，耳鼻咽喉科専門医又は臨床遺伝専門医であること。
　〔2〕当該療養について 1 年以上の経験を有すること。
　〔3〕当該療養について，当該療養を主として実施する医師として症例を実施していること。
(2) 保険医療機関に係る基準
　〔1〕内科又は外科を標榜していること。〔2〕実施診療科において，常勤の医師が配置されていること。〔3〕臨床検査技師が配置されていること。〔4〕医療機器保守管理体制が配備されていること。〔5〕倫理委員会が設置されており，届出後当該療養を初めて実施する時は，必ず事前に開催すること。〔6〕医療安全管理委員会が設置されていること。〔7〕遺伝カウンセリングの実施体制を有していること。〔8〕当該療養について症例を実施していること。

このように実施される保険収載前の評価療養として実施される先進医療は，毎年の実績などを基に先進医療会議の評価の後に，①保険導入が妥当，②先進医療として継続することが適当，③取り消すことが適当に分類された後に，①は中医協に報告され，審議された後に保険収載される[9]（図❷）。

先進医療制度を経て保険収載された遺伝子関連検査の代表的な検査が D006-4 遺伝学的検査に含まれる各種の遺伝学的検査である（表❸）。

2006 年以降先進医療制度を経て保険収載される遺伝学的検査が増えてきたが，その間に 2006 年に遺伝カウンセリングが保険適用されたこと，2010 年には 2000 点の実施料が 4000 点に増点されたこと，2011 年には日本医学会「医療における遺伝学的検査・診断に関するガイドライン」が公表されたことなど関連する諸要件の整備も進んできた。

なお，D006-4 遺伝学的検査に含まれるすべての遺伝学的検査は，次に示す診断薬（体外診断用医薬品）[用解2] としての製造承認後保険収載されたものではなく，LDT（laboratory developed test）[用解2] として実施されている。

3. 診断薬（体外診断用医薬品：IVD）として製造承認後に保険収載されるルート（図❸）

遺伝子関連検査が保険収載される場合に最も主たるべきルートが，診断薬メーカーが診断薬を開発し，その製造販売の承認を受けた後に保険収載を申請し，保険適用となるルートである。

体外診断用医薬品（IVD：*in vitro* diagnostics）は，わが国においては医薬品に分類され，薬事法

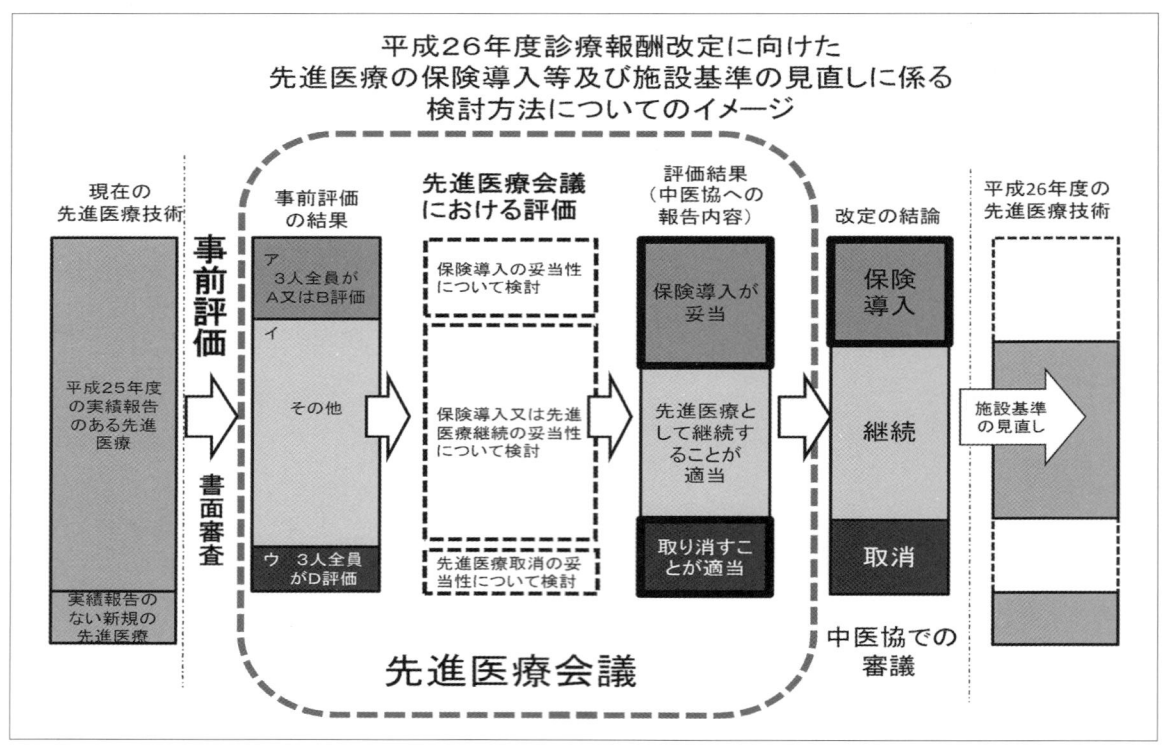

第1章　実用化に向かう次世代シークエンサーとその周辺

```
              平成26年度診療報酬改定に向けた
         先進医療の保険導入等及び施設基準の見直しに係る
                検討方法についてのイメージ
```

図❷　保険収載に向けた先進医療技術の評価体制（文献9より）

表❸　D006-4 遺伝学的検査　保険収載年と経緯

保険適用年	(1) 遺伝学的検査は以下の遺伝子疾患が疑われる場合に行うものとし，患者1人につき1回算定できる。
2006年	ア．デュシェンヌ型筋ジストロフィー　　　イ．ベッカー型筋ジストロフィー（先進医療経由） ウ．福山型先天性筋ジストロフィー
2008年	エ．栄養障害型表皮水疱症　　オ．家族性アミロイドーシス　　カ．先天性QT延長症候群 キ．脊髄性筋萎縮症　　　　　ク．中枢神経白質形成異常症
	ケ．ムコ多糖症Ⅰ型　　　　　コ．ムコ多糖症Ⅱ型　　　　　サ．ゴーシェ病（治療法が存在） シ．ファブリ病　　　　　　　ス．ポンペ病
2010年*	セ．ハンチントン舞踏病　　　ソ．球脊髄性筋萎縮症 　　　　　　　　　　　　　　　（先進医療経由　日本神経学会ガイドライン公表）
2012年	タ．フェニルケトン尿症　　　チ．メープルシロップ尿症　　ツ．ホモシスチン尿症 テ．シトルリン血症（1型）　ト．アルギノコハク酸血症　　ナ．メチルマロン酸血症 ニ．イソ吉草酸血症　　　　　ヌ．メチルクロトニルグリシン尿症　ネ．HMG血症 ノ．複合カルボキシラーゼ欠損症　ハ．グルタル酸血症1型　　ヒ．MCAD欠損症 フ．VLCAD欠損症　　　　　　ヘ．MTP（LCHAD）欠損症　ホ．CPT1欠損症（先天代謝異常症） マ．筋強直性ジストロフィー　ミ．隆起性皮膚線維肉腫 ム．先天性銅代謝異常症　　　メ．色素性乾皮症 モ．先天性難聴 　　　　　　　　　　　　　　　　　　　　　　（タ～ホ：学会要望，マ～モ：先進医療経由）

(2) (1)のアからくまでに掲げる遺伝子疾患の検査は，PCR法，DNAシークエンス法，FISH法又はサザンブロット法による。(1)のケからスまでに掲げる遺伝子疾患の検査は，酵素活性測定法，DNAシークエンス法又は培養法による。
　(1)のセ及びソに掲げる遺伝子疾患の検査は，PCR法による。
(3) 検査の実施に当たっては，厚生労働省「医療・介護関係事業者における個人情報の適切な取扱いのためのガイドライン」（平成16年12月）及び関係学会による「遺伝学的検査に関するガイドライン」（平成15年8月）を遵守すること。

＊遺伝学的検査の保険点数は，2010年に2000点が4000点に増点された。

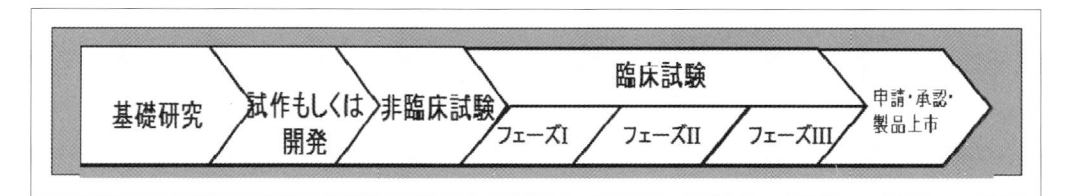

図❸ IVD の開発〜申請の過程

第2条第13項の「専ら疾病の診断に使用される事が目的とされている医薬品のうち，人又は動物の身体に直接使用される事がないもの」とされている。そして，体外診断用医薬品の製造販売に際しては，①企業としての責任体制の審査，②製品の有効性・安全性などの審査，③製品の生産方法・管理体制の審査を受け，規制当局（厚生労働省および各都道府県）の許可・承認を得る必要がある[10]。そして，これら申請，許可・承認の手続きを経たうえで保険適用を希望した場合に保険点数が付与される。

なお，体外診断用医薬品の製造承認の申請に際しては，基礎研究から臨床試験の実施など医薬品に求められるのと同様に各段階ごとに各種試験の実施と結果が求められることから，診断薬メーカーにとっても相当の負担を要する内容となっている。また体外診断用医薬品は，そのリスクに従いクラスⅠからⅢに分類され[11]，遺伝子関連検査は医薬品医療機器総合機構（PMDA：Pharmaceuticals and Medical Devices Agency）による審査後，大臣による承認を受けるクラスⅢに分類される（表❹）。

Ⅱ．遺伝子関連検査の質（精度）保証に関わるガイドライン

遺伝子関連検査の質（精度）保証に関わる各種ガイドラインとして，「遺伝子関連検査に関する日本版ベストプラクティス・ガイドライン」（JCCLS）および遺伝子関連検査に用いられる検体の品質管理に関する「遺伝子関連検査 検体品質管理マニュアル」（JCCLS），「遺伝子関連検査の質保証体制についての見解」（日衛協）の概要を示す。

1．「遺伝子関連検査に関する日本版ベストプラクティス・ガイドライン」（JCCLS）[12]

2007年にOECDにより「分子遺伝学的検査における質保証に関するOECDガイドライン（OECD Guidelines for Quality Assurance in Molecular Genetic Testing）[13]」が策定・公表された。

わが国もOECD加盟国の一員として「分子遺伝学的検査における質保証に関するOECDガイドライン」を承認したが，国内の現状としては，これら質保障のための環境整備が十分に進んでいるとは言えないことから，OECDガイドラインの原則を一律に適用することができないことが明らかとなった。そこで，NPO法人日本臨床検査標準協議[14]（以下，JCCLSと略す）では，OECDガイドラインの原則を尊重しつつ，国内事情も考慮した形で遺伝子関連検査を実施する検査施設の質保証の実務に関するガイドラインとして，2011年6月に「遺伝子関連検査に関する日本版ベストプラクティス・ガイドライン」を公表した。本ベストプラクティス・ガイドラインは①検査機関の質保証システム（施設認定の取得など），②技能試験検査施設の質のモニタリング（施設技能試験制度の実施機関など），③結果の報告の質（検査結果の取り扱いや報告内容など），④検査施設要員の教育と訓練の基準（検査従事者に求められる水準や資格など）が示されている。

なお，OECDガイドラインの適用範囲は，単一遺伝子疾患，疾患リスク，薬物の治療反応性の予測の遺伝学的検査のみを対象としていた。しかしながら，遺伝子関連検査の全体に対して質（精度）保証の仕組みが必要なこと，検出対象が異なる場合でも測定者や技術は共通することから，本ガイドラインはヒトより採取した検体に対する遺

表❹ 体外診断用医薬品のクラス分類

クラス分類	①リスク分類の考え方と②規制の枠組み	例
クラスⅠ	①国内外で一般的なものとして認知されている較正用標準物質が存在するものであって，体外診断用医薬品の製造管理および品質管理の一環として行う較正が比較的容易であると認められるもの（＊一般用検査薬以外） ②承認・認証不要（届出/自己認証）	・血液検査用アンチトロンビンⅢキット ・血液・尿検査用カルシウムキット ・プロテインS（プロテインS活性） ・コリンエステラーゼ（ChE） ・トリプシノーゲン2
クラスⅡ	①クラスⅢ以外の一般用検査薬（OTC） ①クラスⅠ，Ⅲ 以外クラスⅡ ②登録認証機関による認証 （認証基準に適合するものに限る）	・亜鉛 ・クロール ・総ヨウ素 ・抱合ビリルビン
クラスⅢ ＊遺伝子関連検査	①体外診断用医薬品を疾病の診断などに使用した際，その診断情報リスクが比較的大きく，情報の正確さが生命維持に与える影響が大きいと考えられるもの ②大臣による承認（総合機器による審査）	・UDPグルクロン酸転移酵素（*UGT1A1*）遺伝子多型 ・ウイルムス腫瘍-1遺伝子（*WT1*）mRNA ・*KRAS*遺伝子変異判定 ・肝チトクローム P450 ジェノタイプ（*CYP2D6*, *CYP2C19*など）解析

伝子関連検査（病原体遺伝子検査，体細胞遺伝子検査，遺伝学的検査）すべてを対象とし，データを被検者個人にフィードバックする場合をその適用範囲とした。また，医療のみならず医療の枠組みを超えた範囲（ヘルスケア）で提供されるものも対象とした。さらに，データを被検者個人に直接フィードバックしない場合であっても，分析的妥当性，臨床的妥当性，臨床的有用性を検証するための研究など，臨床応用を視野に据えた研究においては，本ベストプラクティス・ガイドラインの考え方に配慮が必要であることを示した。

2.「遺伝子関連検査 検体品質管理マニュアル」（承認文書）[15]（JCCLS）

遺伝子関連検査の工程は，検査前プロセス（検査依頼，検体採取，保存，運搬，検体の前処理，核酸抽出），測定プロセス（増幅，検出），測定後プロセス（結果報告，解釈，利用）の3つのプロセスがある。そして，検査の測定精度を確保するには，測定結果に大きく影響する測定前プロセス（プレアナリシス）における作業工程の標準化が必要であった。しかしながら，これまで検体採取，運搬および保存などにおける標準化マニュアルなどが整備されなかったことから，測定前プロセスの標準化が進まなかった。このためJCCLSでは，遺伝子関連検査の測定精度保証のために，検査利用者から測定実施者における検体管理（検体採取，運搬および保存）において，適正な検体を確保し，不適切な検体に由来する検査誤差を回避することを目的として2011年12月に「遺伝子関連検査 検体品質管理マニュアル」（承認文書）[7]を公表した。

本マニュアルは，わが国において初めて包括的かつ測定前のプロセスの実践的な標準化マニュアルであり，遺伝子関連検査〔①病原体遺伝子（核酸）検査，②体細胞遺伝子検査，③遺伝学的検査（生殖細胞系列遺伝子検査）〕のそれぞれの検査分野で用いられる検体をほぼ網羅し，それぞれの検体の推奨される検体管理（検体採取，運搬および保存）方法を示した。さらに，検体の品質不良を回避するために，遺伝子関連検査の測定目的や測定対象となる検体ごとに，①不適切な性状，②原因，③対処方法，④回避方法を具体的に示し，実践的なマニュアルとして策定した。

なお，遺伝子関連検査に用いる検体（試料）は多種多様であり，遺伝学的検査に用いる検体としては，血液，口腔粘膜，毛髪，爪，血痕，臍帯（へその緒）などがある。例えば，遺伝学的検査に用いる血液の取り扱いに関しては，検査にPCRを用いる場合が多いことから，不適切な性状としてヘパリン採血を挙げ，検体中に存在するヘパリンがPCR反応を阻害することから抗凝固剤としてEDTAを用いた採血を行うなどの注意が必要で

あることなどを示した。このように，遺伝学的検査を実施する際には，適切な検体の取り扱いにより初めて検査の質（精度）が保証されることを十分認識しておく必要がある。

また本マニュアルは，近年活発化している患者由来試料を収集・保管（バンキング）する際や健常人を対象とした大規模なゲノム疫学コホート研究に付随するバイオバンクにおいてヒト由来試料を収集する際にも参考資料として活用されたい。

3.「遺伝子関連検査の質保証体制についての見解」[16]

一般社団法人日本衛生検査所協会（以下，「日衛協」という）では，1999年以降は，遺伝子・染色体検査の受託実績などの把握を目的として，日衛協加盟施設を対象としたアンケート調査を継続的に実施するとともに，2000年には遺伝子検査受託倫理審査委員会を設置し，「遺伝学的検査受託に関する倫理指針」[17] を策定し，遺伝子関連検査を取り巻く社会動向の変化に注目しつつ倫理指針の実務運用に関する各種課題の抽出とその対応方針について検討を行ってきた。

一方，遺伝子関連検査の質保証に関しては，JCCLSから「遺伝子関連検査に関する日本版ベストプラクティス・ガイドライン」や「遺伝子関連検査 検体品質管理マニュアル」が公表されてきたことから，これまで日衛協加盟の検査センター各社が独自に実施してきた遺伝子関連検査の質保証に関する取り組みを，共通の必要要件として共有化することを目的として「遺伝子関連検査の質保証に関する要件」を整理し，2013年5月に「遺伝子関連検査の質保証に関する見解」として公表した。

なお，「遺伝子関連検査の質保証に関する要件」は，JCCLSから公表された「遺伝子関連検査に関する日本版ベストプラクティス・ガイドライン」に示された，①検査機関の質保証システム（施設認定の取得など），②技能試験検査施設の質のモニタリング（施設技能試験制度の実施機関など），③結果の報告の質（検査結果の取り扱いや報告内容など），④検査施設要員の教育と訓練の基準（検査従事者に求められる水準や資格など）を基本としたうえで，①施設認証，②検査の質保証，③検査従事者の水準・資格，④職員に対する教育および⑤リスクマネジメントの観点から取りまとめを行った。

おわりに

現在様々な遺伝子関連検査が臨床の場で利活用されているが，遺伝子関連検査が多数行われる際の要件は，①患者数が多い，②診断の確定に利用できる，③モニタリングに利用できる，④薬剤の副作用や効果予測に活用できる，⑤保険適用されるなどが挙げられる。

今回本稿では，遺伝子関連検査の実施拡大の重要な要件である⑤保険適用に関連して，遺伝子関連検査が保険収載されるまでの3ルートの概要を示した。なお，検査の保険収載に際しては，体外診断用医薬品（IVD）として製造承認を受けた後に保険収載を申請するルートが本来主たるルートと考えられる。しかしながら現在は，先進医療制度を経て保険収載された稀な遺伝性疾患の遺伝学的検査のように，検査の対象となる患者数が非常に少なく，かつ多種類の検査項目を準備する必要がある分野の遺伝子関連検査においては，製造承認を受けた診断薬がない状態（LDTの状態）で保険収載された検査が多数存在し，それらが臨床の場で遺伝子関連検査として実施されている。

また，現在は特定の遺伝子を解析することを前提として保険が適用されている（例：*EGFR*遺伝子検査や*K-ras*遺伝子検査など）。しかしながら，本書の他稿に示されたように，現在はがんや遺伝性疾患の解析に次世代シークエンサーを用いてエクソーム解析（同時に多数のエクソンを解析する手法）を行うことが日常化しつつあり，いずれこれら解析方法が保険収載される必要があるが，現状の保険適用の枠組みからは外れており，今後その取り扱いに関する検討が必要である。さらに，他稿に示されているこれら同時多項目解析により得られた結果に含まれる偶発的所見（incidental finding）の取り扱いに関しても慎重な検討が必要となる。また，現在の保険制度では考慮されていない遺伝子関連検査に関わる特許への対応につい

ても今後検討が必要である。

　遺伝子関連検査は，現状では IVD と LDT が並存しており，その質の保証に関しては，多面的で重層的な取り組みが求められる。このため，「遺伝子関連検査に関する日本版ベストプラクティス・ガイドライン」(JCCLS) や「遺伝子関連検査の質保証に関する見解」(日衛協) および遺伝子関連検査に用いる検体の品質管理方法を取りまとめた「遺伝子関連検査　検体品質管理マニュアル」(JCCLS) を参照しながら，遺伝子検査の質保証体制を構築していく必要がある。すなわち，検査実施機関は，検査前プロセス（検査依頼，検体採取，保存，運搬，検体の前処理，核酸抽出），測定プロセス（増幅，検出），測定後プロセス（結果報告，解釈，利用）のプロセス全体を通して，自らその質を保証していく体制を構築していくことが求められる。

用語解説

1. **遺伝子関連検査**：日本臨床検査標準協議会（JCCLS：Japanese Committee for Clinical Laboratory Standards）遺伝子関連検査標準化専門委員では，これまで用いられてきた「遺伝子検査」の用語を，①病原体遺伝子（核酸）検査，②ヒト体細胞遺伝子検査，③ヒト遺伝学的検査（生殖細胞系列遺伝子検査）に分類し，①〜③を「遺伝子関連検査」として総称するよう提唱しており，現在，本分類と定義が広く用いられるようになっている。

2. **体外診断用医薬品（IVD）と LDT**：IVD (*in vitro diagnostics*) は，疾病の診断に使用する医薬品で，身体に直接使用しないもの。血液・尿便・唾液などを検査するために使用する試薬のことをいい，薬事法に基づき薬事承認または薬事登録された装置（医療機器）と試薬（体外診断用医薬品）をさす。LDT (laboratory developed test) は，医療機関の検査室や登録衛生検査所などが独自に開発・構築した手法で行う検査をいう。薬事未承認または薬事未登録の装置（医療機器）と試薬を用いて検査を実施する。

参考資料

1) 内科系学会社会保険連合会（内保連）：内保連は，121の内科系学会が加盟し，各学会から提示される学術的根拠に基づき，社会保険医療の在り方を提言し，その診療報酬の適正化を促進することを目的として活動している。
http://www.naihoren.jp/
2) 外科系学会社会保険連合会（外保連）：現在 95 の外科系学会が本連合に加盟している。
http://www.gaihoren.jp/gaihoren/index.html
3) 看護系学会等社会保険連合（看保連）
http://kanhoren.jp/
4) 「学会からの要望と診療報酬改定の道筋」(内保連)
http://www.naihoren.jp/gijiroku/gijiroku105/105gian3.pdf
5) 平成 26 年度社会保険診療報酬改定提案書（内保連）
http://www.naihoren.jp/youbou_2014/mokuji_2014.html
6) 先進医療の概要について
http://www.mhlw.go.jp/stf/seisakunitsuite/bunya/kenkou_iryou/iryouhoken/sensiniryo/index.html?utm_source=twitterfeed&utm_medium=twitter
7) 先進医療の各技術の概要
http://www.mhlw.go.jp/topics/bukyoku/isei/sensiniryo/kikan03.html
8) 先進医療を実施している医療機関の一覧（平成 26 年 3 月 1 日現在）
http://www.mhlw.go.jp/topics/bukyoku/isei/sensiniryo/kikan03.html
9) 先進医療会議（平成 26 年 3 月 13 日）既存の先進医療に関する保険導入等について
http://www.mhlw.go.jp/file/05-Shingikai-12401000-Hokenkyoku-Soumuka/0000040254.pdf
10) 体外診断用医薬品の製造販売手順について
http://www.pmda.go.jp/operations/shonin/info/taigai/file/taigaishindan.pdf
11) 「体外診断用医薬品の一般名称について」(平成 17 年 4 月 1 日)（薬食発第 0401031 号）
http://www.bsigroup.jp/upload/PS-Assessment+Certification/Documents/17-yakushoku-0401031.pdf
12) 「遺伝子関連検査に関する日本版ベストプラクティス・ガイドライン」(平成 23 年 6 月)
日本臨床検査標準協議会　遺伝子関連検査標準化専門委員会
http://www.jccls.org/techreport/bestpractice_guideline.pdf
13) 「分子遺伝学的検査における質保証に関する OECD ガイドライン」(平成 19 年 5 月)
http://mbrdb.nibio.go.jp/kiban01/document/OECD_Guideline_QA_final_Molecular_Genetic_Testing_ja.pdf
14) NPO 法人日本臨床検査標準協議会
（JCCLS：Japanese Committee for Clinical Laboratory Standards）
JCCLS は，臨床検査医学の標準化に長らく貢献しており，1985 年に米国の NCCLS〔National Committee for Clinical Laboratory Standards：米国臨床検査標準委員会，現在は名称を CLSI（Clinical and Laboratory Standards Institute）に変更〕をモデルとして臨床検査医学の標準化を主な事業内容として設立された。また，NPO 法人日本臨床検査標準協議会は主に，特別

会員（官公庁），正会員（関連医学学会，協会，団体），特別助成団体（日本医師会），特別維持会員（企業），個人会員等から構成されている。
http://www.jccls.org/index.html

15)「遺伝子関連検査　検体品質管理マニュアル」（承認文書）（平成23年12月）
日本臨床検査標準協議会　遺伝子関連検査標準化専門委員会
http://www.jccls.org/techreport/tentative_guideline.pdf

16)「遺伝子関連検査の質保証に関する見解」（平成25年5月23日）
社団法人日本衛生検査所協会　遺伝子・検査受託倫理審査委員
http://www.jrcla.or.jp/info/info/250726.pdf

17)「遺伝学的検査受託に関する倫理指針」
（平成13年4月10日策定，平成16年9月16日改正，平成19年4月1日改正，平成23年10月1日改正）
一般社団法人日本衛生検査所協会　遺伝子・検査受託倫理審査委員会
http://www.jrcla.or.jp/info/info/dna.pdf

堤　正好

1976年	日本大学農獣医学部農芸化学科卒業
1978年	同大学院農学研究科農芸化学専攻修士課程修了
	株式会社エスアールエル入社
1983年	慶應義塾大学医学部微生物学教室出向
2000年	株式会社エスアールエル技術法務部
2006年	同商品企画部門学術情報部担当課長（兼務）
	同信頼性保証部門内部統制推進部内部統制管理チーム担当課長（倫理審査委員会事務局）（兼務）
	みらかホールディングス株式会社総務・人事部CSR推進グループ長（兼務）
2014年	株式会社エスアールエル商品企画部門学術情報部（兼務）
	同信頼性保証部門内部統制推進部内部統制管理チーム（倫理審査委員会事務局）（兼務）

遺伝子医学別冊　遺伝子医学の入門書

これだけは知っておきたい遺伝子医学の基礎知識

監修：本庶　佑（京都大学大学院医学研究科教授）
編集：有井滋樹・武田俊一・平井久丸・三木哲郎
定価：本体 3,800 円＋税、B5 判、320 頁

- ●第I章：基礎編
  1. 遺伝子医学の基礎
  2. 体細胞レベルの遺伝子医学－癌
- ●第II章：技術編
  1. 臨床検体の収集と解析の方法
  2. 遺伝病の原因遺伝子を同定する戦略
  3. モデル生物を使ってより深く表現型解析をするための戦略
- ●技術資料
  1. DNA解析
  2. RNA解析
  3. 話題の最新解析技術
- ●第III章：応用編
  1. 悪性腫瘍の分子病態解析
  2. 多因子病の分子病態解析
  3. 特殊なタイプの遺伝子病
  4. 病院での遺伝相談
- ●第IV章：治療編
  1. 遺伝子治療
  2. オーダーメイド医療：現状と展望

遺伝医療と倫理・法・社会

監修：福嶋　義光（信州大学医学部遺伝医学分野教授）
編集：玉井真理子（信州大学医学部保健学科助教授）
定価：本体 3,238 円＋税、A5 判、220 頁

第1部　総論
1. 遺伝医療と社会
2. 遺伝医療と倫理
トピック1　ワトソンとヒトゲノムELSI

第2部　各論：遺伝医療の現場から
〈1〉遺伝医療の各領域から
1. 染色体異常
2. 小児神経疾患
3. 遺伝性・家族性腫瘍と共に生きること
4. 遺伝性神経難病
5. 出生前診断
6. 複数診療科にまたがる疾患
〈2〉遺伝医療の各側面
1. 遺伝学的検査
2. 遺伝看護の実践-クライエントに寄り添う
3. 遺伝子解析と倫理審査

4. 遺伝医療とインターネットの活用
トピック2　遺伝子診断と生命保険

第3部　各論：倫理的・法的・社会的問題の観点から
1. 神経疾患の発症前遺伝子診断
2. 血縁者への遺伝情報開示
　－米国での裁判例から
3. イギリスにおける遺伝医療に関する社会的議論の啓発活動
　－ELSI関連活動団体の動向を中心に
4. ドイツにおける遺伝子診断の規制について
トピック3　連邦遺伝子差別禁止法案

資料：遺伝学的検査に関するガイドライン

発行／直接のご注文は

株式会社 メディカルドゥ

〒550-0004
大阪市西区靱本町 1-6-6　大阪華東ビル 5F
TEL.06-6441-2231　FAX.06-6441-3227
E-mail　home@medicaldo.co.jp
URL　http://www.medicaldo.co.jp

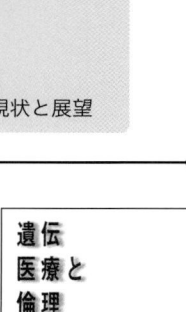

第 2 章

分子標的治療のための
体細胞遺伝子検査の現況

第2章　分子標的治療のための体細胞遺伝子検査の現況

1．肺がん

谷田部　恭

　近年，肺がんに対する新薬・分子標的薬の開発が進み，実臨床に導入されると同時に目覚ましい効果を上げている。特に EGFR チロシンキナーゼ阻害剤，ALK 阻害剤は，それらの遺伝子変化があれば標準治療[用解1]として組み入れられており，遺伝子テストの結果がなければ治療戦略を決定できないまでになっている。この現状に対して 2013 年，国際的なガイドラインが発表された。このガイドラインは関連 3 学会（米国病理医協会，世界肺がん学会，遺伝子病理協会）から出されており，それぞれ病理，臨床，遺伝子検査に対しての推奨が含まれている。ここでは，遺伝子検査への推奨を中心に概説し，本邦における問題点を論じた。

はじめに

　近年，肺がんに対する新薬・分子標的薬の開発が進み，実臨床に導入されると同時に目覚ましい効果を上げている。特に分子標的薬の効果に目を見張る展開があり，臨床の現場で遺伝子テストの結果がなければ治療戦略を決定できないまでになっている。本稿では，その臨床的な背景とともに，分子標的治療の中心となっている *EGFR*，*ALK* の遺伝子診断に関するガイドライン[1]を概説する。

I．分子標的治療の開発

1．EGFR

　EGFR 阻害剤であるゲフィチニブは本邦において世界に先駆けて認可された。この分子標的薬では，一部の患者には劇的な治療効果が認められるにもかかわらず，全く効果が認められない肺がん症例も多く存在し，非小細胞肺がんを対象にした多くの臨床第 3 相試験では，その効果が証明されることはなかった[2]。そのため，効果予測因子について種々の検討がなされたが，女性，非喫煙者，腺がんという因子のみが挙がってくるのみであった。標的となる EGFR の発現は腺がんよりも扁平上皮がんに高く，その効果の違いはしばらくの間疑問であった（図❶）。2004 年に *EGFR* 変異が同定され，その変異が実は効果を規定する因子であることが報告された[3,4]。変異の存在は EGFR 発現とは関連なく，生物学的な特徴についても明らかとなった（表❶）。引き続いて行われた臨床第 3 相試験でも EGFR チロシンキナーゼ阻害剤（TKI）治療効果との相関が証明され，*EGFR* 変異についての情報は治療戦略を決定するうえで必須とまでになっている[5]。

2．ALK

　ALK は未分化大細胞型リンパ腫（anaplastic large cell lymphoma）において同定された遺伝子であり，その名前の由来になっている。リンパ腫では *NPM-ALK* 転座がそのリンパ腫の発症と関連していたが，2007 年に曽田らがこの *ALK* が肺

---

key words

分子標的薬，*EGFR* 変異，*ALK* 再構成，EGFR チロシンキナーゼ阻害剤，ALK 阻害剤，ガイドライン，病理組織検体，サンガーシークエンス法，FISH，選択的腫瘍細胞採取，精度管理

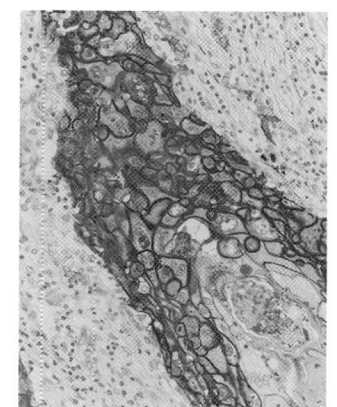

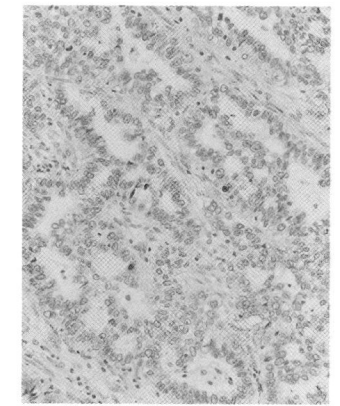

	扁平上皮がん	腺がん
EGFRタンパク発現	びまん性の高い発現	発現は低い症例が多い
*EGFR*変異	変異は極めてまれ	30〜40%に変異が認められる
EGFR-TKI効果	奏効率は低い	奏効率は高い

（グラビア頁参照）

図❶　EGFR 発現の組織亜型の違い

標的となる EGFR のタンパク発現は扁平上皮がん（左）で高く，腺がん（右）で低い。しかしながら，*EGFR* 変異は扁平上皮がんではほとんど認められないのに対し，腺がんでは 30〜40%を占める。この違いが治療効果の差となって現れる。

表❶　*EGFR* 変異肺がんの特徴

- キナーゼ領域の変異により，リガンド刺激によらず恒常的に下流分子を活性化する。
- 女性非喫煙者に頻度が高いが，どちらの因子がより *EGFR* 変異と関連しているかはわかっていない。
- 文献上は G719A/S やエクソン 20 遺伝子挿入が知られているが，エクソン 21 の遺伝子欠失およびエクソン 21 の L858R 点突然変異がホットスポットで，90%以上の変異を占める。
- 変異タイプによって悪性転換効率が異なり，EGFR-TKI に対する効果と関連する可能性がある。
- 肺がんに特異性が高く，特にホットスポットは肺がん以外に見出されることは極めて稀である。
- 組織亜型と強い相関があり，90%以上は腺がんで検出される。
- 変異頻度に人種差が存在し，白人種では 10〜15%程度の頻度しかないが，東洋人（日本，韓国，中国，タイ）では頻度が高く，日本人の肺がんの 30%程度，腺がんの 40%程度に見出される。
- 女性，非喫煙者に頻度が高く，EGFR 陽性肺腺がんにおける女性の割合は 75%，非喫煙者は 70%程度を占める。
- *KRAS*, *ALK*, *ROS1*, *BRAF*, *RET*, *NTRK1*, *NRG1* の変異とは排他的関係にあり，*EGFR* 変異とこれらの遺伝子をともに有する腫瘍は極めて例外的である。
- *EGFR* 点突然変異を胚細胞変異としてもった家族性肺がん症候群が報告されている。
- 阻害剤の効果予測因子のみならず，*EGFR* 変異は一般に肺がんにおける今後予測因子の 1 つと考えられている。
- *EGFR* 変異は，肺胞置換性増殖および乳頭状増殖をきたす腺がんに頻度が高い。
- *EGFR* 変異は TTF-1 陽性の腺がんに生じる。

がんにおいて EML4 と融合遺伝子を形成し、腫瘍化に深く関わっていることを報告した[6]。これまで転座のような染色体異常を示す固形腫瘍は極めて稀であるとされており、前立腺がんや唾液腺がんなどの一部に例外的に存在するのみと考えられていたため、主要がん種である肺がんでの存在は驚きをもって受け入れられた。これまでにわかっている ALK 再構成の特徴を表❷にまとめた。その時点で、未分化大細胞型リンパ腫を標的として臨床第1相試験がすでに先行しており、この発見をもとに急遽 ALK 陽性肺がんにも広げられ、遺伝子変異同定後半年にもかかわらず肺がん9例が ALK 阻害剤で治療されて、いずれも良好な反応を示したことが報告された。それを引き継いだ第2相試験では、奏効率は57％、投与後8週の病勢制御率は87％であった[7]。このような良好な結果により第3相試験の結果を待たずして、保険承認されるに至っている。いくつかの幸運にも恵まれていたが、遺伝子の同定から4年での薬剤認可は史上初めてであり、これからの分子標的治療開発のよいモデルとされている。

Ⅱ．遺伝子変異テスト

これまでの殺細胞性抗がん剤とは異なる特性から、遺伝子変異の状態は分子標的薬を用いた治療戦略を決めるうえで必須な情報となっている。しかしながら、これまでの臨床腫瘍学における遺伝子検査の実臨床での施行は、乳腺の HER2 遺伝子増幅の経験しかなく、半分以上が小生検組織によって占められる肺がんにおいては、全く異なる局面を迎えることになった。そこで、いろいろな試みがなされるとともに、日本肺癌学会からは保険収載されている EGFR、ALK についてはガイダンスが発表された[8)9)]。また、2013年には米国病理医協会（College of American Pathologists：CAP）、世界肺癌学会（International Association of Study of Lung Cancer：IASLC）、遺伝子病理協会（Association of Molecular Pathology：AMP）から、国際的な EGFR、ALK 遺伝子検査のガイドラインが示されている。このガイドラインは、病理医（CAP）、臨床医（IASLC）、遺伝子検査医（AMP）に対して述べられているが、本邦の現状と合わせて遺伝子検査についての項目について概説する。臨床医についての項目は他の稿を参照されたい[10]。

1. 腫瘍細胞の確認

本ガイドラインでは強い病理医の関与が求められている。それは、病理組織検体が用いられるこ

表❷ ALK 融合遺伝子肺がんの特徴

- ALK 転座は他の腫瘍（未分化大細胞リンパ腫、炎症性筋線維芽腫瘍、腎髄様がん）でも認められているが、EML4、KIF5B の転座は肺がん以外では知られていない。
- 転座相手としては、KIF5B、LKC1、TFG などが報告されているが、EML4-ALK が肺がんでは90％以上を占める。
- EML4-ALK には13の融合パターンが知られており、いずれも ALK キナーゼ領域を保つ融合である。
- ALK 陽性肺がんは非喫煙者に多いが、女性により多いということはない。
- 人種差は存在しないが、頻度は非小細胞肺がんの4％であり、いかに検出するかが問題となっている。
- 組織亜型と強い相関があり、90％以上は腺がんで検出される。
- ALK 融合を有する肺がん患者の年齢中央値は、非小細胞肺がんの中央値に比して、10歳若い。
- 組織学的な特徴があり、粘液産生を示す腺がん、篩状構造を示す腺がん、肺印鑑細胞がんに頻度が高い。
- EGFR 変異腺がんとは異なり、ALK 融合が予後因子となるとは考えられていないが、他の抗がん剤の効果予測因子である可能性も指摘されている。

とが多く，その処理過程を担うことから，より遺伝子検査に適した状態を作る必要があるためである．また，臨床検体においては常に正常細胞とともに腫瘍細胞が採取されるため，腫瘍細胞に富んだ成分を抽出し，それらが遺伝子検査の検出に耐えるか判断する必要がある（図❷）．このガイドラインでは，この項目に関して以下の提言がなされている．本邦においては多くの場合，検体の適正判断に関しては施設に任されているのが現状であり，また検査ラボが最低腫瘍細胞割合・量について明示的に示されることがないことから，その責任の所在について明確にする必要がある．

(1) *EGFR* について

- 病理医は，*EGFR* テストのための検体の適正を，がん細胞の割合，DNA の質および量に基づいて決定すべきである（5.1 専門家統一見解）．
- それぞれの検査ラボでは，*EGFR* 変異検出の際の最低含有量および細胞数を検証実験の際に決定する必要がある（5.2 専門家統一見解）．
- 病理医は，それぞれの検体における腫瘍成分を取り出せるようにすべきで，必要に応じて病理医自ら，もしくはよく指導された技師によって腫瘍に富んだ部分をマイクロダイセクトすべきである（5.3 専門家統一見解）．

(2) *ALK* について

- 病理医は，腫瘍構築，細胞像，標本品質を評価することで，*ALK* FISH テストのための標本選択に関与すべきである（9.3 専門家コンセンサス）．
- 病理医は，直接解析を行うか，固形がんの FISH 解析の特別トレーニングを受けた遺伝子検査士もしくは技術者の評価をレビューすることで，*ALK* FISH スライドの解釈に参加すべきである（9.4 専門家コンセンサス）．

2．性能特性

先に述べたとおり，*EGFR* 変異は EGFR-TKI の保険承認後に見出されたため，コンパニオン診

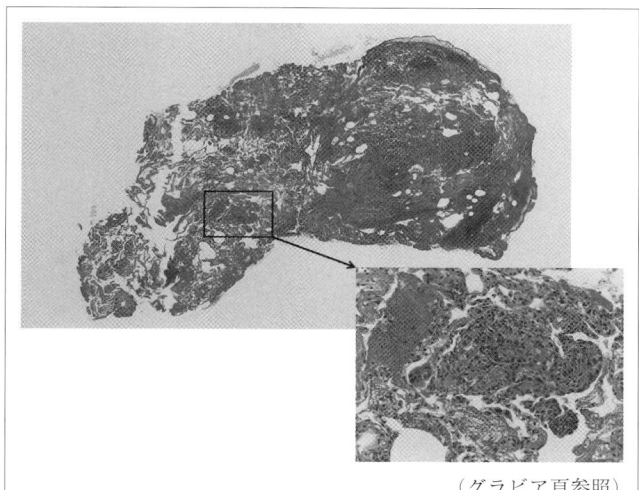

（グラビア頁参照）

図❷ 生検組織に含まれる腫瘍細胞量の推定
この経気管支内視鏡生検では 6 つの組織片が採取されたが，そのうちの 1 つにのみ図に示す腺がん細胞を認めた．しかしながら，その腫瘍細胞含有量はおよそ 1.5％にすぎない．

断キットとして開発された検査はない．そのため，様々な検査方法が用いられている（表❸）．これまでサンガーシークエンス法が標準的な方法として取り上げられてきたが，感度はアリルベースで 25％，細胞ベースでは 50％の感度にしかすぎず，これらの腫瘍含有量が得られない検体では用いるべきではない．多くの生検組織では 50％以上に腫瘍細胞を含むように調整することは困難であり，より感度の高い方法を用いるべきであろう．検討する変異の範囲としては，「*EGFR* 変異肺腺がんで 1％以上の頻度と報告されているすべての変異を検出可能である必要がある」としているが，頻度の低い変異についての治療効果はコンセンサスが得られておらず，この範囲での検索は臨床的意義という点では疑問が残る．

ALK 再構成に関しては，コンパニオン診断キットとしての FISH が，このガイドラインでは標準方法とされているが，クリゾチニブに対してであり，IHC をコンパニオン診断薬とするアレクチニブなどについてはこれからの議論に委ねられるであろう．特に，FISH と IHC の間には常に一定の乖離例があり，それらの症例ではクリゾチニブの効果は芳しくない傾向があるとともに，アレ

クチニブの第 1/2 相試験では FISH および IHC ともに陽性となった症例を対象としており[11]，ALK 阻害剤一般に乖離例についての治療コンセンサスはないことになる。そのため，ALK 阻害剤に関しての患者選択には IHC と FISH による解析が必要であろう。

3. 変異テストの検証および精度管理

変異テストの検証として，組織内の腫瘍細胞の同定，選択的腫瘍細胞の採取[用解2]に始まるすべての工程について検査機関間の比較を行うことを，このガイドラインでは勧めている。また精度管理として，年に 2 回以上の同様の比較検討の推奨が述べられている。残念ではあるが，本邦における技術的な検証については，このような系統的な精度管理はなされていないのが現状である。肺がんの遺伝子検査の多くは検査会社に提出するため，クレジットを与える第三者的な精度管理機構が必要であろう。

表❸ サンガーシークエンス法とその他の *EGFR* 変異検出法の比較 * （文献 1 より改変）

EGFR 検出法	一致率(%)	検討数	不一致例 サンガー(−)/対象検出法(+)	不一致例 サンガー(+)/対象検出法(−)	EGFR 変異数 サンガーシークエンス法	EGFR 変異数 対象検出法	相対危険度** (95% CI)	P 値
PCR-based mutation detection								
Allele-specific PCR/ARMS	73	83	18	4	16	33	0.48 (0.27−0.87)	0.01
Real-time PCR	97	102	2	1	26	27	0.94 (0.60−1.46)	0.78
Cycleave PCR	95	195	1	8	40	36	1.10 (0.85−1.41)	0.47
Post-PCR mutation detection								
Capillary electrophoresis	98	61	1	0	16	18	0.91 (0.42−2.01)	0.82
Restriction fragment length polymorphism	99	109	1	0	33	34	0.97 (0.67−1.41)	0.89
INVADER	86	42	5	1	43	52	0.82 (0.52−1.29)	0.39
Pyrosequencing	96	140	6	0	16	20	0.78 (0.49−1.25)	0.30
Mutation scanning								
Denaturing HPLC	94	196	12	0	20	27	0.66 (0.27−1.63)	0.37
Single-stranded conformational polymorphism	98	375	8	0	8	10	0.79 (0.51−1.25)	0.32
High-resolution melting analysis	83	321	54	0	36	53	0.70 (0.46−1.06)	0.09
Loop-hybrid mobility shift assay	100	43	0	0	26	26	1.00 (0.49−2.06)	>.99
Mutant enrichment								
PNA/LNA Clamp	96	150	4	2	11	12	0.91 (0.49−1.67)	0.75
COLD PCR	100	126	0	0	10	10	1.00 (0.48−2.07)	>.99
Smart Amplification Process	86	220	30	0	20	34	0.58 (0.44−0.77)	<.001

詳細は文献 1 を参照されたい。斜体は本邦で商用検査として用いられている方法を示す。

4. レポート

　遺伝子テストのレポートには以下の情報が含まれている必要があると，このガイドラインでは述べている．本邦では検体適正についての記載がないことが多いが，腫瘍細胞が含まれない組織での遺伝子テストは意味がないばかりか，偽陰性による患者治療機会の喪失にもつながる．ぜひ各施設での確認を行うほか，検査機関でのチェック体制の確立も望まれる．

- テストサンプルにおける組織学的な腫瘍細胞の推定含有量
- 用いた方法およびその感度
- 標的遺伝子の詳細（EGFR 変異検査であれば解析した変異部位および変異パターン，FISH であればプローブの部位およびシグナルパターン）
- 治療の効果予測

まとめ

　国民皆保険制度など欧米とは異なる環境の中で，日本の現状にあった遺伝子検査のあり方は試行錯誤を通じて一定の型ができつつある．このような状況の中で，2013 年に発表された国際的なガイドラインである「EGFR・ALK 阻害剤治療のための患者選択のための遺伝子検査ガイドライン」をもとに，遺伝子検査への推奨を中心に概説するとともに，本邦における問題点を論じた．少しでも正確で国際的な評価に耐える遺伝子検査の施行に役立てば幸いである．

用語解説

1. **標準治療**：根拠をもって示される現在利用できる最善の治療を指す．がんの治療においては，腫瘍の広がりに応じた層別化されたうえで決まってくることが多い．転移を有する非小細胞肺がんでは，組織亜型の決定の後，遺伝子検査を行い，その結果をもとにした標準治療が推奨されている．
2. **選択的腫瘍細胞採取**：臨床検体では必ず正常細胞と混在して腫瘍細胞が存在する．その混在の割合は腫瘍の特徴および採取方法，生検時の状態などによって，それぞれの生検組織で異なっている．そのため，遺伝子検査に提出された検体ごとに腫瘍細胞を確認し，できるだけその腫瘍細胞量が多くなる領域を選択して核酸抽出を行う必要がある．代表的な方法としては以下の2つが挙げられる．
   ① レーザーキャプチャーマイクロダイセクション法：細胞レベルで腫瘍細胞を選択採取できるディバイスを用いる．
   ② 顕微鏡下用手的腫瘍細胞採取：染色された標本をもとに，腫瘍細胞に富んだ領域をマーキングし，未染標本での対応する領域を掻き取り，核酸を抽出する．

参考文献

1) Lindeman NI, Cagle PT, et al : J Thorac Oncol 8, 823-859, 2013.
2) Saijo N, Takeuchi M, et al : Nat Rev Clin Oncol 6, 287-294, 2009.
3) Paez JG, Janne PA, et al : Science 304, 1497-1500, 2004.
4) Lynch TJ, Bell DW, et al : N Engl J Med 350, 2129-2139, 2004.
5) Ettinger D : Non-small cell lung cancer, version 3, 2014. http://www.nccn.org/professionals/physician_gls/f_guidelines.asp#nscl
6) Soda M, Choi YL, et al : Nature 448, 561-566, 2007.
7) Kwak EL, Bang YJ, et al : N Engl J Med 363, 1693-1703, 2010.
8) EGFR 解説作成委員会．肺癌患者における EGFR 遺伝子変異検査の解説
http://www.haigan.gr.jp/modules/bulletin/index.php?page=article&storyid=14
9) 日本肺癌学会バイオマーカー委員会．ALK 遺伝子検査の手引き
http://www.haigan.gr.jp/modules/bulletin/index.php?page=article&storyid=41
10) 谷田部 恭：呼吸器内科 24, 172-178, 2013.
11) Seto T, Kiura K, et al : Lancet Oncol 14, 590-598, 2013.

参考ホームページ

- Ettinger D : Non-small cell lung cancer, version 3, 2014.
  http://www.nccn.org/professionals/physician_gls/f_guidelines.asp#nscl
- EGFR 解説作成委員会．肺癌患者における EGFR 遺伝子変異検査の解説
  http://www.haigan.gr.jp/modules/bulletin/index.php?page=article&storyid=14
- 日本肺癌学会バイオマーカー委員会．ALK 遺伝子検査の手引き
  http://www.haigan.gr.jp/modules/bulletin/index.php?page=article&storyid=41

谷田部 恭

1991 年	筑波大学医学部卒業
1995 年	名古屋大学医学研究科博士課程修了 愛知県がんセンター病院臨床検査部
1998 年	Norris Comprehensive Cancer Center, University of Southern California
2000 年	愛知県がんセンター中央病院遺伝子病理診断部

第2章　分子標的治療のための体細胞遺伝子検査の現況

2．乳がん

佐藤史顕・佐治重衡・戸井雅和

　元来，乳がんの診断は視触診・画像検査・病理検査といった形態学的手法と少数のマーカーで行われてきた。これに対して遺伝子検査は，より質的な情報をもたらし乳がんの理解を深めるとともに治療法選択への判断基準を提供しはじめている。現在までに，乳がん原発巣の遺伝子発現解析をもとにした multi-gene assay として MammaPrint，OncotypeDx，PAM50 といったアッセイが実用化されてきた。今後，ゲノム遺伝子変異情報によるアッセイや血液標本を用いたアッセイが実用化されるであろう。

　乳がん領域の遺伝子検査は，患者生来の（生殖細胞系）遺伝子異常・多型の検査と，がん細胞内の（体細胞）遺伝子発現異常と遺伝子配列異常の検査に分類される。前者には，遺伝性乳がん卵巣がん症候群（HBOC）の原因遺伝子である BRCA1/2 や，イリノテカンの代謝に関与している UGT1A1 と，タモキシフェンの代謝に関わる CYP2D6 の遺伝子多型があるが，その詳細に関しては他稿を参照されたい。本稿では，乳がんのがん組織の遺伝子異常と遺伝子発現異常に関する検査の現状と展望に関して述べる。

I．乳がん組織の遺伝子発現解析

　がんは，遺伝子変異によって自律的な制御不能の増殖と周囲組織への浸潤，遠隔臓器への転移によって患者を死に至らしめる疾患である。このように乳がんの発生や悪性度の原因は遺伝子変異の蓄積によるものであるので，その遺伝子変異そのものや遺伝子変異がもたらす遺伝子発現の変化を検査することによって，がん細胞の性質を知ることができる。元来，乳がんの診断は視触診・画像検査・病理検査といった形態学的手法を中心に，少数のバイオマーカーを組み合わせて行われてきた。これに対して遺伝子検査は，今までの形態学を中心とした乳がん診断とは違った次元の情報をもたらし，乳がんの理解を深めるとともに治療法選択への判断基準の提供といった形で臨床への貢献をはじめている。

　乳がんのがん組織遺伝子発現検査では複数の遺伝子発現情報を組み合わせて1つの指標を提示する multi-gene assay（別名 IVDMIA：*in vitro diagnostic multivariate index assay*）が開発されてきているが，2013，14年の日本乳癌学会総会でのコンセンサスカンファレンスセッションでのアンケートで，最も関心の高い研究領域に選ばれており，臨床からの期待の高さがうかがわれる。

1．MammaPrint

　オランダ Agendia 社が開発したマイクロアレイ型の multi-gene assay で，2007年に米国 FDA の承認を得ている。対象はリンパ節転移3個までの stage1-2 の浸潤性乳がんの女性症例で，予後（5年無遠隔再発生存率）を low risk と high risk に

key words

乳がん，multi-gene assay，MammaPrint，OncotypeDx，PAM50，遺伝子変異解析，リキッドバイオプシー，血中浮遊 DNA，血中浮遊腫瘍細胞（CTC），エクソーム

分類している[1][2]。さらにKnauerらが, high risk症例では術後補助療法としてホルモン療法よりもホルモン療法+化学療法群が予後良好な成績であることを後ろ向き試験ではあるが報告し, 術後治療法選択に対する指標になりうる可能性を示した[3]。現在, 大規模な前向きのMINDACT試験によって治療法選択における有用性の検証が行われている。

2. OncotypeDx

米国Genomic Health社によって提供されている, 21遺伝子（16がん関連遺伝子と5内部コントロール遺伝子）の定量的RT-PCRによるmulti-gene assayである。米国FDAの承認は受けていないものの, NCCN, ASCO, ESMOのガイドラインで採用されている。対象はエストロゲン受容体陽性pT1-3症例で, 閉経前ではpN0, 閉経後ではpN0-1miであり, 術後10年の遠隔再発のリスクをRS（recurrence score）として示している。MammaPrintと同様に, 予後予測だけでなく術後補助療法のホルモン療法に加えて化学療法の上乗せ効果を予測する指標として使用されてはじめている。NSABP-20試験標本の後ろ向き解析にて, RS高値（RS ≧ 31）症例では術後タモキシフェン単独群に比べ, 術後タモキシフェンにMF療法/CMF療法を上乗せした群で予後の改善が認められた[4]。現在, 大規模前向き試験として, ホルモン受容体陽性HER2陰性乳がん症例で, リンパ節転移陰性群を対象としたTAILORx試験, リンパ節転移陽性（1～3個）症例を対象としたRxPONDER試験が進行中である。また, OncotypeDxの日本人に対する有用性は, JBCRG-TR03試験で示されている[5]。

3. PAM50

2001年にSorlieらが乳がんのマイクロアレイによるmRNA発現プロファイルの教師なし学習による解析で乳がんには複数のサブタイプがあり, それが乳がんの治療選択のためのホルモン受容体とHER2発現による分類とかなり適合することを報告した[6]。つまり, ホルモン受容体とHER2発現による分類は人為的なものでなく, 乳がんに本来備わっているサブタイプであり, これ以降,「Luminal A/B-type」,「HER2-enriched type」,「Basal-like-type」といった用語が乳がんの臨床の場でも普及し定着した。このマイクロアレイデータから各サブタイプに対するsignature遺伝子を50個抽出しRT-PCRでのアッセイにしたものをPAM50と呼んだ[7]。Nanostring Technologies社は, nCounter Analysisシステムというプローブにハイブリしたm RNA分子数を直接計測するという, 遺伝子増幅などの酵素反応を介さない遺伝子発現測定法の技術を有していたが, この手法でPAM50遺伝子を計測し, 乳がんのサブタイプとsignature遺伝子発現データから計算されたROR（risk of recurrence）スコアを算出し提供しており, 2013年にFDAに承認された。

ATAC試験の標本を用いて, OncotypeDXのRSとPAM50のRORの直接比較がされたが, 同等の予測精度があることが示された[8]。また, ABCSG-8試験の標本を使用したトランスレーショナルリサーチでも, ROR値は5年間のホルモン療法後の晩期再発の予測にも有用であった[9]。

4. Curebest 95GC Breast

大阪大学で開発され, Sysmex社より研究用に商業化された国産のmulti-gene assayである。公共データベース上にあるAffymetrix社のマイクロアレイデータよりER陽性リンパ節転移陰性の乳がん組織の遺伝子発現データを取得し, 再発に関連する95遺伝子を同定し, 症例をhigh/low risk群に分類する再発予測モデルが開発された。その後, 独立した日本人コホートで検証し, その有用性を示している[10]。また, OncotypeDXとの予測精度の比較検討がされており, OncotypeDXで治療方針決定に苦慮するintermediate riskのグループでの再発を予測できることが示されている[11]。

このように, 乳がん領域で実用化されている多くのmulti-gene assayがER陽性乳がんの予後の予測のアルゴリズムとして開発され, 術後補助療法選択の指標としての応用がなされはじめている。複数のプラットフォームでER陽性乳が

んの予後の予測に成功していることから，Sorlieらが ER 陽性乳がんに予後の差のある mRNA プロファイルの異なるサブセット，Luminal A 型，Luminal B 型が存在することが確かめられたことになる。

また，商業化され臨床応用された multi-gene assay に関しては，医療経済的な側面も重要である。multi-gene assay は一般的な医学検査に比べて高価であるので，費用対効果が求められる。科学的に正しく治療効果予測が完璧でも，その費用が膨大であれば誰もその assay を利用はしない。例えば英国では，国立医療技術評価機構（NICE）がこれらの multi-gene assay の費用対効果を評価しており，日本でも近藤らが MammaPrint [12] や OncotypeDx [13] の経済効果を評価し報告している。今後発展していかなければならない分野である。

5. トリプルネガティブ乳がんのサブタイプ

Luminal 型乳がん以外のサブタイプに関する multi-gene assay で商業化されたものは，MammaPrint が ER 発現を規定していないことを除けば，ほぼないと言っていい。研究レベルではあるが，Vanderbilt 大の Lehmann らはトリプルネガティブ乳がんには 6 つのサブタイプ〔BL（Basal-like）1，BL2，IM（Immunomodulatory），M（Mesenchymal-like），MS（Mesenchymal-stem-like），LAR（Luminal AR）〕があることを示している [14]。さらに MD アンダーソンがんセンターの増田らは，これらのサブタイプの術前化学療法の奏効率を比較したが，BL1 は pCR 率が高いのに対して BL2 と LAR は pCR 率が低く，トリプルネガティブ型乳がんの治療法選択に対して，この分類が指標になりうると報告した [15]。

6. 展望など

乳がん領域は，他のがん種に比較して multi-gene assay の開発が盛んである。その理由として，乳がん領域では mRNA 発現プロファイルによるサブタイピングの概念が早い段階で臨床に取り入れられたこと，そして初めて FDA が承認した multi-gene assay が MammaPrint であったことなどが挙げられる。しかし，乳がんは Luminal A/B 型，HER2 型，Basal-like 型などを含む heterogenous な疾患であり，1 種類の multi-gene assay ではすべてのタイプの乳がんをカバーすることができない。実際に実用化されているのは ER 陽性乳がんの予後・治療効果予測に対する領域で，特に HER2 陽性乳がんに関する multi-gene assay の開発は遅れている。

乳がんは別の観点からみると，分子標的薬の開発が盛んながん種と言える。現在までに抗 HER2 薬 4 種類（トラスツズマブ，ラパチニブ，ペルツズマブ，T-DM1），抗 VEGF 抗体（ベバシズマブ），mTOR 阻害薬（エベロリムス）が本邦でも臨床実用化されている。しかし，分子標的薬の治療効果がある症例を示唆するコンパニオン診断薬というのは，HER2 陽性乳がんであることを検査する HER2 免疫染色キットと HER2 ゲノム増幅検出の in situ hybridization キット（FISH, DISH）のみである。

PAM50 の細胞増殖による ROR スコアに HER2 症例の化学療法併用トラスツズマブ治療の効果予測に有用であるという小規模コホートの報告はあるが，まだ実用化はされていない [16]。われわれの研究室でも microRNA 発現プロファイルを利用したトラスツズマブ治療反応性予測の体外診断薬を，東レと共同開発を行っており，近い将来の実用化をめざしている。しかし，今後このような multi-gene assay が分子標的薬効果予測の領域でコンパニオン診断薬的に活用されることが望まれる。

II．乳がん組織の遺伝子変異解析

ヒトゲノムプロジェクトでは 14 年という歳月と 30 億ドルという巨費を投じてヒトゲノムの reference sequence を決めることができたが，近年の高速シーケンサーの進歩により，今や数日，数十万円程度の費用で個人のゲノム配列を読みとることができるようになった。がん研究の領域でも，高速シーケンサーの出現時期に合わせて，いくつかの網羅的がんゲノム解析プロジェクトが立ち上がり，現在までに乳がんゲノム解析のマイルストーン的論文がいくつか発表されてきている。2012 年に発表された TCGA（the Cancer Genome

Atlas）から，463症例の乳がん原発巣の総ゲノム解析の結果が，DNAメチル化情報，microRNAを含めた遺伝子発現情報などと統合解析され報告された[17]。その解析の元データがCancer Genome Browserで公開されている。

この報告により，乳がん細胞での遺伝子変異の中で頻度の高いものはほぼリストアップされたと言ってよい。特徴的なのは，Luminal型乳がんは，塩基配列置換による遺伝子変異のバラエティが広く，その代わりにゲノム構造異常の頻度は少ない傾向にある。それに対してトリプルネガティブ型乳がんでは，p53変異が突出して頻度が高いが他の遺伝子変異頻度は低く，逆にゲノム構造異常の頻度が高くなっている。

これらの遺伝子変異があるとされた遺伝子の中には，乳がんで実用化されているまたは開発中の分子標的薬が関わっているパスウェイの分子が含まれている。例えば，PI3K-Akt-mTORシグナルパスウェイには，PTENの不活性化，PIK3CAやAKT1/3の活性化変異があり，HER2シグナルの下流，mTORの上流に当たる。実際に，PIK3CA変異がトラスツズマブ[18]やエベロリムス[19]の治療応答性に関与が示唆される報告がある。今後，PI3K-Akt-mTORパスウェイに関連する種々の分子標的薬のコンパニオン診断として発展していくか注目されている。

また，深度の高い総ゲノムシーケンシングと特殊なアルゴリズムの開発で，治療開始までのがん組織内の遺伝子変異の歴史，clonal evolutionの様相が推測できるようになってきている[20]。さらに，治療開始後の経時的な解析で，がん細胞の弱いクローンが淘汰され，生き残った細胞に新たな遺伝子変異が加わることで再発してくる様子が白血病の症例で示された[21]。今後，形態学的な検査に加えてこのようなゲノムの質的検査が一般的になり，しかもゲノム変異に対応した分子標的薬のオプションが揃えば，真の個別化がん治療が実現するかもしれない。

今後の課題としては，①日本人乳がんでの遺伝子変異は全く同じ傾向にあるのか，われわれ日本人が独自にデータ収集し解析する必要がある，②同じ遺伝子でも，その遺伝子変異の種類ごとに詳細な機能解析が必要になる，③記録された遺伝子変異と予後・治療応答性への関連の有無の解析が必要，④そして有用な遺伝子変異に対して，バイオマーカーや創薬ターゲットとして臨床応用をめざす，ということが挙げられる。

Ⅲ．リキッドバイオプシー標本からのがん遺伝子検査

Ⅰ．Ⅱ．で示してきた遺伝子検査は，腫瘍組織内での異常を示すものであった。組織からの遺伝子検査は，そのDNA/RNA標本が確実にがん由来であるという信頼性は高いものの，①生検困難な転移巣での解析ができない，②治療反応性などの経時的解析では複数回のサンプリングが必要であるが，複数回の生検は臨床上困難なことが多い，③画像検査で同定可能な病変がないと生検できないので，術後から再発までの期間はがん組織遺伝子検査が行えない，といった短所がある。それに対して，特に血液標本からの遺伝子検査は，DNA/RNA標本内のがん細胞由来の割合が不明で変動するという不確定要素があるものの，上記の組織遺伝子検査の短所をカバーできる可能性がある。現在までに実用化までこぎ着けたものはないが，臨床ニーズは高い領域である。

1. 血中浮遊DNAの遺伝子検査

1977年の報告にもあるように，かなり以前より血中浮遊DNAの濃度は，健常人では低く（平均10〜20ng/mL），がん患者では高い（平均100〜200ng/mLで，高い症例は＞1μg/mLになることもある）ことはわかっていた[22]。がんが存在することによる炎症反応もあるので，この血中浮遊DNA濃度の増加分が，すべてがん細胞由来とはいえないが，かなりがん細胞由来DNAが濃縮されていると考えられる。だから血中浮遊DNAを解析することで，体内のがん細胞の遺伝子変異の平均値を知ることができると考えられている。

血中浮遊DNAの解析は，遺伝子配列異常の検査よりもエピジェネティクス異常の検査のほうが，先に盛んになった。乳がんでは1999年にSilvaら[23]が血漿内浮遊DNAのがん抑制遺伝子

p16/INK4A のメチル化解析を報告して以来，血中浮遊異常メチル化解析が多数報告されている。p16/INK4A や RASSF1A といった他のがん種にも共通して認められるメチル化 DNA もあるが，乳がんに特に関連している遺伝子のメチル化として，ESR1（エストロゲン受容体）や BRCA1 が挙げられる。ESR1 の血漿内メチル化が術後タモキシフェン治療群で上昇したり[24]，BRCA1 陽性患者の BRCA1 プロモーターメチル化が発がんリスクに関連する[25] といった報告があり，今後の発展に期待したい。

血中で原発巣と同じ遺伝子変異が検出された場合，その DNA 断片はがん細胞由来と考えられ，血中異常メチル化 DNA の検出よりさらに偽陽性の低い検査であると考えられている。高速シーケンサーが発達して以降，血中浮遊 DNA の網羅的な遺伝子配列解析も行われている。Murtaza らが示したように[26]，血中浮遊 DNA 内に検出される遺伝子変異のパターンが臨床の治療経過とともに変化している。治療中に認められる変異遺伝子の検出率の変化は，残存腫瘍内のクローンの割合の変化を示唆している。このように経時的な血中浮遊 DNA の遺伝子変異解析は，体内のがん病巣の量的変化と質的変化の情報を提供し，今後のがんゲノム解析による個別化医療を支える技術となるのではないかと期待されている。

2．血中浮遊乳がん細胞の遺伝子検査

乳がんにおいて，血中浮遊腫瘍細胞（CTC）の有無・量は，予後に関連していることが示されており[27]，CTC の検出は臨床的関心の高い領域である。Veridex 社の CellSearch システムは米国 FDA に承認されている CTC 検出機器で，上皮マーカーの EpiCAM を標的にした抗体と磁気ビーズを用いた CTC の濃縮と，その後の蛍光免疫細胞染色で CTC を検出するが，1～2 個独自の抗体を追加することが可能で，CTC の質的な解析が模索されている。しかし，直接 CTC 内の遺伝子変異や遺伝子発現を核酸レベルで検出する試みはまだ少ない。Yu ら[28] は上皮間質形質転換（EMT）の上皮形質と間質形質を検出する RNA *in situ* hibridization プローブで CTC の形質が治療過程で劇的に変化し，治療抵抗性になった時期に間質形質優位になることを示した。また，CTC を使用した 1 細胞遺伝子発現解析[29] や，遺伝子変異解析の論文[30] も出てきているものの，データの再現性の検証など技術的な問題点もあり，臨床応用にはまだ時間がかかりそうな段階である。

3．エクソーム検査

エクソームは，血液をはじめ多くの体液成分内に含まれる径 30～100 μm の細胞由来の脂質二重膜で包まれた小胞である。近年，このエクソームがサイトカインやホルモンと同様に細胞間情報伝達の役割りを演じていることが判明してきて注目を浴びている。特にエクソーム内の microRNA が，相手の細胞内で遺伝発現を調節することで情報を伝達しており，興味深い。例えば最近，乳がん細胞からエクソーム内に分泌された miR-105 が血管内皮の ZO-1 の発現抑制を介して，血管内皮のバリア機能を低下させ転移を促進させたり[31]，逆に骨髄間葉系幹細胞がエクソーム内に分泌する miR-23b が活動性の高い乳がん細胞を休止状態にする[32] といった報告があり，がん細胞と微小環境との間にエクソームを介した相互方向の情報伝達があることが示されつつある。

研究レベルではエクソームの分離精製やそこからの核酸精製キットは数多く出ているし，研究用受託解析として商業化されている。しかし，臨床応用までに至った事例は 2014 年 6 月時点ではまだない。エクソーム由来 microRNA 発現がただバイオマーカーとして腫瘍の有無や量を示すだけでなく，このような局所の重要な情報伝達を示す指標として末梢の血中で検出できるようになればと期待されている。

おわりに

現在の乳がん診断の 2 つの柱である病理診断学と画像診断学は，それぞれ 1 世紀以上の歴史があり多くの知識が蓄積され体系化されている。網羅的な遺伝子診断学がヒトゲノムプロジェクトの前後から始まったとして，まだ 10～20 年程度の歴史しかない。技術革新も相まって膨大な量のゲノム・遺伝子発現に関する情報が短期間に蓄積され

てきているものの，経過の長い乳がんの臨床情報との関連が明らかになるにはまだまだ時間がかかる。解決しなければならない課題も多いが，遺伝子・ゲノム診断学が乳がん診断の第3の柱として成長する日が待望される。

参考文献

1) Bueno-de-Mesquita JM, Linn SC, et al : Breast Cancer Res Treat 117, 483-495, 2009.
2) Mook S, Schmidt MK, et al : Breast Cancer Res Treat 116, 295-302, 2009.
3) Knauer M, Mook S, et al : Breast Cancer Res Treat 120, 655-661, 2010.
4) Paik S, Tang G, et al : J Clin Oncol 24, 3726-3734, 2006.
5) Toi M, Iwata H, et al : Cancer 116, 3112-3118, 2010.
6) Sørlie T, Perou CM, et al : Proc Natl Acad Sci USA 98, 10869-10874, 2001.
7) Parker JS, Mullins M, et al : J Clin Oncol 27, 1160-1167, 2009.
8) Dowsett M, Sestak I, et al : J Clin Oncol 31, 2783-2790, 2013.
9) Filipits M, Nielsen TO, et al : Clin Cancer Res 20, 1298-1305, 2014.
10) Naoi Y, Kishi K, et al : Breast Cancer Res Treat 128, 633-641, 2011.
11) Naoi Y, Kishi K, et al : Breast Cancer Res Treat 140, 299-306, 2013.
12) Kondo M, Hoshi S-L, et al : Breast Cancer Res Treat 133, 759-768, 2012.
13) Kondo M, Hoshi SL, et al : Breast Cancer Res Treat 112, 175-187, 2008.
14) Lehmann BD, Bauer JA, et al : J Clin Invest 121, 2750-2767, 2011.
15) Masuda H, Baggerly KA, et al : Clin Cancer Res 19, 5533-5540, 2013.
16) Prat A, Bianchini G, et al : Clin Cancer Res 20, 511-521, 2014.
17) Cancer T, Atlas G : Nature 490, 61-70, 2012.
18) Dave B, Migliaccio I, et al : J Clin Oncol 29, 166-173, 2011.
19) Loi S, Michiels S, et al : PLoS One 8, e53292, 2013.
20) Nik-Zainal S, van Loo P, et al : Cell 149, 994-1007, 2012.
21) Ding L, Ley TJ, et al : Nature 481, 506-510, 2012.
22) Leon SA, Shapiro B, et al : Cancer Res 37, 646-650, 1977.
23) Silva JM, Dominguez G, et al : Br J Cancer 80, 1262-1264, 1999.
24) Liggett TE, Melnikov AA, et al : Int J Cancer 128, 492-499, 2011.
25) Iwamoto T, Yamamoto N, et al : Breast Cancer Res Treat 129, 69-77, 2011.
26) Murtaza M, Dawson S-J, et al : Nature 497, 108-112, 2013.
27) Nolé F, Munzone E, et al : Ann Oncol 19, 891-897, 2008.
28) Yu M, Bardia A, et al : Science 339, 580-584, 2013.
29) Powell AA, Talasaz AH, et al : PLoS One 7, e33788, 2012.
30) Deng G, Krishnakumar S, et al : BMC Cancer 14, 456, 2014.
31) Zhou W, Fong MY, et al : Cancer Cell 25, 501-515, 2014.
32) Ono M, Kosaka N, et al : Sci Signal 7, ra63, 2014.

参考ホームページ

・Cancer Genome Browser
　https://genome-cancer.ucsc.edu/proj/site/hgHeatmap/

佐藤史顕

1991年	京都大学医学部卒業
2000年	京都大学大学院医学研究科博士課程修了（医学博士号） 米国メリーランド大学医学部消化器内科留学
2003年	同病理学客員助手
2005年	同助手 同消化器内科助手
2006年	米国ジョンズ・ホプキンス大学医学部消化器内科助手
2007年	京都大学大学院薬学研究科ナノバイオ医薬創成科学准教授
2011年	同医学研究科標的治療腫瘍学講師
2013年	同乳腺外科准教授

第2章 分子標的治療のための体細胞遺伝子検査の現況

3．大腸がんにおける分子標的治療と体細胞遺伝子検査

久保木恭利・吉野孝之

　大腸がんの薬物療法において，抗 EGFR 抗体薬の治療効果は KRAS 遺伝子変異を有する患者では期待できないことが明らかになっているが，近年これまで報告されてきた KRAS 遺伝子変異（codon 12, 13）だけでなく，KRAS 変異（minor），NRAS の遺伝子変異も抗 EGFR 抗体薬の治療効果予測因子であるという報告が相次いでいる。現在，抗 EGFR 抗体薬の適応に新たに RAS 野生型という定義が確立されつつあり，新たな検査キットの開発も進んでいる。また BRAF 遺伝子変異や PIK3CA 遺伝子変異も治療の標的として治療開発が始まっている。

はじめに

　大腸がんの薬物療法において，腫瘍の KRAS 遺伝子変異は抗上皮成長因子受容体抗体薬（anti-epidermal growth factor receptor monoclonal antibody：抗 EGFR 抗体薬）の負の効果予測因子である。現在，本邦でも検査法の標準化が行われ，実地臨床の現場へ KRAS 遺伝子変異測定が導入されている。その後，抗 EGFR 抗体薬を用いた過去の複数の臨床試験の結果のレトロスペクティブな検証や，近年のランダム化比較試験臨床試験における prospective-retrospective analysis（PRA）にて，治療効果予測因子となる様々な遺伝子変異が報告されている。また，BRAF 遺伝子変異なども新たな治療標的として臨床試験が開始されている[1]。

I．大腸がんにおける遺伝子変異と分子標的治療

1. KRAS 遺伝子変異（exon 2；codon 12 および 13）

　RAS 遺伝子に点突然変異が起こると，GTPase 活性が低下し，RAS の変異タンパクが GTP に結合した活性型にとどまり下流へのシグナルが恒常的に持続するため，EGFR を標的としても下流のシグナル伝達がブロックされず，理論的に治療効果が得られない。これまで行われた大腸がんに対する抗 EGFR 抗体薬の臨床試験から，KRAS 遺伝子変異を有する症例での治療が無効であることを裏づける多くのデータが蓄積されてきた[2)3)]。これらの結果を受けセツキシマブおよびパニツムマブは，米食品医薬品局（FDA）/欧州医薬品庁（EMA）により，KRAS 遺伝子変異を有しない大腸がん症例にのみ承認されている。また本邦においても，抗 EGFR 抗体投与前には KRAS 遺伝子検査を行うべきであるというコンセンサスが得られており，2008 年 11 月に日本臨床腫瘍学会

---

key words

大腸がん，KRAS 遺伝子変異，抗 EGFR 抗体薬，BRAF 遺伝子変異，RAS 変異，PIK3CA 遺伝子変異，IVD

より KRAS 遺伝子変異検査に関するガイダンスが発行され，2010 年に KRAS 遺伝子検査が保険適応となっている．KRAS 遺伝子変異は大腸がんの初期の課程で発生するため，原発巣と転移巣間に KRAS 遺伝子変異の差異は少ないと考えられており，検査は原発巣でも転移巣でもよいとされている．保険適応となっているのは，KRAS 変異のうち約 80％を占める codon 12 の変異と，20％弱を占める codon 13 変異の検索であり，大腸がんの 35～40％で認められるとされている．KRAS codon 13 変異の大部分を占める codon 13 のグリシンからアスパラギン酸への変異（G13D）を有する大腸がんは，codon 12 変異例と異なり，セツキシマブの効果が得られる可能性を示唆する結果が報告されたが，いずれも少数例の後解析の結果であり，パニツムマブを用いた複数の大規模臨床試験の後解析においては，G13D 変異例においても効果が乏しかったことから，現時点では G13D 変異例に対しても抗 EGFR 抗体薬の投与は推奨されていない．

一方で，非小細胞肺がんにおいては，KRAS 遺伝子変異例に対する MEK 阻害剤（セルメチニブ）と化学療法（ドセタキセル）との併用療法の高い有効性がランダム化第Ⅱ相試験から示唆されており，KRAS 遺伝子変異大腸がんにおいても MEK 阻害剤を含む治療が期待されている．しかしながら，CPT-11 とセルメチニブを併用した臨床試験においては，期待されたほどの有効性は認められず，現在は PI3K/AKT 経路と MAPK 経路に対する horizontal combo therapy として PI3K-mTOR 阻害剤と MEK 阻害剤の併用を試みる臨床試験などが開始されている．

2. codon 12 および 13 以外の KRAS 遺伝子変異，NRAS 遺伝子変異

KRAS 遺伝子の codon 12，13 以外の変異として，codon 61，codon 146 における変異と抗 EGFR 抗体薬の効果が検討され，これらの変異例に対しても抗 EGFR 抗体薬の効果が乏しい可能性が示唆された．また，NRAS 変異は大腸がんの約 3～5％に認められ，変異部位としては codon 61 変異が多いと報告されており，セツキシマブとの効果の関連については，European consortium からの報告では，NRAS 変異例は 644 中 17 例（2.6％）であり，その奏効率は 7.7％と不良であった．また，パニツムマブ単剤の臨床試験における後解析においても，NRAS 変異を有する 9 例では奏効率 0％であった．これらの報告は限られた症例での報告であり，実地臨床に導入するにはエビデンスが不足していた．

しかしながら 2013 年以降，抗 EGFR 抗体薬の pivotal trial における腫瘍検体を用いたレトロスペクティブな解析結果が相次いで報告された．パニツムマブを用いた種々の臨床試験の腫瘍検体の解析により，KRAS exon 2（codon 12，13）の変異に加えて，KRAS exon 3（codon 59/61），exon 4（codon 117/146）NRAS exon 2（codon 12/13），exon 3（codon 59/61），exon 4（codon 117/146）の遺伝子変異の頻度および，これらの遺伝子変異の有無とパニツムマブの臨床効果との関連についての検討が報告された[4]．その結果，KRAS/NRAS 変異を認めない RAS 野生型ではパニツムマブの効果が期待できる一方，KRAS exon 2 以外の KRAS exon 3，exon 4，NRAS exon 2，exon 3，exon 4 の変異を有する症例ではパニツムマブの効果が期待できない結果であった．さらに KRAS exon 2 変異例とそれ以外の KRAS/NRAS 変異例を分けた検討においても同等にパニツムマブの効果が期待できない結果であった（表❶，❷）．

またセツキシマブについても，OPUS 試験のレトロスペクティブな解析により，同様に KRAS/NRAS 変異を認めない RAS 野生型においてのみセツキシマブの効果が期待できる傾向が認められた．さらに初回治療例を対象にセツキシマブ併用療法とベバシズマブ併用療法を比較した FIRE-3 試験において，KRAS/NRAS 変異を認めない RAS 野生型ではセツキシマブ 併用療法群はベバシズマブ併用療法群と比較して全生存期間（OS）の延長が認められた．しかしながら無増悪生存期間（PFS）においては，RAS 野生型においてパニツムマブの臨床試験結果と同様の結果は再現されなかった．今後 CALGB/SWOG 80405 試験など他のセツキシマブを用いた大規模臨床試

表❶　RAS 野生型に対する治療成績

	Regimen	n	RR (%)	PFS (M)	HR	OS (M)	HR
PRIME	FOLFOX4	253	−	7.9	0.72	20.2	0.78
	FOLFOX4 + Pmab	259	−	10.1	(p=0.004)	26.0	(p=0.04)
20050181	FOLFIRI	211	10	4.4	0.695	13.9	0.803
	FOLFIRI + Pmab	204	41	6.4	(p=0.06)	16.2	(p=0.08)
20020408	BSC	63	0	7 (w)	0.36	−	−
	BSC + Pmab	73	16	14.1 (w)	(P<0.001)	−	−
OPUS	FOLFOX4	46	30.4	5.8	0.43	17.8	0.83
	FOLFOX4 + Cmab	36	61.1	12.0	(p=0.018)	20.7	(p=0.497)
PEAK	mFOLFOX6 + Bev	82	54	10.1	0.66	28.9	0.63
	mFOLFOX6 + Cmab	88	58	13.0	(p=0.03)	41.3	(p=0.06)
FIRE-3	FOLFIRI + Bev	171	59.6	10.2	0.93	25.6	0.7
	FOLFIRI + Cmab	171	65.5	10.4	(p=0.54)	33.1	(p=0.011)

表❷　RAS 変異型に対する治療成績

	Regimen	n	RR (%)	PFS (M)	HR	OS (M)	HR
PRIME	FOLFOX4	276	−	8.7	1.31	19.2	1.25
	FOLFOX4 + Pmab	272	−	7.3	(p=0.008)	15.6	(p=0.034)
20050181	FOLFIRI	294	13	4.0	0.861	11.1	0.914
	FOLFIRI + Pmab	299	15	4.8	(p=0.14)	11.8	(p=0.34)
20020408	BSC	114	0	7.3 (w)	0.97	−	−
	BSC + Pmab	99	1	7.4 (w)	(p=0.729)	−	−
OPUS	FOLFOX4	78	48.7	7.8	1.59	17.8	1.35
	FOLFOX4 + Cmab	94	36.2	5.6	(p=0.018)	13.4	(p=0.089)
PEAK	mFOLFOX6 + Bev	86	51.2	10.1	1.31	20.6	1.09
	mFOLFOX6 + Cmab	92	38.0	7.5	(p=0.085)	20.9	(p=0.60)
FIRE-3	FOLFIRI + Bev	86	51.2	10.1	1.31	20.6	1.09
	FOLFIRI + Cmab	92	38.0	7.5	(p=0.085)	20.9	(p=0.60)

験の RAS 変異解析結果が報告されると考えられ，パニツムマブの結果が再現されるかが注目されている。

以上より，レトロスペクティブな解析やランダム化比較試験のサンプルを用いた PRA の結果，従来の抗 EGFR 抗体薬の無効因子として確立している exon 2（codon 12，codon 13）の KRAS 変異に加えて，これらのマイナーな KRAS 変異（exon 3, 4）と NRAS 変異（exon 2, 3, 4）を有する症例は，抗 EGFR 抗体薬による有効性が得られない可能性が高く，欧米のガイドラインや添付文書ではすでに抗 EGFR 抗体薬の投与は推奨されていない。

これらの遺伝子変異は上記の報告から KRAS codon 12 および 13 野生型のうち 20% 前後に認めると考えられている（図❶）。ただし 2014 年 3 月現在，本邦ではこれらの検査の保険承認は得られていない。日本臨床腫瘍学会は，抗 EGFR 抗体薬の添付文書改訂および KRAS/NRAS 変異の体外診断薬承認，保険承認の要望を行っており，また本邦において適切な KRAS/NRAS 遺伝子測定を行うための RAS 遺伝子変異検査に関するガイダンスが公開されている。

3. BRAF 遺伝子変異

BRAF は，Ras-Raf-MAPK 経路において KRAS の下流に位置するセリン・スレオニンキナーゼである。BRAF 変異は，悪性黒色腫や甲状腺乳頭がんにその頻度が高く，大腸がんにおいては 10% 前後にみられると報告されている。悪性黒色腫や甲状腺乳頭がんと同様に，大腸がんにおける BRAF 変異の大半は codon 600 のバリンからグルタミン酸への変異（V600E）である。BRAF 変異と KRAS 変異は相互排他的であり，

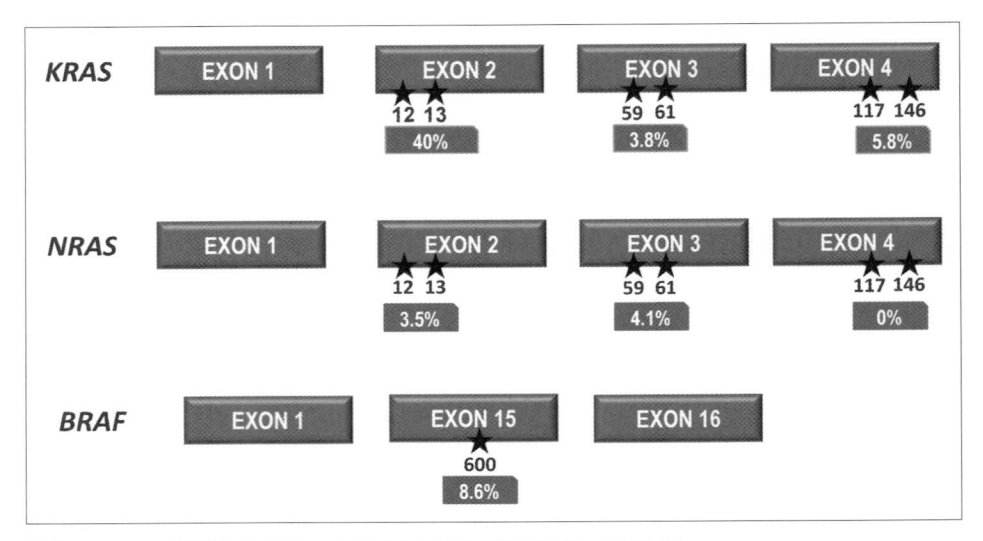

図❶ PRIME試験における*KRAS/NRAS*の頻度（文献4より改変）

MSI-H大腸がんにおいて*BRAF*変異の頻度が高いと報告されている。*BRAF*変異例では2次・3次治療における抗EGFR抗体薬の奏効が乏しいことが投与例の解析や比較試験の後解析で示されている。ただし初回治療の臨床試験の解析では、*BRAF*変異例でも抗EGFR抗体薬の効果を認めるという報告が少なくなく、効果予測因子であるかどうかの結論は出ていない。一方で、*BRAF*変異例が野生型と比較して有意に予後が不良であることは複数の報告から一貫して確認されており、新たな治療開発が急務な対象と考えられている。*BRAF*変異を有する悪性黒色腫症例に対しては、BRAF阻害剤であるベムラフェニブが顕著な腫瘍縮小効果を有することが示され、FDAより承認されている。しかし、*BRAF*変異を有する大腸がんに対するベムラフェニブの第Ⅰ相試験においては、22例中わずか1例に腫瘍縮小を認めるのみであった。大腸がんにおいては、EGFRを介したシグナル伝達がベムラフェニブに対する抵抗性に関わっている可能性が報告されており、ベムラフェニブと抗EGFR抗体薬の併用や*BRAF*下流のMEK阻害剤との併用療法の有効性が大腸がん細胞株において報告されていることより、これらの知見をもとにBRAF阻害剤とMEK阻害剤の併用など複数の薬剤の併用療法の臨床試験が開始されている[5]。

4. *PIK3CA*遺伝子変異

EGFRの下流の経路として、KRAS-BRAF系とは別のPI3K-AKT経路に関連した遺伝子異常についても、抗EGFR抗体薬の有効性との関連が複数報告されている。European consortiumからの報告では*PIK3CA*変異（exon 20）は、743例中108例（14.5%）に認められ、奏効割合は*PIK3CA*変異を認めない症例と比較して奏効率が不良な傾向であった（17.7% vs. 37.7%）。他にも、変異例において奏効率や無増悪生存期間が不良な傾向が示されているとする報告があるが、いずれも単アームの解析であり、実際に実地臨床で使用されるまでには至っていない[6]。また、主な*PIK3CA*変異にはexon 9とexon 20が確認されているが、exon 20のみ抗EGFR抗体薬の効果予測因子になるという報告もあり、まだ*PIK3CA*遺伝子変異と抗EGFR抗体との関連性は探索段階である。一方で、*PIK3CA*遺伝子変異例においては、PI3K-AKT-mTOR経路の活性化が示唆されており、本経路を阻害する薬剤やRAS-MEK阻害剤との併用の有効性が高いことが報告されている。

II．遺伝子検査

　現在，大腸がんの薬物療法を行ううえで世界で実施臨床の場に導入されている遺伝子検査は *KRAS* 遺伝子変異（codon 12，13）のみであり，本邦でも保険適応は *KRAS* 遺伝子変異（codon 12，13）である。検査方法としては SURVEYOR Scan，ダイレクトシークエンス（DS）法，Scorpion-ARMS 法が使用されている。SURVEYOR Scan の感度は 5～10％，DS 法の感度は 25％程度であり，Scorpion-ARMS の感度は 1％とされている。また，最近の臨床試験では高感度のパイロシークエンス法や BEAMing 法が用いられることも多いが，BEAMing 法の感度は 0.1％と非常に鋭敏である一方，そこまで感度を上げて変異を検出することが治療効果予測のうえで意味があるのかどうかはまだわかっていない。

　これまで述べてきたように，他の部位の *KRAS* 変異（minor），*NRAS* 変異も，抗 EGFR 抗体薬に対する治療効果予測因子として治療前に行うべき遺伝子検査となる可能性が高く，前述のようにすでに欧州においては，抗 EGFR 抗体薬の適応は *KRAS* codon 12 および 13 野生型から *RAS* 野生型に変更されている。また，それ以外にも *BRAF* 遺伝子変異は新たな分子標的として臨床試験が試みられているが，*BRAF* 遺伝子変異は予後不良であることより，いかに早く対象症例に治験薬を届けられるかが治療開発のうえで重要であり，そのために遺伝子変異検査結果をいかに迅速かつ正確に得ることができるかが必須となっている。しかしながら，それぞれの遺伝子変異の発現は *KRAS* 遺伝子変異（codon 12，13）と比較すると低頻度であり，また限られた腫瘍検体から複数の遺伝子変異検索を 1 つ 1 つ行うことは，検体と時間の消費につながる可能性がある。そこで，複数の遺伝子変異の有無を少量の DNA 量で，かつ短時間で包括的に測定できるキットの開発が期待されている。

1．GENOSEARCH™ Mu-Pack™

　日本ではわれわれが開発した Luminex 法を用いた *KRAS* codon 12，13 の体外診断薬（IVD）として MEBGEN™ がすでに承認されており，われわれはこの企業と *KRAS* codon 61，146 や *NRAS* などを含む IVD（GENOSEARCH™ Mu-Pack™）を共同開発した。Luminex 法は，まずホルマリン固定パラフィン包埋（FFPE）組織由来の DNA 断片をビオチン標識したプライマーを用いて PCR 反応によって増幅させ，蛍光ビーズでハイブリダイズさせた後，ビーズ・PCR 増幅産物複合体を解析し，専用ソフトウエアにより判定する。プラットフォームはサンプルサイズに合わせて 50，100，500 の 3 種類あり，最大 500 サンプルの解析を並行して行うことができる。GENOSEARCH™ Mu-Pack™ は，Luminex 法を用いて *KRAS* codon 61，146，*BRAF* codon 600，*NRAS* codon 12，13，61，*PIK3CA* exon 9，20 における 36 の遺伝子変異を検出することができる。FFPE 組織由来の DNA 50ng で解析が可能であり，測定時間は約 4.5 時間であり，1 回の検査コストは約 1 万円と安価である。

　2008 年 6 月～2010 年 4 月の間にセツキシマブ単独または CPT-11＋セツキシマブによる治療を受けた 82 例を対象に Mu-Pack™ による検討を行ったところ，Luminex 法とダイレクトシークエンス法による遺伝子変異検出の一致率は 100％であった。また，患者全体における奏効率は 24.4％であったが，MEBGEN™ および Mu-Pack™ を用いた遺伝子変異検出により全遺伝子（*KRAS* codon 12，13，61，146，*BRAF*，*NRAS*，*PIK3CA*）野生型であった症例（82 例中 49 例）の奏効率は 38.8％であった。PFS 中央値は，*KRAS* codon 61，146，*BRAF*，*NRAS*，*PIK3CA* のいずれかに変異を有する症例が 1.6ヵ月，*KRAS* codon 12，13 変異型が 2.7ヵ月であるのに対し，全遺伝子野生型は 6.1ヵ月であり，OS 中央値はそれぞれ 6.3ヵ月，8.2ヵ月，13.8ヵ月であり，GENOSEARCH™ Mu-Pack™ はすでに検査キットとして販売されており，今後の臨床応用が期待されている[7]。

2．RASKET

　GENOSEARCH™ Mu-Pack™ は感度が 5～10％と低く，マクロダイセクションが必要であ

る。また，測定可能な遺伝子は前述の報告されている遺伝子変異とは多少異なっており，*KRAS* および *NRAS* の codon 59，codon 117 は含まれていない。そこでさらに高感度に遺伝子変異を検出できる RASKET というキットを開発している。RASKET は，50ng の DNA を用いた単回反応で，報告されている *RAS* 遺伝子の変異を安価に検出することができ，測定時間は約 4.5 時間であり，感度は 1～5％であり，マクロダイセクションは必要ない（表❸，❹）。現在，国立がん研究センター東病院を中心に多施設共同にて性能試験を行っており，主要評価項目はダイレクトシークエンス法との一致率で，目標症例数の 300 例をすでに集積しており，結果が期待される。

3．次世代シークエンス

がんの発生・進展には，体細胞変異が重要な役割を果たし，がんの細胞の性質に深く関わっており，これまでに報告されている遺伝子変異以外にも治療効果予測となるバイオマーカー候補が存在する可能性がある。現在，次世代シークエンスを使用した全ゲノムシークエンス解析による探索が行われ，「国際がんゲノムコンソーシアム（International Cancer Genome Consortium：ICGC）」などによる種々の遺伝子変異を解明す

るプロジェクトが進行している。一方で，全ゲノムの 1～2％に相当するエクソン領域のみを解読する全エクソンシークエンス解析は，全ゲノムシークエンス解析に比べ，より迅速に多数の検体について変異解析を行う方法として利用されている。現在，「網羅的遺伝子解析技術を用いた抗 EGFR 抗体薬治療効果予測バイオマーカーの探索研究に関する多施設共同研究（BREAC 試験）」が 2012 年より独立行政法人科学技術振興機構の 2011 年度研究成果最適展開支援事業として行われている。本研究は抗 EGFR 抗体薬（セツキシマブ）の投与を受けた症例の FFPE 標本および血液検体から抽出した DNA を用いて，全エクソン解析および SNP アレイを用いたゲノムワイド関連解析およびコピー数多型解析を行い，統計学的手法を用いて治療効果や重篤な有害事象に関連した体細胞変異および SNP を同定することが目的である。本研究によって，これまでに報告されてきた遺伝子変異以外の抗 EGFR 抗体薬の治療効果を予測する遺伝子変異が見出されることが期待されている。

また，前述の *RAS* 遺伝子変異の測定に次世代シークエンスを用いた IVD 開発の流れが欧米では始まっている。イルミナ社はパニツムマブ

表❸　新規 *RAS* 遺伝子変異検出試薬と標準検出法との比較

方法	新規 RAS 遺伝子変異検出試薬（PCR-SSO 法）	DS 法
変異検出感度	1％	25％
検出可能変異	KRAS/NRAS exon 2, 3, 4	KRAS/NRAS exon 2, 3, 4
1 検体あたり使用する DNA 量	50～100ng	600ng（100ng/1exon）
1 検体あたり使用する well	1well	6well（1well/1exon）
測定時間	3.5 時間 / 96 検体	1 日 / 96 検体
結果判定	ソフトウエアにより判定（客観的）	研究者判定（主観的）

表❹　新規 *RAS* 遺伝子変異検出試薬と標準検出キットとの比較

方法	新規 RAS 遺伝子変異検出試薬（PCR-SSO 法）	Thera-Screen KRAS（Scoroion-ARMS 法）
変異検出感度	1％	1％
検出可能変異	KRAS/NRAS exon 2, 3, 4	KRAS exon 2 のみ
1 検体あたり使用する DNA 量	50～100ng	800ng
1 検体あたり使用する well	1 well	8 well
測定時間	3.5 時間 / 96 検体	3.5 時間 / 7 検体
結果判定	ソフトウエアにより判定（客観的）	ソフトウエアにより判定（客観的）

のコンパニオン診断として次世代シークエンスベースの複数遺伝子検査の開発・商品化を行うためにAmgen社と契約を締結して，FDAをはじめとした規制機関による承認をめざしている。ベースとなる次世代シークエンスキットであるMiseqDX™はすでに他疾患（嚢胞性線維症）にてFDAの認可を受けており，大腸がんにおいても次世代シークエンスが近い将来IVDとして使用される可能性が高い。

おわりに

大腸がん治療における抗EGFR抗体薬のバイオマーカーとしてKRAS遺伝子変異検査（codon 12，13）の臨床的有用性は確立している。今後は近年報告されてきた新たなバイオマーカーであるKRAS変異（minor），NRASの遺伝子変異検査の臨床導入のために，検査キットの開発やガイダンスの作成が急がれている。

参考文献

1) Patterson SD, Cohen N, et al : Pharmacogenomics 12, 939-951, 2011.
2) Karapetis CS, Khambata-Ford S, et al : N Engl J Med 359, 1757-1765, 2008.
3) van Cutsem E, Kohne CH, et al : N Engl J Med 360, 1408-1417, 2009.
4) Douillard JY, Oliner KS, et al : N Engl J Med 369, 1023-1034, 2013.
5) Prahallad A, Sun C, et al : Nature 483, 100-103, 2012.
6) Sartore-Bianchi A, Martini M, et al : Cancer Res 69, 1851-1857, 2009.
7) Bando H, Yoshino T, et al : BMC Cancer 13, 405, 2013.

久保木恭利
2004年　熊本大学医学部卒業
2006年　がん研有明病院化学療法科
2012年　国立がん研究センター東病院消化器内科（〜現在）
2013年　慶應義塾大学大学院医学研究系（先端医科学）在学中

第2章　分子標的治療のための体細胞遺伝子検査の現況

4．造血器腫瘍の分子標的薬治療のための体細胞遺伝子検査

宮地勇人

　造血器腫瘍のゲノムシークエンス情報の生物学的研究の成果の結果，診断・治療に有用なバイオマーカーの解明とともに分子標的薬の開発および臨床利用が進められている。特に慢性骨髄性白血病において，*ABL* チロシンキナーゼを標的としたチロシンキナーゼ阻害剤は単独治療にて治癒が期待でき，治療体系・診断体系が劇的に変化した。そこで体細胞遺伝子検査は，その治療選択，治療モニタリング，治療効果，治療抵抗性の指標として大きな役割をもつ。新規の分子標的薬の個別患者における選択には，体細胞遺伝子検査として，治療標的となる遺伝子異常の検出とともに，従来治療における予後リスク評価のための遺伝子異常の検出が必要となる。造血器腫瘍の分子標的薬治療における遺伝子検査の多くは検査室独自の方法であり，良質な診療にはこれら検査の質確保に向けての取り組みが望まれる。

はじめに

　造血器腫瘍は，造血幹細胞または前駆細胞に由来する悪性疾患で，細胞の増殖や分化に関わる遺伝子の異常により発生する。染色体異常（転座など）やそれに起因する遺伝子異常が認められ，これらは遺伝子検査における病型診断・病因診断の指標となる[1)2)]。分子病態と予後・治療反応性との関係が明らかになり，病型診断は従来からの形態学的所見に基づく FAB 分類に加え，形態・免疫形質とともに染色体・遺伝子異常に基づき体系化した新 WHO 分類が利用されている[1)]。従来から造血器腫瘍の治療は，殺細胞性の抗腫瘍薬にて疾患の病型診断に基づく一定のレジメンによる薬物治療が行われてきた。

　抗がん薬治療は，がん細胞のみならず正常細胞にも傷害をもたらすことが臨床上の大きな課題となる。正常細胞への殺細胞作用の結果，生理的に細胞増殖している造血細胞・消化管粘膜細胞・毛根細胞などへの影響が副作用として生じる[3)]。殺細胞性の抗がん薬は，治療効果のみられる患者に恩恵がある一方，多くの患者は効果がない（自然耐性）。初期の治療に効果がみられても，治療後残存した細胞集団内に治療抵抗性が誘導される（獲得耐性）。これら残存した細胞は治療後再び増殖し，再発の原因となる[3)]。治療成績の向上を目的として，抗がん薬の治療効果と副作用のバランスにおいて，より高い治療効果をめざす多剤併用治療または高用量での治療が追求されている。

　近年，疾患の分子病態の解明と医療技術の進歩に基づく分子標的薬が次々と導入されている[4)-7)]。分子標的薬は，腫瘍細胞の増殖を引き起

key words
分子標的治療，分子標的薬，コンパニオン診断，遺伝子関連検査，体細胞遺伝子検査，チロシンキナーゼ阻害剤，造血器腫瘍，慢性骨髄性白血病，急性骨髄性白血病

こす遺伝子の産物やシグナルなど分子経路を標的として抑制するよう作製された抗がん薬である。現在利用されている分子標的薬は，主に小分子化合薬とモノクローナル抗体（抗体医薬）に分けられる。小分子化合薬は，細胞内シグナル伝達，転写，アポトーシス，細胞周期，エピジェネティックなど制御分子の機能を抑制する。後者では，がん細胞特異的に発現する分子を標的とする。増殖因子が受容体に結合した後，分岐または収斂する分子経路があり，分子標的薬は異なるポイントを標的として抑制することにより，その下流にある分子の効果を停止させる。

わが国で承認されている造血器腫瘍の分子標的薬を図❶に示す。分子標的薬の導入の結果，一部の造血器腫瘍において無増悪生存期間の延長と死亡率の低下がもたらされた。特に慢性骨髄性白血病（chronic myelogenous leukemia：CML）において，ABLチロシンキナーゼを標的としたチロシンキナーゼ阻害剤は単独治療にて治癒が期待でき，治療体系・診断体系が劇的に変化した。そこで体細胞遺伝子検査は，その治療選択，治療モニタリング，治療効果，治療抵抗性の指標として大きな役割をもつ（コンパニオン診断薬）[8)-10)]。

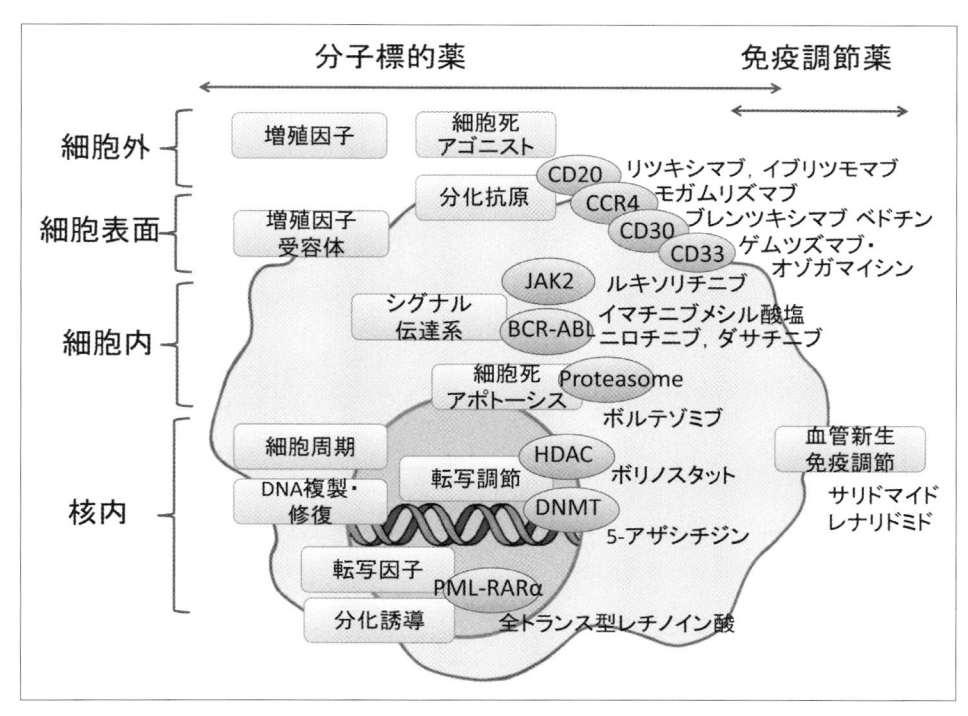

本稿では，造血器腫瘍における分子標的薬治療のための体細胞遺伝子検査の現況について概説する。

I．造血器腫瘍の分子標的治療

1．小分子化合薬

(1) *BCR-ABL1* 陽性白血病

造血器腫瘍において，細胞内シグナル伝達を標的とする小分子化合薬として，*ABL*チロシンキナーゼを標的としたチロシンキナーゼ阻害剤（tyrosine kinase inhibitor：TKI）のイマチニブ（グリベック®）があり，CMLや急性リンパ性白血病など*BCR-ABL1*陽性白血病の治療に用いられている。CMLではTKI単独治療で治癒を期待できる一方，その治療抵抗性の発生が課題となって

図❶　造血器腫瘍における分子標的薬
HDAC：histone deacetylases，DNMT：DNA methyltransferase

いる[11)12)]。このため，それを克服する第 2 世代のニロチニブ（タシグナ®）とダサチニブ（スプリセル®）が開発，臨床応用されている。ニロチニブは ABL チロシンキナーゼに選択性が高く，ダサチニブは Src ファミリーキナーゼも阻害する。

(2) 急性前骨髄球性白血病

急性前骨髄球性白血病（*RARA* 再構成陽性）において PML-RARα 融合タンパクは，転写抑制因子と結合することで RARα の標的遺伝子の転写を抑制し，顆粒球系の分化停止に寄与する。全トランス型レチノイン酸（all-trans retinoic acid：ATRA）は白血病細胞での転写抑制を解除し，細胞分化を誘導する。t(11;17)(q23;q21)：*PLZF-RARA* など一部の転座バリアントは ATRA 抵抗性である。

(3) 骨髄異形成症候群

エピジェネティックの制御[用解1]分子を標的とする小分子化合薬として，DNA メチル化酵素（DNA methyltransferase：DNMT）阻害剤 5-アザシチジンは高リスクの骨髄異形成症候群の治療に用いられる。免疫調節薬レナリドミドは，5 番長腕欠損した高リスクと中間リスクの骨髄異形成症候群に著効を示す。

(4) 多発性骨髄腫

多発性骨髄腫の治療には，エピジェネティックの制御分子を標的とする小分子化合薬としてヒストン脱アセチル化酵素（histone deacetyltransferase：HDAC）阻害剤ボリノスタット，ユビキチンプロテアソーム系薬としてユビキチン化タンパクを分解するプロテアソームを阻害し細胞のアポトーシスを誘導するプロテアソーム阻害剤ボルテゾミブが用いられる。

免疫調節薬（血管新生阻害剤）として，サリドマイドやレナリドミドは多発性骨髄腫において抗腫瘍効果を発揮する。

(5) 骨髄増殖性腫瘍

原発性骨髄線維症，真性多血症後または本態性血小板血症後の骨髄線維症における JAK2 V617F を標的とした分子標的薬 JAK 阻害剤（ルキソリチニブ）が承認されている。

2. 抗体医薬

(1) 悪性リンパ腫

造血器腫瘍の腫瘍細胞特異的に発現する分子を標的とするモノクローナル抗体である抗体医薬として，CD20 抗体医薬リツキシマブ（リツキサン®）は，CD20 陽性の濾胞性リンパ腫（*IGH-BCL2* 陽性），成熟型 B 細胞リンパ腫，B リンパ芽球性リンパ腫に利用される。放射性同位元素イットリウム 90(^{90}Y)，標識抗 CD20 抗体イットリウム(90Y)，イブリツモマブチウキセタン（ゼバリン®）は耐性腫瘍において，リツキシマブより高い有効性を示す。

CCR4（CC chemokine receptor 4）抗体医薬モガムリズマブ（ポテリジオ®）は，CCR4 陽性の再発・難治性の成人 T 細胞白血病リンパ腫，末梢性 T 細胞リンパ腫や皮膚 T 細胞リンパ腫に用いられる。

(2) 急性骨髄性白血病

抗体医薬は毒素や抗がん薬を抱合し抗腫瘍効果を高めることが可能で，CD30 抗体医薬ブレンツキシマブ ベドチン（アドセトリス®）は，微小管阻害作用をもつ小分子化合薬（モノメチルアウリスタチン E：MMAE）を結合した抗体薬物複合体で，再発・難治性の CD30 陽性ホジキンリンパ腫および再発・難治性の CD30 陽性未分化大細胞リンパ腫に用いられる。CD33 陽性の急性骨髄性白血病細胞に対する抗体医薬ゲムツズマブオゾガマイシン（マイロターグ®）は，calicheamicin 誘導体を結合し，細胞傷害性を発揮する。

II．慢性骨髄性白血病（CML）における *BCR-ABL1* の測定

1. *BCR-ABL1* 遺伝子型の確定

CML の診断には，染色体検査によるフィラデルフィア染色体 t(9;22)(q34;q11) 陽性に加え，*BCR-ABL1* 検出が用いられてきた。その測定法には，PCR 法や transcription-mediated amplification（TMA）法の核酸増幅法あるいは fluorescence *in situ* hybridization（FIFH）法などがあり，その検出感度と病態を踏まえて適切に選択する（図❷）。TKI 登場の結果，その後の治療における腫

瘍細胞量や治療後微小残存病変（minimal residual disease：MRD）の追跡のモニタリング指標として，BCR-ABL1 遺伝子型の確定が必要となる。そこで重要な課題として，BCR-ABL1 配列に多様性がある。フィラデルフィア染色体陽性の場合，BCR-ABL1 遺伝子型には，PCR 法による一般的な遺伝子型検出パネルは，major 型（e13a2, e14a2），minor 型（e1a2）に限定される。フィラデルフィア陰性症例は，特に検査診断アプローチの重要性が高い。遺伝子型として，micro 型（e19a2a），その他の BCR-ABL1 遺伝子型の確定が必要となる[13]。さらに，国際的に標準的な Europe Against Cancer（EAC）Program プロトコールで検出できない遺伝子型の存在が知られている。多様性のある BCR-ABL1 配列がもたらす測定上の技術的課題を認識したうえで，PCR デザイン設計と遺伝子型の確定を適切に行うことが大切である。

2. 定量的測定と高感度測定

TKI の治療モニタリング時の評価には，MMR（major molecular response, 3-log 以上の低下）までの定量，その後 CMR（complete molecular response）の判定のための BCR-ABL1 陰性の確認が必要となる（図❷）。また，染色体検査または FISH 法による CCR（complete cytogenetic response）と MMR 後の付加染色体異常のモニタリングが推奨されている[14)-16)]。

TKI の治療反応性を知るうえで，正確な定量

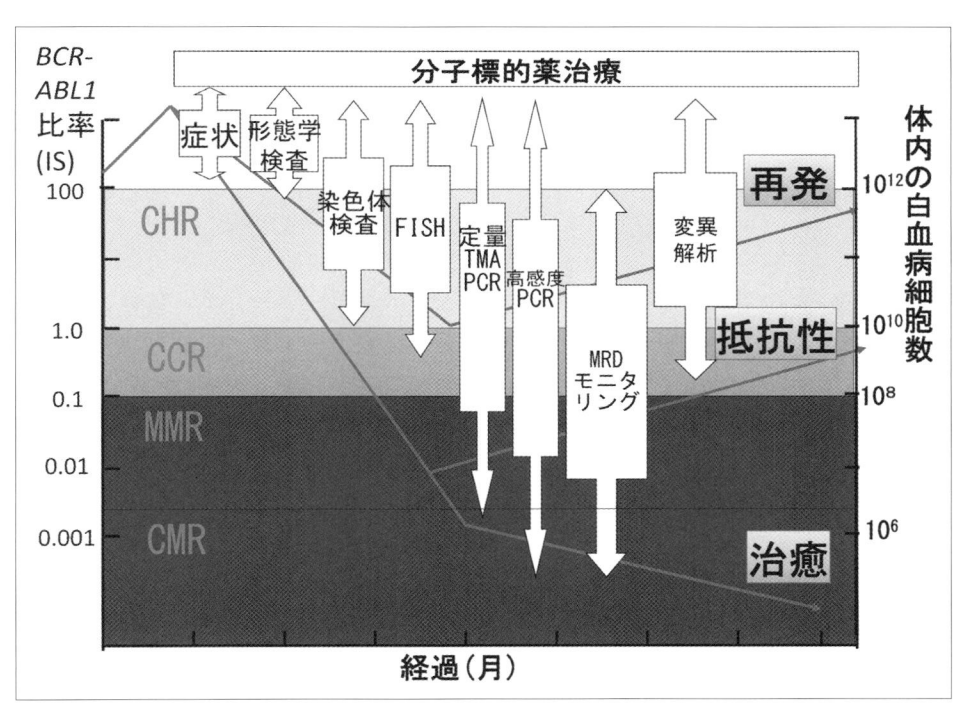

図❷　慢性骨髄性白血病における分子標的療法の診療

CHR：complete hematological response
MCR：major cytogenetic response（分裂細胞 20 細胞中 0～35% Ph 陽性）
CCR：complete cytogenetic response（分裂細胞 20 細胞 Ph 陰性）
MMR：major molecular response（>3-log 低下）
CMR：nested PCR にて BCR-ABL 陰性（4.5-log 低下）
BCR-ABL1 変異検査の適応は，以下の適切な治療反応が達成できない場合に推奨される。すなわち，3 ヵ月までに CHR または細胞遺伝学的反応（≦95Ph），6 ヵ月までに MCR，12 ヵ月までに CCR，18 ヵ月までに MMR である。特に重要な基準は，BCR-ABL1 の有意な上昇，他のインヒビターに変更するときである。

性と高感度検出が必要となる。特に，第2世代TKIのニロチニブ/ダサチニブの登場において，CMRの判定には高い検出感度の*BCR-ABL1*測定系での陰性結果の確認が必要となる。

*BCR-ABL1*の定量的PCR測定では，標準化の取り組みが進められている。インターフェロンを基本とするレジメンに比較してイマチニブの劇的な優位性を初めて明らかにしたIRIS（International Randomized Study of Interferon and STI571）試験において，*BCR-ABL1*の基準が設定された。これにより，MMRは各患者における治療前からの3-log低下でなく，IRIS基準からの3-log低下と定義された。次に，異なる内部コントロール（*ABL1*, *BCR*, *GUSB*）における測定結果の国際スケール（international scale：IS）[用解2]表示が提案された。100％ISをIRIS基準とし，0.1％ISがMMRに相当する。IS表示の方法として，検査機関に特有の変換ファクター（conversion factor：CF）やWHO認証*BCR-ABL1*標準パネルの開発がある。

遺伝子関連検査の測定プロセスの測定精度は検体採取から検体試料の前処理までの測定前プロセス（プレアナリシス）における作業要因に最も大きく影響される（図❸）。日本臨床検査標準協議会（JCCLS）では，検体の品質管理法の確立を通した遺伝子関連検査の精度向上を目的として，「遺伝子関連検査の検体品質管理マニュアル」（暫定文書2009年，承認文書2011年）を公表した[17]。本マニュアルでは，検査利用者から測定実施者における検体管理，すなわち検体採取，搬送・保存および取り扱いにおいて，推奨される運用方法を示すとともに，検体品質不良を回避するため，測定目的・検体種類別に不適切な検体性状と測定結果への影響，品質不良回避法を記載した。TKIの治療モニタリングにおいて，*BCR-ABL1*の正確な定量を目的とする場合は，検体品質を確保するため以下の注意を要する。白血病細胞の分画化において，過度な溶血によるRNA品質劣化を避ける。検体採取後2時間以内に前処理を行う。あるいは，RNA安定化に適切な方法にて検体を処理し，RNA抽出時まで保存する。抽出したRNAは－70℃以下の超低温にて保存し，RNA劣化の原因となりうる凍結融解を繰り返さない。

3. 治療抵抗性の評価

TKI治療抵抗性の評価では，疾患関連の指標として，TK変異，*ABL1*変異，骨髄形態（急性

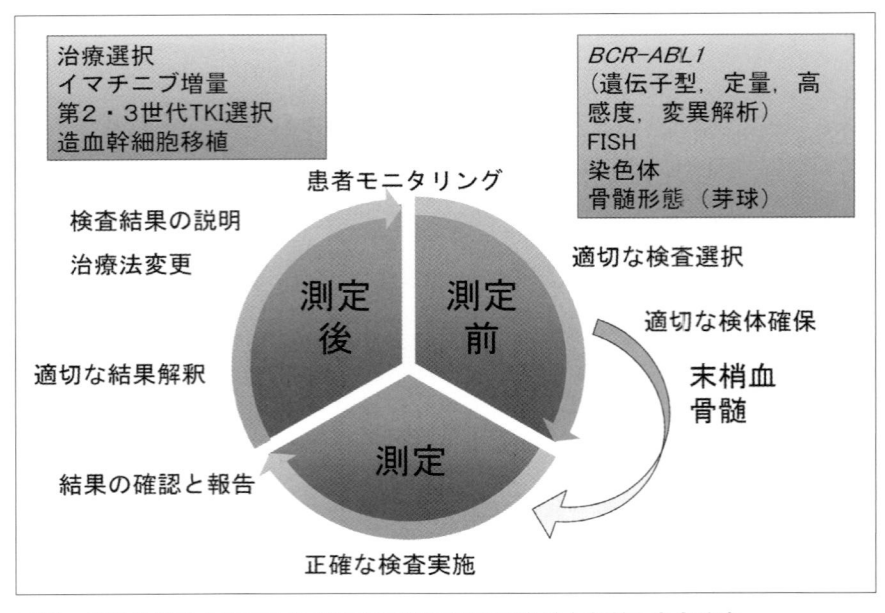

図❸ 慢性骨髄性白血病の臨床検査の精度保証に基づく良質な患者診療

転化），染色体異常が用いられる．患者関連の指標として，血中薬物濃度トラフ値の測定がある．骨髄形態検査では芽球や好塩基球増加にて病期の進展の有無，染色体異常では付加染色体の有無（+8，isochromosome 17，double Ph など）を確認する[15]．

ニロチニブ/ダサチニブの治療選択の指標として，BCR-ABL 変異（IC$_{50}$ ニロチニブ/ダサチニブ低値）がある．T315I はニロチニブとダサチニブ両者耐性，Y253H, E255V/K, F359V/C はニロチニブ耐性，F317L/I/V と V299L はダサチニブ耐性である[11)12)]．第3世代の TKI ポナチニブは T315I 例にも有効である．

Ⅲ．体細胞遺伝子検査の展開

1. 急性骨髄性白血病での臨床治験と体細胞遺伝子検査

急性骨髄性白血病の分子異常と治療予後の関係が明らかにされ，染色体異常とともに，遺伝子異常（*FLT3*，*NPM1*，*MLL*，*WT1*，*CEBPA*，*EVI1*，*KIT* など）の評価は予後リスクの判別に利用できる．これらのバイオマーカー測定は，予後リスクの評価とともに，高リスク患者において新規の分子標的薬の治療標的として考慮される[18)-20)]．特に高齢（65歳以上）や高リスクの患者では，従来からの殺細胞性抗がん薬治療に抵抗性であり，新規治療の臨床治験が検討される．新規の分子標的薬の個別患者における利用には，治療標的となる遺伝子異常の検出とともに，従来治療における予後リスク評価のための遺伝子異常の検出が必要となる[21)]．

予後不良因子として知られる *FLT3*-ITD 変異は，殺細胞性抗がん薬に FLT3 阻害作用を有するTKI（ミドスタウリン，レスタウルチニブ，ソラフェニブ，キザルチニブ/AC220 など）を併用する治療レジメンの根拠となる．CBF 白血病（8;21 転座など）では，予後不良の一群（約30%）で *KIT* 変異陽性であり，殺細胞性抗がん薬に TKI ダサチニブを併用する治療レジメンの根拠となる．*MLL*-PTD 陽性の患者細胞における *MLL* 野性型はサイレント状態で，それを DNA メチルトランスフェラーゼ（アザシチジン，デシタビンなど）や HDAC 阻害剤にて解除することが可能であるため，これら患者の治療の選択肢となりうる．

2. 新規マーカーと分子標的治療薬

ヒトゲノムシークエンス情報の生物学的研究（ゲノミクス）により，薬物反応性の個体差に影響するゲノム多様性が解明されつつある．さらに次世代シークエンサーをはじめとする解析技術の進歩により，造血器腫瘍のゲノム解析が急速に進んでいる[22)]．これらの成果として，分子標的薬とその使用に有用な情報となりうるバイオマーカーが見出され，それを治療標的とした分子標的薬の開発が進められている．その一例として，ヘアリー細胞白血病（hairy cell leukemia）の全症例で BRAF V600E の存在が明らかとなった．それを標的とする小分子化合薬 PLX-4720 の利用において，他の臨床的・形態的に類似した病型〔HCL 亜型や脾辺縁帯リンパ腫（splenic marginal zone lymphoma）〕との鑑別に BRAF V600E 変異の検出が重要となっている．一部の多発性骨髄腫でも *BRAF* 変異（V600E，K601N）がみられ，BRAF 阻害剤の効果予測の指標として期待されている．

分子標的薬などゲノム薬理学に基づく薬物治療におけるバイオマーカーは，その実際の患者診療のみならず，薬物開発・臨床試験から市販後安全性の評価などにおいても検査の適切な利用が望まれる．検査の適正利用に関して，治療を含めた臨床利用のためのガイドライン「ゲノム薬理学を適用する臨床研究と検査に関するガイドライン」が関連学会共同で作成，公表されている[23)]．

3. 単一マーカー解析からマルチプレックス解析へ

第1世代の検査が単一項目の検出と定量を目的としていたのに対して，近年マルチプレックスまたは多項目同時解析さらにゲノム規模解析へと展開している（図❹）．ゲノム規模解析技術として次世代シークエンシング技術は，研究利用から，検出標的を限定したターゲットシークエンシングが臨床利用されはじめた．バイオマーカーの解明と臨床的意義さらに分子標的薬の開発に伴い，多項目同時アッセイの必要性が高まっている．また，

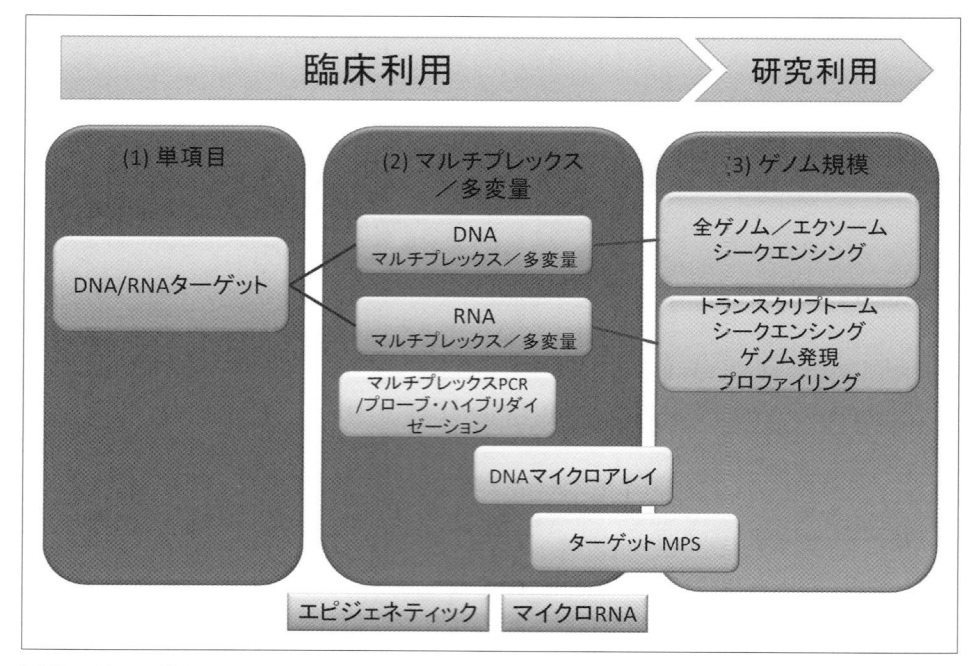

図❹　ゲノム情報の利用の展開
MPS：massive parallel sequencing

複雑な疾患の生物学の解明と診断アルゴリズムに基づき多項目同時のバイオマーカー測定が個別検査に必要な場合も想定される。検出法として，マルチプレックスRT-PCR法やDNAマイクロアレイ法，核酸増幅後の増幅産物の融解曲線を用いた遺伝子変異の判別などが用いられる。造血器腫瘍では，急性骨髄性白血病における予後リスクと治療選択の指標となるキメラ遺伝子のスクリーニングに加え，CMLでのTKI治療モニタリングマーカーとなるBCR-ABL1遺伝子型の確定やTKI治療抵抗性の指標となるBCR-ABL1変異のスクリーニング，骨髄増殖性腫瘍におけるJAK2阻害剤の適用を確認する遺伝子型の確定などに利用が試みられている。

これらマルチプレックスの遺伝子検査は，その測定性能を確保するうえで使用する核酸の品質管理が重要となる。その認識に基づき，JCCLS遺伝子関連検査標準化専門委員会では，ISO/TC212専門委員会（臨床検査および体外診断用検査システム）の総会（2014年11月）で，「多項目遺伝子解析技術のための核酸の品質に関わる国際標準化」に関する提案を行い，新規作業項目提案（new work item proposal：NWIP/NP）として承認された。

おわりに

造血器腫瘍の分子病態の解明と医療技術の進歩の結果，その診断に遺伝子検査が導入され，形態，免疫形質と染色体・遺伝子異常に基づく病型と予後リスクを体系化したWHO分類が取り入れられた[1]。その結果，予後リスクに基づく層別化さらに個別化治療が推進され，検査診断に基づく病型診断の重要性は増大している。治療面では，分子標的薬をはじめ疾患や病型に特異的な新規治療法の開発と導入により，選択肢が拡大した。さらに次世代シークエンサーなどの技術革新により，造血器腫瘍のゲノム解析が進み分子病態の解明が促進されている。その成果に基づくバイオマーカーの解明と分子標的薬の開発が進められており，個別患者における疾患の診断と治療への応用展開が期待される。一方，分子標的薬のための臨床検査において，測定試薬の標準化アプリケーション

キットは利用できる状態にない．多くは検査室独自の方法（laboratory developed test：LDT）であり，測定の方法間差や施設間差の懸念がある．このため，分子標的薬を利用する良質の患者診療には，遺伝子検査の質確保に向けての取り組みが望まれる．

用語解説

1. **エピジェネティック制御**：造血器腫瘍の分子病態には，細胞の増殖や分化に関わる遺伝子の異常とともに，エピジェネティックな制御機構が関与している．これは遺伝子のDNA塩基配列の変化によらずに，遺伝子発現を活性化・不活性化し，かつ細胞分裂後にも引き継がれる．その主な分子機構には，DNA塩基のメチル化およびヒストンの化学修飾による遺伝子発現の変化の2つがある．その結果，発がんと関連した様々な遺伝子の発現異常をきたし，造血器腫瘍の発生や分子病態の形成に関わる．

2. **BCR-ABL1発現の国際スケール（international scale：IS）**：BCR-ABL1発現の国際的な標準化の取り組みとして，国際スケール（international scale：IS）表示の方法には，変換ファクター（conversion factor：CF）とWHO認証BCR-ABL1標準パネルがある．検査機関に特有のCFを用いることで，測定施設によって異なる測定プロトコールや内部コントロール（ABL1，BCR，GUSB）における測定データについて共通化され，施設間比較が可能である．オーストラリアのアデレード検査機関に検体を送りISに変換するファクター（CF）を取得する．その大きな課題として，CF取得には時間・経費と複雑な手続きが必要なため，運用は限定した施設にとどまり，試薬ロットの変更時を含めて再検証の反復の必要性がある．より客観的な評価を可能とする標準物質として，広いアクセスと利便性を可能とするWHO認証BCR-ABL1標準パネルが開発され利用されつつある．

参考文献

1) Vardiman JW, Thiele J, et al : Blood 114, 937-951, 2009.
2) Patel JP, et al : N Engl J Med 366, 1079-1089, 2012.
3) 宮地勇人，松下弘道，他：血液内科 63, 493-497, 2011.
4) 張替秀郎：日内会誌 101, 2526-2531, 2012.
5) 登 勉：臨と研 90, 872-877, 2013.
6) Naylor S, Toby C : Drug Discov World 11, 67-79, 2010.
7) Desiere F, Gutjahr TS, et al : Drug Discov Today Ther Strat, 2013.
8) Foroni L, Wilson G, et al : Br J Haematol 153, 179-190, 2011.
9) Cross NC : Best Pract Res Clin Haematol 22, 355-365, 2009.
10) Branford S, Hughes TP : Semin Hematol 47, 327-334, 2010.
11) Alikian M, Gerrard G, et al : Am J Hematol 87, 298-304, 2012.
12) Hochhaus A, La Rosée P, et al : Cell Cycle 10, 250-260, 2011.
13) 宮地勇人，松下弘道，他：臨病理 60, 982-987, 2012.
14) Baccarani M, Castagnetti F, et al : Best Pract Res Clin Haematol 22, 331-341, 2009.
15) Valent P, Lion T, et al : Wien Klin Wochenschr 120, 697-709, 2008.
16) O'Hare T, Zabriskie M, et al : Nature Rev Cancer 12, 513-526, 2012.
17) 日本臨床検査標準協議会遺伝子関連検査標準化専門委員会：遺伝子関連検査検体品質管理マニュアル（承認文書），2011.
18) Jabbour E, Cortes J, et al : Semin Hematol 50, 271-283, 2013.
19) Chung SS : Curr Opin Hematol 21, 87-94, 2014.
20) Konig H, Levis M : Curr Hematol Malig Rep, 2014 Mar 6. [Epub ahead of print]
21) Grossmann V, et al : Blood 120, 2963-2972, 2012.
22) Kohlmann A1, Grossmann V, et al : Br J Haematol 160, 736-753, 2013.
23) 日本人類遺伝学会等の5団体「ゲノム薬理学を適用する臨床研究と検査に関するガイドライン」http://www.jccls.org/techreport/news_101216_2.pdf

---

参考ホームページ

・化学療法支援活動（がん分子標的薬開発状況に関する情報）
http://scads.jfcr.or.jp/db/table.html#table1

宮地勇人
1981年　慶応義塾大学医学部卒業，医学博士
　　　　慶応義塾大学病院臨床研修医・内科研修医
1984年　慶応義塾大学医学部内科学教室（血液内科）助手
1987年　米国シティオブホープ国立医療センター研究員
1990年　東海大学医学部臨床病理学教室（現基盤診療学系臨床検査学）助手
2001年　同医学部附属病院院内感染対策室長
2003年　同臨床検査科科長
2004年　東海大学医学部基盤診療学系臨床検査学教授

第2章　分子標的治療のための体細胞遺伝子検査の現況

5．コンパニオン診断薬：現状と今後の課題

登　勉

　国際ヒトゲノム計画の完了から約10年が経過し，ヒトゲノム配列情報を利用した個別化医療の実現への期待は高い。しかしながら，現状はがん治療分野以外では期待ほどには進展していない。有効で安全な治療薬の選択のために，最も効果が期待される患者や副作用の発現が予想される患者を診断することを目的とするコンパニオン診断薬は，個別化医療にとって不可欠である。米国やわが国における医薬品との同時承認審査や臨床運用の現状を紹介し，コンパニオン診断薬の保険導入や多項目化などの今後の課題についても考察した。

はじめに

　2003年に国際ヒトゲノム計画が完了し，ヒトゲノムの全塩基配列情報が利用できるようになった。当時，この科学的成果は医療にも革命的な変化をもたらすことが期待された。すなわち個別化医療の実現である。しかしながら，過去10年間を振り返ってみると，現状は初期の期待ほどには進展していない。その中にあって，がん治療分野では分子標的治療薬が開発され，がんの特性に基づく治療法が実用されている。分子標的を検査する診断薬が，分子標的治療の有効性と安全性にとって重要な役割を果たすことは想像に難くない。コンパニオン診断薬（companion diagnostics：CDx）は，有効で安全な治療薬の選択のために，最も効果が期待される患者や副作用の発現が予想される患者を診断することを目的とする。本稿ではCDxの現状と今後の課題について述べる。

I．個別化医療とコンパニオン診断薬

　国際ヒトゲノム計画の完了後，最も効果が期待できる患者を選択し，最適な投与量と投与スケジュールで有効かつ安全な治療の実現をめざす個別化医療が期待されて10年が経過した。その進展はゆっくりではあるが，着実に進んでいる。個別化医療の実現には，治療標的の発見，標的薬の開発，そして治療標的の有無を検査する診断薬の開発が必要不可欠である。従来の標準治療は，病名に基づく治療薬の選択（'one-drug-fits-all' モデル）であり，治療に反応しない場合や副作用の頻度が高くなる場合が予想される。個別化医療モデルでは，治療の有効性や安全性を予測するバイオマーカー検査により，同じ病名の患者群を層別化して治療対象グループを特定する。この個別化医療モデルはがん治療分野を中心に臨床応用されているが，バイオマーカー検査のうち治療薬の選択にとって不可欠で相棒として使用されるものがCDxである（図❶）[1]。

---

key words

コンパニオン診断薬（CDx），個別化医療，体外診断用医薬品，分子標的薬，一体化開発モデル，自家調製試薬，多項目検査，先進医療，医療イノベーション

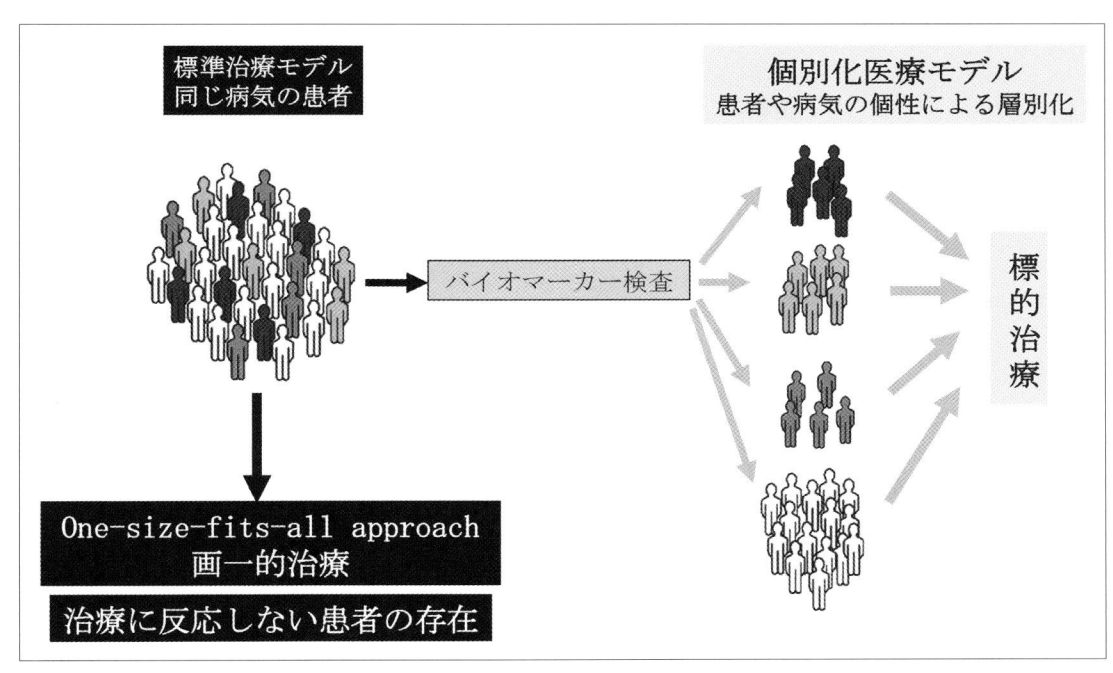

図❶ 個別化医療におけるバイオマーカー検査

1. コンパニオン診断薬とは？

2011年7月に米国食品医薬品局（US Food and Drug Administration：FDA）が発表したドラフトガイダンス[2]）でのCDxの定義と使用目的を**表❶**に示した。平成25年（2013年）7月1日付の厚生労働省医薬食品局審査管理課長通知（コンパニオン診断薬等及び医薬品の承認申請に係る留意事項について）[3]）では、「コンパニオン診断薬等の範囲」を特定の医薬品の有効性や安全性の向上の目的で使用するものであって、当該医薬品の使用を決定する際に不可欠な体外診断用医薬品または医療機器としている。さらに、単に疾病の診断などを目的とする体外診断用医薬品または医療機器は除くとし、CDxの定義と使用目的は表と同じ内容になっている。

2. コンパニオン診断薬に関する規制の動向

(1) FDAの取り組みと一体化開発モデル

FDAは2005年4月にコンセプトペーパー（概念論文）を発表し、最適な治療薬を、最適な患者に、そして副作用なく投与するためには、バイオマーカーを診断する検査薬が不可欠として、治療薬と診断薬の一体化開発モデルを提唱した[4]）。FDAはコンセプトペーパーの発表前後に企業や関連団体とのワークショップを開催し、意見交換により理解を深める努力をしたが[5]）、厳しい意見（例えば、一体化開発モデルは非現実的で、治療薬の第Ⅱ相試験の前にバイオマーカーを特定できるのは稀であるといったものや、CDx承認申請に治療薬の承認申請と同じような前向き試験を求めるのは行き過ぎであるといったもの）があった[6]）。これらの意見を取り入れながら、2011年7月14日、FDAは企業とFDAスタッフに向けた体外診断用コンパニオン診断装置の開発と開発プロセスに

表❶ コンパニオン診断薬の定義（文献2より）

コンパニオン診断薬は，安全で有効な治療のために不可欠であり，以下の3つを使用目的とする。

1. ある治療薬が最も有効と予想される患者の同定
2. 重篤な副作用のリスクが高いと予想される患者の同定
3. 投与計画や投与量の変更，そして治療の中止を決定するための治療効果のモニタリング

関するドラフトガイダンスを発表した[2]。治療薬の安全性と有効性に必須であれば診断薬を治療薬と同時に承認するという基本方針を示し，**表❶**に示すCDxの使用目的について述べている。ドラフトガイダンスの発表から約1ヵ月後の2011年8月，FDAはメラノーマの転移例や切除不能例に対する分子標的薬vemurafenib（Zelboraf®）と*BRAF* V600E変異を診断するコンパニオン診断薬（cobas® 4800 BRAF V600 mutation test）を同時承認した。さらに，その1週間後，未分化リンパ腫キナーゼ（ALK）融合遺伝子を検出するコンパニオン診断薬（Vysis® ALK Break Apart FISH Probe Kit）と非小細胞肺がんに対する分子標的薬であるALK阻害薬crizotinib（Xalkori®）を同時承認した[7]。

米国ではCDxの承認審査体制や審査基準の整備が進んでいるように思われるが，本稿執筆時点でも，2011年7月に発表されたドラフトガイダンスはそのままである。しかしながら，FDAは前述の2組の例を同時審査・同時承認のモデルケースとして提示することにより，製薬企業や診断薬企業に対してFDAの方針を周知したように思われる。その後も医薬品とCDxの同時承認は進み，2013年5月には転移性または切除不能メラノーマを対象としてdabrafenib（Tafinlar®）とtrametinib（Mekinist®）が*BRAF* V600EとV600K遺伝子変異を判定するTHxID-BRAF Kitと同時承認された。同月には，転移性非小細胞肺がんで*EGFR*遺伝子変異（エクソン19欠失あるいはエクソン21のL858R変異）を有する患者に対するエルロチニブ（タルセ®）の一次治療薬としての適応拡大とともに，cobas® EGFR mutation testが承認された。同年7月には，*EGFR*遺伝子変異を認める転移性非小細胞肺がんを適応とするafatinib（Gilotrif®）とtherascreen EGFR RGQ PCR Kitが同時承認された[8]。

(2) わが国における取り組み（**表❷**）

2011年10月21日，日本臨床検査薬協会，米国医療機器・IVD工業会IVD（体外診断用医薬品）委員会，欧州ビジネス協会臨床検査機器・試薬（体外診断）委員会が連名で「個別化医療を推進するためのコンパニオン診断薬のインフラ整備に関する提案書」を関係機関宛に提出した。個別化医療実現に不可欠なCDxの薬事承認・保険償還などに関するインフラ整備として，①薬事申請要件と開発・承認プロセス，そして②CDxに用いられる体外診断用医薬品の保険償還についての具体的な提案を行った[9]。その後，平成24年（2012年）4月の診療報酬改定で3つのCDxが保険収載された（**表❸**）。CCR4タンパクは，再発または難治性のCCR4陽性成人T細胞白血病リンパ腫の治療薬であるモガムリズマブ（ポテリジオ®）の投薬対象患者を選択するために測定するもので，わが国で開発され，わが国の規制当局がCDxの

表❷　わが国におけるコンパニオン診断薬に関連する動向

- 健康・医療戦略（平成25年6月14日　内閣官房長官他，関係大臣による申合せ）
  ウ　最先端の技術に係る取組
   i　医薬品に係る取組
    b　分子標的薬と，その治療薬の効果あるいは副作用のリスクを予測するための体外診断用医薬品（コンパニオン診断薬）の同時開発を推進する。
    c　医薬品審査と連携したコンパニオン診断薬の評価手法に関する研究を推進する。
      また，特に新薬については，原則として，コンパニオン診断薬との同時審査の体制を整える。
- コンパニオン診断薬等及び関連する医薬品の承認申請に係る留意事項について（平成25年7月1日　薬食審査発0701第10号　厚生労働省医薬食品局審査管理課長）｛別添：コンパニオン診断薬等及び関連する医薬品に関する質疑応答集（Q&A）について｝
- コンパニオン診断薬及び関連する医薬品に関する技術的ガイダンス等について（平成25年12月24日　薬機発第1224029号　独立行政法人医薬品医療機器総合機構理事長）
- コンパニオン診断薬等に該当する体外診断用医薬品の製造販売承認申請に際し留意すべき事項について（平成26年2月19日　薬食機発0219第4号　厚生労働省医薬食品局審査管理課医療機器審査管理室長）

表❸ 平成24年度診療報酬改定で保険収載されたコンパニオン診断薬を用いる測定項目

測定項目	測定方法	主な測定目的	点数
CCR4タンパク	IHC法またはフローサイトメトリー法 IHC法：組織・細胞中のCCR4タンパクの検出 フローサイトメトリー法：血液中の血球細胞表面上に発現するCCR4タンパクの検出	ヒト化抗CCR4モノクローナル抗体製剤（ポテリジオ）の投薬対象となる患者（再発または難治性のCCR4陽性の成人T細胞白血病リンパ腫＝ATL）を選択するために，CCR4タンパクを検出する	10,000点
*ALK*融合遺伝子標本作製	FISH法 がん組織・細胞の*ALK*融合遺伝子の検出	ALK阻害剤の投薬対象患者（*ALK*融合遺伝子陽性非小細胞肺がん）を選択するために，*ALK*融合遺伝子を検出する	6,520点
*EGFR*遺伝子検査	Scorpion-ARMS法を応用したリアルタイムPCR法*	生体由来の組織から抽出したDNA中の*EGFR*遺伝子変異の検出（*EGFR*遺伝子変異の判定の補助）	2,500点

* 現在はtherascreen EGFR変異検出キットRGQ。また，コバスEGFR変異検出キットも薬事承認されている。

承認審査基準を明らかにしていない段階で医薬品と同時承認されたCDxである。

前述のように，2013年7月1日，厚生労働省医薬食品局審査管理課長通知「コンパニオン診断薬等及び関連する医薬品の承認申請に係る留意事項について」（薬食審査発0701第10号）が公表され，通知の前文で個別化医療におけるバイオマーカー検査のための診断薬の重要性について述べられている[3]。同年12月24日付の「コンパニオン診断薬及び関連する医薬品に関する技術的ガイダンス等について」（薬機発第1224029号独立行政法人医薬品医療機器総合機構理事長）で医薬品医療機器総合機構はCDxおよび関連する医薬品を開発する際の考え方や留意点を「技術的ガイダンス及びそのQ&A」としてまとめた[10]。臨床試験実施時におけるバイオマーカー陰性例の取り扱い，前向き検証的臨床試験実施の必要性と実施に際しての留意点，さらに医薬品開発とCDxのバリデーション実施時期について記載されている。またCDxの評価については，同等性試験と分析法バリデーションの考え方が述べられている。平成26年（2014年）2月19日付け薬食機発0219第4号厚生労働省医薬食品局審査管理課医療機器審査管理室長通知（コンパニオン診断薬等に該当する体外診断用医薬品の製造販売承認申請に際し留意すべき事項について）では，①すでに承認された体外診断用医薬品をCDxとする新規の医薬品の承認申請や，②効能追加による一部変更承認申請に伴って既承認の体外診断用医薬品を後付けでCDxとしての使用目的を追加する一部変更承認申請にも本通知を適用するとしている[11]。

2011年10月21日の「個別化医療を推進するためのコンパニオン診断薬のインフラ整備に関する提案書」にある「薬事申請要件と開発・承認プロセス」に関しては，2013年7月以降の通知や技術的ガイダンスによって一定の基準が明らかになったが，もう1つの提案である「コンパニオン診断薬に用いられる体外診断用医薬品の保険償還」は課題として残っており，次項で詳細を述べる。

Ⅱ．保険収載されているコンパニオン診断薬

わが国における「体細胞での遺伝子変異やタンパク発現を検査対象とするCDx」のうち，薬事承認済みのものと保険収載〔平成26年（2014年）度診療報酬改定〕されているものを表❹に示した。保険収載されている検査項目に対応する薬事承認済みCDxが存在しないことに容易に気づく。例えば，c-kit遺伝子検査は消化管間質腫瘍の治療薬（イマチニブ，スニチニブ，レゴラフェニブ）の選択に不可欠な検査であり，本検査は保険収載されているが，薬事承認された体外診断用医薬品は存在しない。薬事承認済みCDxがない検査項目が保険収載されていることは理解しがたい

表❹ わが国におけるコンパニオン診断薬（体細胞における遺伝子変異やタンパク発現を検査対象とする）

A. 薬事承認済みコンパニオン診断薬

検査対象遺伝子／タンパク	体外診断用医薬品	試薬メーカー	検体
HER2	パスビジョン HER-2 DNA プローブキット	アボットジャパン	FFPE
	HER2 FISH pharmDX［ダコ］	ダコ・ジャパン	
	ダコ Hercep Test Ⅱ		
	ヒストラ HER2 FISH キット	常光	
	ヒストラ HER2 CISH キット		
	ヒストファイン HER2 キット（POLY）	ニチレイバイオサイエンス	
	ヒストファイン HER2 キット（MONO）		
	ベンタナ I-VIEW パスウェー HER2（4B5）	ロシュ・ダイアグノスティックス	
KRAS	Therascreen K-RAS 変異検出キット	キアゲン	FFPE 新鮮凍結組織
	OncoGuide KRAS 遺伝子変異検出キット	アルフレッサファーマ	
	MEBGEN KRAS 遺伝子変異検出キット	MBL	
EGFR	EGFR pharmDx「ダコ」	ダコ・ジャパン	FFPE
	therascreen EGFR 変異検出キット RGQ「キアゲン」	キアゲン	
	コバス EGFR 変異検出キット	ロシュ・ダイアグノスティックス	
ALK	Vysis ALK Break Apart FISH プローブキット	アボットジャパン	FFPE
CCR4	ポテリジオテスト　FCM	協和メデックス	全血
	ポテリジオテスト　IHC	協和メデックス	FFPE

ATL：成人 T 細胞白血病，FFPE：ホルマリン固定パラフィン包埋組織

が，遺伝子検査の場合にはこのような例が多い。原因として，①遺伝子検査の技術革新の速度に承認申請や審査が追いつかない，②対象となる症例が少なくビジネスとして成立しないので，体外診断用医薬品として申請するインセンティブがない，③先進医療から保険収載された検査項目である，などの理由が考えられる。さらに，EGFR 遺伝子検査は，「リアルタイム PCR 法」と「リアルタイム PCR 法以外」という 2 つの異なる項目に分類されている（表❹ B）。前者は薬事承認された CDx（therascreen EGFR 変異検出キット RGQ，コバス EGFR 変異検出キット）を用いる場合で，保険点数は 2500 点であり，後者はいわゆる自家調製試薬を用いる場合で，点数は 2100 点である。薬事承認された CDx を用いる場合は高い保険点数となっているが，この原則が常に適用されていないことも指摘しておきたい。

B. 保険収載されているコンパニオン診断薬
　（平成 26 年度診療報酬改定）

第 3 部　検査	
区分番号	検査項目名
D004-2　1	悪性腫瘍遺伝子検査
	イ　EGFR 遺伝子検査（リアルタイム PCR 法）
	ロ　EGFR 遺伝子検査（リアルタイム PCR 法以外）
	ハ　K-ras 遺伝子検査
	ト　c-kit 遺伝子検査
D006-2	造血器腫瘍遺伝子検査
D006-3	Major BCR-ABL1 mRNA
D006-5	染色体検査
D006-10	CCR4 タンパク（フローサイトメトリー法）
第 13 部　病理診断	
N002	免疫染色（免疫抗体法）病理組織標本作製
	3　HER2 タンパク
	4　EGFR タンパク
	5　CCR4 タンパク
N005-2	ALK 融合遺伝子標本作製

Ⅲ．今後の課題

CDx は，日常診療における個別化医療の推進に重要な役割を果たすと期待される。約 3 年前に一体化開発モデルによる医薬品と CDx の同時承認が FDA により発表され[12]，その後も米国やわ

が国で同時承認の事例が続いた.一方,すでに市販されている医薬品の有効性や安全性に関連するバイオマーカー検査の有用性が証明され,CDxとして承認される例が増えている.そして,特定の医薬品に対応するCDxは検査対象項目が1つでなく,多項目検査が必要になってきている[13].課題は,これらの新知見が保険診療として利用できない場合が多いことである.解決策の1つとして,保険導入のための評価を行う評価療養として保険診療との併用が認められている先進医療の活用が考えられる.CDxは「当該検査薬等の使用による人体への影響が極めて小さいもの」であるが,その結果は治療薬の選択はじめ患者の予後に影響を与えるものである.したがって,診断薬の分析的妥当性を検証する仕組みが求められるが,現在の先進医療制度では技術的評価に基づく保険導入を厳密に実施する体制にはなっていないといえる.先進医療部分は患者自己負担であるが,保険導入のための医療技術評価を推進するためには,患者,先進医療実施施設,そして医療保険によって負担を分担する仕組み作りが求められる[14].また,医療イノベーションを医療産業へと発展させ,最終的には国民の健康福祉に役立てるための戦略的な取り組みが必要である.

おわりに

医療の在り方を変えると,期待される個別化医療の実現にとってCDxの役割は大きい.がん治療分野で進んでいるCDxの臨床応用は,他の医療分野でも進むと思われる.克服すべき多くの課題が存在するが,CDxの承認審査基準や技術的ガイダンスがわが国の規制当局から発表された.多くのCDxが保険診療で運用され,より安全で有効な治療が実現することを期待したい.

参考文献

1) 登 勉:検査と技術 41, 52-58, 2013.
2) Draft guidance for industry and Food and Drug Administration staff : In vitro companion diagnostic devices.
http://www.fda.gov/downloads/MedicalDevices/DeviceRegulationandGuidance/GuidanceDocuments/UCM262327.pdf
3) 厚生労働省医薬食品局審査管理課長:コンパニオン診断薬等及び関連する医薬品の承認申請に係る留意事項について(薬食審査発 0701 第 10 号),2013 年 7 月 1 日
http://www.pmda.go.jp/kijunsakusei/file/companion/companion20130701-10.pdf
4) FDA DRAFT concept paper : Drug-Diagnostic Co-Development, April 2005.
http://www.fda.gov/downloads/Drugs/ScienceResearch/ResearchAreas/Pharmacogenetics/UCM116689.pdf
5) Hinman L, Spear B, et al : Pharmacogenomics 10, 127-136, 2009.
6) Carver K : In Vitro Diagnostics : The Complete Regulatory Guide(Danzis S, Flannery E, eds),149-184, Food and Drug Law Institute, 2010.
7) Cheng S, Koch WH, et al : New Biotechnol 29, 682-688, 2012.
8) http://www.fda.gov/Drugs/InformationOnDrugs/ApprovedDrugs/default.htm
9) 日本臨床検査薬協会,米国医療機器・IVD 工業会,欧州ビジネス協会:個別化医療を推進するためのコンパニオン診断薬のインフラ整備に関する提案書,2011 年 10 月 21 日
http://www.jacr.or.jp/osirase/shiryou/doc/111021teiansyo.pdf
10) 独立行政法人医薬品医療機器総合機構理事長:コンパニオン診断薬及び関連する医薬品に関する技術的ガイダンス等について(薬機発 1224029 号),平成 25 年 12 月 24 日.
http://www.pmda.go.jp/kijunsakusei/file/companion/companion20131226.pdf
11) 厚生労働省医薬食品局審査管理課医療機器審査管理室長:コンパニオン診断薬等に該当する体外診断用医薬品の製造販売承認申請に際し留意すべき事項について(薬食機発 0219 第 4 号),平成 26 年 2 月 19 日.
http://www.pmda.go.jp/kijunsakusei/file/companion/companion20140219.pdf
12) Rollins G : Clin Lab News 37, 1-7, 2011.
13) Douillard JY, Oliner KS, et al : N Engl J Med 369, 1023-1034, 2013.
14) 登 勉:医学のあゆみ 248, 851-856, 2014.

第 2 章　分子標的治療のための体細胞遺伝子検査の現況

参考ホームページ

- Table of pharmacogenomic biomarkers in drug labeling
  http://www.fda.gov/Drugs/ScienceResearch/ResearchAreas/Pharmacogenetics/ucm083378.htm
- 医療用医薬品の添付文書情報
  http://www.info.pmda.go.jp/psearch/html/menu_tenpu_base.html
- 体外診断用医薬品添付文書情報
  http://www.info.pmda.go.jp/info/taishin_index.html
- 化学療法基盤支援活動｜がん分子標的薬開発状況に関する情報
  http://scads.jfcr.or.jp/db/table.html
- がんナビ
  http://medical.nikkeibp.co.jp/inc/all/cancernavi/

登　勉

1974 年	三重県立大学医学部卒業 三重大学医学部小児科入局
1984 年	同医学部小児科講師
1985 年	東京女子医科大学膠原病リウマチ痛風センター講師
1986 年	スクリップス研究所（米国）
1990 年	カリフォルニア大学サン・ディエゴ校
1997 年	三重大学医学部臨床検査医学講座教授
2009 年	三重大学副学長
2010 年	三重大学大学院医学系研究科長・医学部長
2013 年	同大学院医学系研究科検査医学分野特任教授

第 3 章

生殖細胞系列遺伝学的検査の臨床応用

第3章　生殖細胞系列遺伝学的検査の臨床応用

1. ファーマコゲノミクス検査の最前線
1）薬物代謝酵素・薬物トランスポーター多型診断の臨床的意義

有吉範高

　薬物代謝酵素と薬物トランスポーターは，食事などで不可避に摂取された生体異物や生理的過程で生じた生体に有害な低分子化合物を体外へ排泄するために重要な生体防御機構としての機能をもつタンパク質と考えられており，生体異物である医薬品はこれらの基質となる。これらタンパク質の遺伝子多型のうちタンパク質を完全に欠損するものや，タンパク質機能あるいは発現量に著しい変化をもたらすものについては，薬物動態に影響する結果，効果や副作用と関連する場合がある。現状，日本において実臨床で診断が実施されている例は多くはないが，新薬開発や個別化医療の進展に伴い診断の臨床的意義が明確になれば，診断項目が増えていく可能性がある。

はじめに

　生体異物に対する感受性が個体間で異なることは有史以前から知られていたが，患者間での医薬品感受性の個体差が医療現場において問題視されはじめたのは，1950年代後半に起こった筋弛緩薬の解毒酵素欠損による死亡事故が契機とされている[1]。当時，薬物代謝能力の個体差は，酵素活性の差でしかみることができなかったことや，致死的な事象につながるほど重篤な酵素活性欠損者の頻度は極めて稀であったことから，これらの原因は患者の特異体質と考えられていた。1960年代になるとcytochrome P450[用解1]（CYP）がヘムタンパク質であることが解明され[2]，1970年代後半には海外で使用されていたCYPで代謝される降圧剤の代謝欠損による起立性低血圧の副作用を呈する形質が遺伝することや[3]，突然変異では説明できないほど高頻度で見出されることが示された。しかし，生殖細胞系列の遺伝学的検査，すなわち遺伝子多型診断が薬物による副作用発現の予測や回避に有用である可能性が示めされたのは[4]，1980年代後半にポリメラーゼ連鎖反応（PCR）の技術が開発されてからであるため，まだ四半世紀しか経っていない。

I. 薬物代謝酵素の遺伝子多型診断の臨床的意義

　上述したように，薬物代謝における遺伝的な多型性が注目されはじめた頃は，まだ薬物代謝酵素のcDNA[用解2]や遺伝子が単離される前であり，

---

key words

薬物代謝酵素，SNP，CYP，UGT，ABCトランスポーター，SLCトランスポーター，ABCB1，ABCG2，SLCO1B1

酵素タンパク質の本体すら明確でなかったことが多く，酵素活性が著しく低いという表現型（フェノタイプ）を研究するしかなかった。ある薬物に対して，その代謝酵素活性が著しく低い個体をpoor metabolizer（PM，古くはnon-metabolizerと呼ばれたこともある）と呼ぶが，代謝がアセチル化反応の場合はslow acetylatorと呼ぶのが一般的である。ここで患者の表現型は，併用薬や喫煙・グレープフルーツジュースのような薬物代謝酵素の発現量や活性に影響を及ぼす嗜好品など，さらには加齢や疾患，臓器障害などの影響を受けたうえでの酵素活性を示すものであり，その個体において多型で遺伝的に決定された薬物代謝酵素の活性のみを反映するものではないことに注意が必要である。例えば薬を投与していない時は十分なCYP2D6活性を有する個体が，選択的セロトニン再取り込み阻害薬（SSRI）であるパロキセチンの臨床用量を内服するとCYP2D6活性が強力に阻害され，表現型のうえでは遺伝子多型が原因でCYP2D6活性が著しく低いか欠損している個体と見分けがつかなくなる（表現型と多型診断で得られる遺伝子型の不一致現象）場合があることが示されている[5)6)]。したがって，薬物代謝酵素の遺伝子多型の臨床的意義を知るためには，薬など薬物代謝酵素活性に影響を及ぼす化合物を摂取していない健常者集団に対して，各薬物代謝酵素活性の指標となる基質薬物（プローブ薬物）を投与し，未変化体の血中濃度が多型を有する被験者群と，多型を有しない被験者群でどの程度異なるのか，あるいは血液中や尿中の未変化体と代謝物を定量し代謝比[用解3]（metabolic ratio：MR）を見ることで検討されてきた。しかし，健常者であっても同じ遺伝子型を有する被験者群の中での遺伝子多型によらない酵素活性の個体差が大きいことはほとんどの場合で認められ，そのため薬物動態への多型の影響が明確にならない場合がある。また，1つの遺伝子多型が薬物動態に及ぼす影響は薬物によって大きく異なる場合も知られるようになってきた。例えば，CYP2C9の日本人における代表的な多型である*CYP2C9*3*の薬物代謝への影響は，抗凝固薬*S*-ワルファリンや抗けいれん薬フェニトインでは大きいが，非ステロイド性抗炎症薬ジクロフェナクでは大きくないことが知られている[7)]。しかし，すべての薬物に対して健常者で体内動態に及ぼす影響を検討するのは不可能であり，また抗がん薬など健常者に投与できない薬物もあることから，健常者での表現型解析による多型の臨床的意義の検討には限界がある。そこで発現系酵素を用いた*in vitro*での代謝実験は[8)]，多型が薬物の代謝に及ぼす影響を明らかにするのに有用である。ただし発現系酵素を用いた検討は，アミノ酸置換を伴う1塩基多型（SNP）などの薬物代謝酵素活性に及ぼす影響を明らかにする場合は有用であるが，イントロンを含め非翻訳領域にある多型が薬物代謝に及ぼす影響を検討する場合は必ずしも適した系ではない。

また，本来医薬品は，健常者ではなく患者に対して投与されるものであることから，薬物代謝酵素の遺伝子多型診断の臨床的意義を知るためには，治療中の患者において多型が薬物動態や効果・副作用に及ぼす影響を検討するのが正しいといえる[9)]。本稿では，現在汎用されている医薬品に対して，日本人に認められる代表的な薬物代謝酵素の遺伝子多型を診断する意義について，筆者らの経験を交えて概説する。

1．CYPの遺伝子多型

医薬品の代謝で特に重要なCYP分子種は，一般にCYP1A2, CYP2C9, CYP2C19, CYP2D6, CYP3A4の5分子種といわれている。しかし実際には，CYP2A6, CYP2B6, CYP2C8, CYP2E1, CYP3A5などもいくつかの薬物の代謝では重要な役割を担っていることが明らかになっている。これらの分子種にはいずれも遺伝子多型があることが知られており，個体レベルで薬物動態への影響が検討されているものもある。しかし実際の患者において，薬物動態，ひいては効果や副作用と明らかに関連しており，それら多型を診断することによって効果を確実に予測できたり，副作用を事前に回避できるという明確なエビデンスが得られているものは必ずしも多くはない。

(1) *CYP2B6*遺伝子多型

CYP2B6は，全身麻酔薬プロポフォール，パー

キンソン病治療薬セレギリンのほか，抗がん薬シクロホスファミド，抗HIV薬エファビレンツの代謝などを主に担っているCYP分子種として知られている．日本人に最も多い多型は，c.516G>T多型であり，日本人における頻度は20%程度である[10]．臨床的意義という観点では，本多型をホモ接合体で有する個体では，エファビレンツの血中濃度が高く，重篤な精神症状を呈する副作用を発現することが多数報告されており[11)-13)]，本多型をホモ接合体で有する患者に対しては標準的な投与量の1/3が適量との報告がある[14)]．

(2) *CYP2C9* 遺伝子多型

標準的な用量のフェニトインで中毒症状を呈する患者をしばしば認めることがある．CYP2C9の日本人における代表的な遺伝子多型である *CYP2C9*3* は，359番目のIleがLeuに置換するSNPを有し，日本人におけるアレル頻度は2%前後であるため，本多型をホモ接合体で有する個体は理論上2000〜2500人に1人程度である．しかし，ヘテロ接合体で有する個体は25人に1人程度と比較的多いため，臨床現場で時々遭遇することがある[9)]．多くのCYPは常染色体劣性遺伝形質を示す，すなわち対立遺伝子の片側が野生型の場合は表現型としてPMにはならないというのが一般的である．しかしフェニトインは，肝臓での代謝が追いつかない飽和現象がみられる薬物であり，投与量と血中濃度の関係は非線形を示す．このような場合は，わずかな代謝能力の低下が急激な血中濃度の上昇をもたらすこととなる．そのため *CYP2C9*3* をヘテロ接合体で有する患者でもフェニトイン中毒が起こりやすいと考えられる．

(3) *CYP2C19* 遺伝子多型

CYP2C19は，日本人の5人に1人の割合で酵素欠損者がいることから，本分子種で代謝される薬物の日本人での平均的な体内動態は，欧米白人種と大きく異なる場合がある．深在性真菌症治療薬ボリコナゾールの代謝は主にCYP2C19で行われ，少数の日本人健常者で実施された臨床第Ⅰ相試験では，PMのみボリコナゾールの血中濃度-時間曲線下面積（AUC）が4〜5倍ほど高く，白人種に比べPMの頻度が約10倍高い日本人で

は副作用の肝障害の危険性が高い可能性が考えられた．しかし，第Ⅱ相試験以降の検討から同じ遺伝子型でも個体間のばらつきが大きく，曝露量を *CYP2C19* 遺伝子型のみから予測し投与量を決めるのは困難とされた[15)]．実際ヘテロ接合体や野生型ホモ接合体の患者でも，PMなみに血中濃度が高い個体も散見されるためTDM[用解4]を行うことが望ましいが，自施設で血中濃度測定ができない場合はPMか否かの診断がリスク予測に一部貢献しうる可能性がある．

(4) *CYP3A5* 遺伝子多型

CYP3A5は，人種にかかわらず体内に本酵素を発現している個体（expressor）と発現していない個体（non-expressor）がおり，日本人で本酵素が発現している個体は30%前後である．日本人において本酵素が発現しない原因は主として *CYP3A5*3* であり，移植臓器・組織の種類などによっても異なるが，本多型を有さず本酵素を発現している患者では免疫抑制薬タクロリムスの代謝が速く血中濃度が低いため多めの投与量が必要であり，逆にnon-expressorには少なめの投与量でよいとの報告が数多くなされている[16)-19)]．当院では移植直後のタクロリムスは静脈内投与し，頻回に血中濃度モニタリングを行って投与速度の調節を行っているため多型診断は特に必要としないが，移植直後から経口剤を使用するような病院では *CYP3A5* 多型診断を行って投与量調節の目安にしたり，expressorには免疫抑制剤を他の薬剤に変えるなどの試みが行われている．

2. CYP以外の薬物代謝酵素の遺伝子多型

(1) *NAT2* 遺伝子多型

N-アセチル転移酵素2（NAT2）の遺伝的多型については1960年に抗結核薬イソニアジドの代謝能が2峰性を示すことが報告され[20)]，代謝が遅いslow acetylatorの頻度は，欧米白人種では50%程度，日本人では10%程度とされている．このためイソニアジドの常用量は，rapid acetylatorの多い日本では400mg/日であるのに対し欧州や米国では300mg/日と少ない．日本人では *NAT2*5, *6, *7* の3種類の多型のホモ接合体あるいは複合ヘテロ接合体[用解5]でslow acetylatorのほぼ100%

が説明できる。slow acetylator では，イソニアジドによる末梢神経障害など様々な副作用が出やすいため減量投与などが必要である[21]。また結核治療では，イソニアジドがリファンピシンと併用されるが，副作用の肝障害が起こる危険性は slow acetylator が高いと報告されており[22]，これらの予測に *NAT2* 多型診断が有用と考えられる。

(2) *UGT1A1* 遺伝子多型

現状，日本で唯一遺伝子多型の診断が保険適用となっている薬物代謝酵素が UGT1A1 である。UDP-glucuronosyltransferase（UGT）は，ビリルビンやステロイドホルモンなど内因性の疎水性物質や，薬物などの外因性化合物を基質とする小胞体膜結合型酵素であり，水酸基，カルボキシル基，アミノ基などに生体内でグルコースから生成されるグルクロン酸を付加して化合物の水溶性を著しく増すことで生体膜との親和性を低下させ，組織への移行を減らし尿中や胆汁中への排泄を促す役割をもつ。*UGT1A* サブファミリー遺伝子は基質結合ドメインをコードするエクソン 1 が遺伝子重複によりタンデムに並ぶ多重エクソン 1 を形成し，その後に共通のエクソン 2～5 が続く特徴的な遺伝子構造を有している。この多重エクソン 1 は，それぞれのプロモーターにより別々の発現調節を受けているため各アイソフォームは発現臓器も異なる。UGT1A1 は，肝臓や小腸に多く発現しており，主としてビリルビンのグルクロン酸抱合を触媒する酵素として知られている。*UGT1A1* 遺伝子の多数の多型のうち，*UGT1A1*28* は発現調節領域の 2 塩基挿入多型であり，プロモーター活性の低下により発現量の低下を引き起こす。日本人で他に重要な多型としては，アジア人に特徴的なエクソン 1 の c.211G>C（p.G71R）で *UGT1A1*6* と呼ばれており，活性低下をもたらす。これら多型をホモ接合体あるいは複合ヘテロ接合体で有する患者の場合は，イリノテカンの活性代謝物である SN-38 をグルクロン酸抱合する能力が低いため，好中球減少のリスクが高いとされている[23)-25)]。イリノテカンの添付文書には，これら高リスク患者の 80％で，一方これら多型を共にもたない患者では 14％で，グレード 3 以上の好中球減少がみられたとの結果が記載されているが，これらはイリノテカンを単剤投与（100 mg/m² を 1 週間間隔，または 150 mg/m² を 2 週間間隔）された患者でのデータであり，現在の医療現場において，イリノテカンは他の抗がん薬と併用される機会も少なくないため，実際には多型をもたない集団においてもより高い頻度でグレード 3 以上の好中球減少が認められるようである。本多型を診断する意義について，筆者の経験では，患者が高リスク遺伝子型をもっている場合は好中球減少のリスクは高いと考えて間違いないが，好中球減少を起こす患者を多型診断だけであらかじめ予測することは極めて難しい。さらに高リスク遺伝子型を有している患者にフルドーズを投与しても，重篤な好中球減少を認めない患者も稀にいることから，初回投与量を減量するかの判断は多型診断の結果のみではかなり困難な印象をもっている。

II．薬物トランスポーターの遺伝子多型診断の臨床的意義

薬物代謝酵素が生体異物の水溶性を増すことで生体を防御しているのに対し，薬物トランスポーターは異物の消化管からの吸収段階において一度細胞内に取り込んだものを消化管管腔側に汲み出したり，あるいは吸収されてしまった異物を異物代謝の主要な臓器である肝臓に取り込んだり，さらにはそこから胆汁中へ排泄することなどで生体防御に貢献しており，薬物代謝酵素と役割分担・協働することで効率的に機能している。薬物代謝酵素に比べて薬物トランスポーターは，その存在が明らかにされたのが近年であるため，多型研究や多型診断の臨床的意義についても現在，知見が徐々に集積されつつあるという段階である[26]。トランスポーターは，ATP の加水分解エネルギーを用いて低分子化合物を細胞内から細胞外へと排出する ABC トランスポーターと，様々な化合物やイオンの輸送と協働して化合物を細胞内に取り込んだり逆に排出する SLC トランスポーターに大別されている。経口投与された薬物の多くは小腸が吸収部位であり，小腸に発現する ABC トラ

ンスポーターは主として生体異物を消化管から体内に吸収させないための機能を担っている。一方，SLCトランスポーターのうち*SLC22A*サブファミリーのトランスポーターは，有機アニオンの腎臓への取り込みや有機カチオンの腎臓への取り込みに関与しているため，薬物の腎排泄に重要である。また，*SLC21A*サブファミリーのトランスポーター（別名SLCO）は，有機アニオンの肝取り込みに関与しているため，肝代謝の促進に寄与しており，肝臓から胆汁中への排泄は肝臓に発現するABCトランスポーターが主として担っている。

1．ABCトランスポーター

ABCトランスポーターでは，数多くのトランスポーターで遺伝子多型が発見されている。なかでも1976年に発見され[27]10年後にcDNAがクローニングされた[28]P-糖タンパク質と呼ばれているABCB1（MDR1）や，1998年に発見されたABCG2（BCRP）[29]は，その遺伝子多型と薬物動態との関連性について最もよく調べられている[30)31)]。しかしABCB1の多型については，夥しい数の研究報告が発表されているにもかかわらず，薬物血中濃度に及ぼす影響でさえ研究者間で様々であり，発現量に及ぼす影響についても一致するものもあれば相反するものもあるため，現状において多型診断の臨床的意義を明確に述べられるものはほとんどない。

（1）*ABCG2*遺伝子多型

BCRPは，抗がん薬耐性の乳がん細胞から先に発見されたP-糖タンパク質とは異なる薬剤排出トランスポーターとして発見された。これまでイリノテカンやトポテカンのようなカンプトテシン誘導体[32]や，HMG-CoA還元酵素阻害薬ロスバスタチン[33]，潰瘍性大腸炎治療薬スルファサラジン[34]なども輸送されることが示されている。日本人ではc.421C>A多型の頻度が30％を超えて高く，本多型は発現量を著しく低下させるとされている[35]。本多型がそれら薬剤の薬物動態に影響を及ぼし，多型を有する個体では血中濃度が有意に高くなることから，吸収段階での排出能が低いことは明確であるが，効果や副作用との関連

性に関しては研究者によって必ずしも一致していない。最近の興味深い報告の1つとして，日本人の慢性期慢性骨髄性白血病の患者を対象とした多施設共同研究において，c.421C>A多型が分子遺伝学的完全寛解の独立した予測因子となるとの報告がなされている[36]。ただしBCRPの多型診断の臨床的意義についても，今後さらなる研究が必要と考えられる。

2．SLCトランスポーター

SLCトランスポーターでは，1987年に最初のSLCトランスポーターであるSLC5A1（SGLT1）が発見された[37]。多数のSLCのうち，糖やアミノ酸など生体が必要とする物質の細胞内への取り込みを行ったり，生体が不用となった物質の細胞外への排出を行うトランスポーターについては，機能に著しい影響を及ぼす多型は疾患と直接関連している[38)39)]。一方，肝臓特異的に発現し，胆汁酸やステロイド抱合体，甲状腺ホルモンなど種々の有機アニオンを輸送するトランスポーターとして1999年に発見されたLST-1[40]は，薬物代謝の最も主要な場である肝臓に薬物を取り込む主要なトランスポーターとして知られ，多型に関しても最も研究が進んでいるものの1つである。

（1）*SLCO1B1*遺伝子多型

LST-1は，SLCO1B1またはOATP-Cという名称がよく使用されるが，*SLC*遺伝子ファミリーの分子系統樹上での名称はSLC21A6である。アンジオテンシン変換酵素阻害薬（ACEI），アンジオテンシンⅡ受容体拮抗薬（ARB）のほか，抗がん薬イリノテカン，抗アレルギー薬フェキソフェナジン，グリニド類，スタチン類など幅広い薬物を基質とすることが報告されている。頻度の高い多型としてc.388A>G（p.N130D）とc.521T>C（p.V74A）が知られており，日本人ではそれぞれ60％，15％前後とされており[41]，この2つのSNPを同時にもつハプロタイプは*SLCO1B1*15*と呼ばれている。上述した薬物のうち，特にスタチン類[42]や，グリニド類[43]へのc.521T>Cや*SLCO1B1*15*が薬物動態に及ぼす影響に関する研究が多く行われており，多型を有する個体では肝臓への取り込みが低いため血中濃度が有意に高い

ことが示されている．さらにシンバスタチンについては，海外の全ゲノム関連解析（GWAS）から，スタチンでのミオパチーの原因因子としてc.521T>Cが明らかとなっている[44]．したがって，本多型の診断はスタチン類による横紋筋融解症のリスクが高い患者の予測につながる可能性がある．また症例報告ではあるが，c.521T>Cをホモ接合体で有している患者では，前述のUGT1A1多型をもたない場合でもイリノテカンによる重篤な好中球減少を引き起こすと報告されていることから[45]，UGT1A1遺伝子多型診断では予測できない好中球減少の高リスク患者を予測できる可能性がある．

おわりに

薬物代謝酵素の遺伝子多型診断は，研究の歴史は古いものの，現状，臨床現場においてその診断を行うことで個々の患者における薬効・副作用を確実に予測し，投与量や薬物の変更を指示できるものはほとんどないといってよい．これは研究途上の薬物トランスポーターの多型診断についても同様であり，その理由はこれらの多型は薬物動態を規定する数多くの因子の1つにすぎないためである．したがって，多型が薬物動態に極めて大きな影響を及ぼす場合を除き，他の薬物動態規定因子も合わせて考慮することが多型診断の医療現場での有用性を高めることになると考えられ，さらなる研究が必要である．

用語解説

1. **cytochrome P450**：小胞体膜に結合したヘムタンパク質の1つ．ヘモグロビンと異なり，活性中心のヘムにシステインのチオール基が配位しているため，還元型酵素に一酸化炭素が結合すると450 nm付近に特徴的な吸収を示す細胞内の色素という意味で命名された．代表的な薬物代謝酵素であり，その活性は個体間だけでなく個体内でも変動する．

2. **cDNA（complementary DNA）**：逆転写酵素によってmRNAを人工的にDNAの塩基に置換したもので，mRNAと相補的な配列をもつDNAの意．mRNAの発現量を調べるためのreal-time PCRの鋳型にしたり，完全長のcDNAを発現ベクターに挿入するなどでcDNAがコードしているタンパク質を発現させることができる．

3. **代謝比**：代謝物の量と未変化体の量の比率で，生体内でどれだけ代謝反応が起こっているかを見るための指標．例えばCYP2D6のプローブ薬物である降圧薬デブリソキンでは，尿中の未変化体の量を主代謝物4-OH体の量で除した値が12.6以上の個体は，代謝が著しく低いか欠損しているPMと判定される．

4. **TDM（therapeutic drug monitoring）**：治療薬物モニタリング．一般的には，血中濃度が効果や副作用と相関する薬物に対し，適切な時期に血中濃度を測定し，その結果から個々の患者における薬物動態を解析して以降の投与設計に生かすことをいい，薬剤師が行うことが多い．モニターするものは必ずしも血中濃度に限らず測定対象は拡大されつつある．

5. **複合ヘテロ接合体**：通常のヘテロ接合体は野生型と多型対立遺伝子の組み合わせであるが，多型が複数ある場合，多型対立遺伝子同士の組み合わせもありうることになり，その場合を複合ヘテロ接合体と呼ぶ．例えば，UGT1A1の多型では，野生型対立遺伝子であるUGT1A1*1と多型対立遺伝子UGT1A1*6またはUGT1A1*28の組み合わせはヘテロ接合体であるが，UGT1A1*6/UGT1A1*28の場合を複合ヘテロ接合体という．

参考文献

1) 有吉範高：医薬品情報・評価学 改訂第3版，131-146，南江堂，2011．
2) Omura T, Sato R：J Biol Chem 239, 2370-2378, 1964.
3) Mahgoub A, Idle JR, et al：Lancet 2, 584-586, 1977.
4) Gough AC, Miles JS, et al：Nature 347, 773-776, 1990.
5) Laine K, Tybring G, et al：Clin Pharmacol Ther 70, 327-335, 2001.
6) Solai LK, Pollock BG, et al：J Clin Psychopharmacol 22, 481-486, 2002.
7) Shimamoto J, Ieiri I, et al：Eur J Clin Pharmacol 56, 65-68, 2000.
8) Ariyoshi N, Sawamura Y, et al：Biochem Biophys Res Commun 281, 810-814, 2001.
9) 有吉範高：医療薬学 39, 61-76, 2013.
10) Ariyoshi N, Miyazaki M, et al：Biochem Biophys Res Commun 281, 1256-1260, 2001.
11) Tsuchiya K, Gatanaga H, et al：Biochem Biophys Res Commun 319, 1322-1326, 2004.
12) Hasse B, Günthard HF, et al：Clin Infect Dis 40, e22-23, 2005.
13) Rodriguez-Novoa S, Barreiro P, et al：Clin Infect Dis 40, 1358-1361, 2005.
14) Gatanaga H, Hayashida T, et al：Clin Infect Dis 45, 1230-1237, 2007.
15) Wood N：日化療会誌 55, 16-23, 2005.
16) Zheng H, Webber S, et al：Am J Transplant 3, 477-483,

17) Hesselink DA, van Schaik RH, et al : Clin Pharmacol Ther 74, 245-254, 2003.
18) Thervet E, Anqlicheau D, et al : Transplantation 76, 1233-1235, 2003.
19) Haufroid V, Mourad M, et al : Pharmacogenetics 14, 147-154, 2004.
20) Price Evans DA, Manley KA, et al : Br Med J 2, 485-461, 1960.
21) Hiratsuka M, Kishikawa Y, et al : Drug Metab Pharmacokinet 17, 357-362, 2002.
22) Ohno M, Yamaguchi I, et al : Int J Tuberc Lung Dis 4, 256-261, 2000.
23) Ando Y, Saka H, et al : Cancer Res 60, 6921-6926, 2000.
24) Innocenti F, Undevia SD, et al : J Clin Oncol 22, 1382-1388, 2004.
25) Minami H, Sai K, et al : Pharmacogenet Genomics 17, 497-504, 2007.
26) Lai Y, Varma M, et al : Expert Opin Drug Metabol Toxicol 8, 723-743, 2012.
27) Juliano RL, Ling V : Biochim Biophys Acta 455, 152-162, 1976.
28) Chen CJ, Chin JE, et al : Cell 47, 381-389, 1986.
29) Doyle LA, Yang W, et al : Proc Natl Acad Sci USA 95, 15665-15670, 1998.
30) Sakurai A, Tamura A, et al : Expert Opin Pharmacother 6, 2455-2473, 2005.
31) Ieiri I : Drug Metab Pharmacokinet 27, 85-105, 2012.
32) Sparreboom A, Gelderblom H, et al : Clin Pharmacol Ther 76, 38-44, 2004.
33) Zhang W, Yu BN, et al : Clin Chim Acta 373, 99-103, 2006.
34) Yamasaki Y, Ieiri I, et al : Clin Pharmacol Ther 84, 95-103, 2008.
35) Kondo C, Suzuki H, et al : Pharm Res 21, 1895-1903, 2004.
36) Shinohara Y, Takahashi N, et al : Haematologica 98, 1407-1413, 2013.
37) Hediger MA, Coady MJ, et al : Nature 330, 379-381, 1987.
38) Enomoto A, Kimura H, et al : Nature 417, 447-452, 2002.
39) Koizumi A, Nozaki J, et al : Hum Mol Genet 8, 2247-2254, 1999.
40) Abe T, Kakyo M, et al : J Biol Chem 274, 17159-17163, 1999.
41) Kim SR, Saito Y, et al : Drug Metab Pharmacokinet 22, 456-461, 2007.
42) Romaine SP, Bailey KM, et al : Pharmacogenomics J 10, 1-11, 2010.
43) Kalliokoski A, Neuvonen PJ, et al : Basic Clin Pharmacol Toxicol 107, 775-781, 2010.
44) SEARCH Collaborative Group : N Engl J Med 359, 789-799, 2008.
45) Takane H, Miyata M, et al : Ther Drug Monit 29, 666-668, 2007.

有吉範高
1988年　長崎大学薬学部薬学科卒業
1990年　九州大学大学院薬学研究科修士課程修了
1993年　九州大学薬学部衛生化学・裁判化学教室文部教官助手
1995年　米国 Wisconsin 大学 Madison 校医学部薬理学講座博士研究員
1997年　北海道大学薬学部代謝分析学分野助教授
2001年　千葉大学医学部附属病院助教授・副薬剤部長
2003年　同医学部附属病院治験管理支援センター（兼務）
2007年　同医学部附属病院薬剤部・臨床試験部准教授・副薬剤部長

第3章 生殖細胞系列遺伝学的検査の臨床応用

1. ファーマコゲノミクス検査の最前線
2）生殖細胞系列遺伝子検査（遺伝学的検査）による薬剤の有害事象の予測

莚田泰誠

　薬疹や薬剤性肝障害などの重篤な副作用を起こす薬剤を用いる治療において，事前の生殖細胞系列遺伝子検査で副作用の発現リスクを予測したうえで，治療薬を選択したり投与量を調節したりするような治療介入を行うことにより，集団全体の副作用の発現頻度を下げることが可能になりつつある。特に，重症薬疹の発現リスクと関連する複数のヒト白血球抗原（human leukocyte antigen：HLA）アレルはゲノムバイオマーカーとしての医学的有用性が臨床研究によって実証され，臨床にも導入されている。

はじめに

　薬の効果や副作用などの薬物応答性とゲノム情報との関連を調べるファーマコゲノミクス（PGx）研究の進展により，投薬開始前の遺伝子検査に使用可能なゲノムバイオマーカーが多数報告されつつある。ファーマコゲノミクスにおいて対象となる遺伝子検査は，体細胞遺伝子検査と遺伝学的検査（生殖細胞系列遺伝子検査）に分けられ，特にがん治療の分野では，非小細胞肺がん治療に用いられる分子標的薬ゲフィチニブにおける上皮成長因子受容体（EGFR），大腸がん治療に用いられるEGFR抗体薬セツキシマブにおけるKRASの例にみられるように，治療に対する応答性の予測のための体細胞変異診断が現実のものとなっている。

　一方，生殖細胞系列遺伝子検査においても薬の副作用と関連する遺伝因子の報告が増えてきており，2008年，抗がん薬イリノテカンによる好中球減少症の発現リスクを予測するためのUGT1A1遺伝子多型検査が保険適用されている。なかでも，後述する薬疹などの重篤な副作用とヒト白血球抗原（human leukocyte antigen：HLA）の特定のアレルとの関連についての報告が多い。これらのHLAアレルをもつ患者の場合，関連解析におけるオッズ比は約10〜数千であり，副作用の発現リスクに対して極めて大きい影響を示すため，発現リスクを予測する遺伝子検査として用いた場合，高い有用性が期待される。すなわち，重篤な副作用を起こす薬物を用いる治療において，事前の遺伝子検査で副作用の発現リスクを予測し，治療薬を選択したり投与量を調節したりするような治療介入を行うことにより，集団全体の副作用の発現頻度を下げることが可能となる。本

---

key words

ファーマコゲノミクス（PGx），全ゲノム関連解析，GWAS，HLA-B*35:05，HLA-A*31:01，CCHCR1，カルバマゼピン，ネビラピン，薬疹

稿では，生殖細胞系列遺伝子検査による薬剤の有害事象の予測について，HLA アレル遺伝子検査の臨床応用を中心に述べる。

I. 重篤な副作用の発現リスクと関連する HLA アレル

薬物治療において問題となる副作用としては，スティーブンス・ジョンソン症候群（Stevens-Johnson syndrome：SJS），中毒性表皮壊死症（toxic epidermal necrolysis：TEN）および薬剤性過敏症症候群（drug-induced hypersensitivity syndrome：DIHS）などの重症薬疹，薬剤性肝障害，無顆粒球症などが挙げられる。これらの重篤な副作用の発現リスクに関連する遺伝因子の同定を目的として，HLA アレルとの関連解析が数多く行われてきた。

まず，1996 年に抗甲状腺薬メチマゾールによる無顆粒球症の発現リスクと HLA-DRB1*08：032 との関連が日本人で報告された[1]。その後，白人における抗 HIV 薬アバカビルによる過敏症状と関連する HLA-B*57:01[2]，台湾人における抗てんかん薬カルバマゼピンおよび痛風治療薬アロプリノールによる SJS-TEN の発現と，それぞれと関連する HLA-B*15:02[3] および HLA-B*58:01[4]，タイ人における抗 HIV 薬ネビラピンによる薬疹と関連する HLA-B*35:05[5] が次々と報告された。

なお，上述の報告はすべて HLA アレルを対象とした候補遺伝子解析によるものであったが，近年，全ゲノム領域の 1 塩基多型（SNP）を対象としたジェノタイピングに基づくケースコントロール関連解析（genome-wide association study：GWAS）が普及したことにより，抗凝固薬キシメラガトランによる肝機能異常と関連する HLA-DRB1*07：01[6]，抗菌薬フルクロキサシリンによる肝障害と関連する HLA-B*57:01[7]，COX-2 阻害薬ルミラコキシブによる肝障害と関連する HLA-DQA1*01:02[8] が報告されている。

II. 日本人において副作用の発現リスクと関連する HLA アレル

HLA アレルの頻度には人種差がみられており，HLA-B*15:02 のアレル頻度は台湾人では 5.9% であり，東南アジア人の集団においては同程度（タイ人：8.2 〜 8.5%，マレーシア人：2.0 〜 16%）である一方，日本人や白人では 0.1% 未満であるため[9]，カルバマゼピン誘発薬疹の発現リスクの予測には用いることはできない。

筆者らは，日本人におけるカルバマゼピン誘発薬疹の発現リスクを予測するためのゲノムバイオマーカーを同定することを目的として，カルバマゼピン投与日本人患者のうち，薬疹を起こした患者 77 例〔SJS-TEN：6 例，DIHS：36 例，多形紅斑型（EM）：16 例，播種状紅斑丘疹型（MPE）：6 例，紅斑型：2 例，紅皮症型：1 例，固定薬疹：1 例，分類なし：9 例〕について，GWAS および HLA タイピングによるケースコントロール関連解析を行った[10]。その結果，HLA-A*31:01 がカルバマゼピン誘発薬疹と関連するアレルであることを明らかにした〔図❶，オッズ比 9.5（95% 信頼区間 5.6 〜 16.3），$P = 1.09×10^{-16}$〕。筆者らの報告の直後，McCormack ら[11] が同様の研究手法を用いて，白人においても HLA-A*31:01 がカルバマゼピン誘発薬疹と有意に関連することを報告したことより，異なる人種においても有用なゲノムバイオマーカーであることが示された。興味深いことに，HLA-A*31:01 は日本人リウマチ患者におけるメトトレキサートによる間質性肺炎の発現リスクと関連することも報告されている〔オッズ比 2.97（95% 信頼区間 1.80 〜 4.88），$P = 8.06×10^{-5}$〕[12]。その他に，日本人患者において GWAS で同定された副作用と関連するゲノムバイオマーカーとしては，アロプリノールによる薬疹の発現リスクと関連する HLA-B*58:01[13] が挙げられる。

III. 生殖細胞系列遺伝子検査の臨床への応用

ゲノム情報と薬物応答性の関連性を臨床に応用

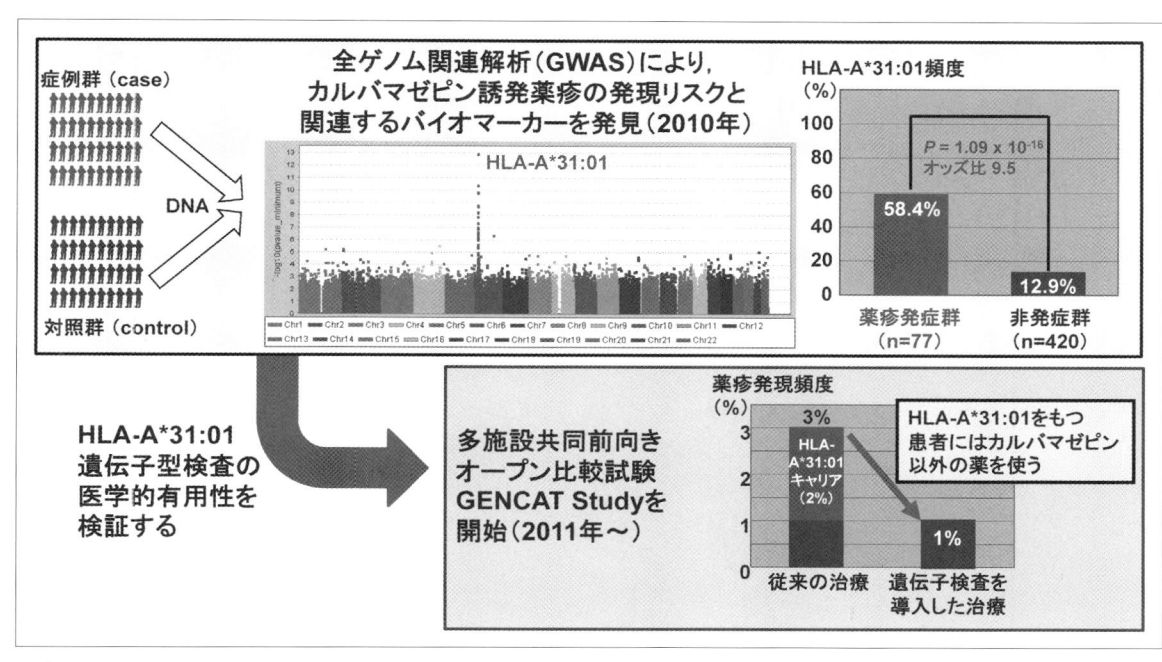

図❶　全ゲノム関連解析（GWAS）による日本人におけるカルバマゼピン誘発薬疹関連遺伝子の同定とその遺伝子検査の医学的有用性

する場合，遺伝子検査に基づく医療介入の結果が患者に有利であると予測されること（医学的有用性）を実証するため前向き臨床研究の実施が必要である。薬物の副作用と関連する HLA アレルの遺伝子検査の臨床への導入に関しては，重症薬疹の発現リスク予測が先行している。抗 HIV 薬アバカビルについては，2006 年，HLA-B*57:01 遺伝子検査の医学的有用性を実証するために，世界初のファーマコゲノミクス前向きランダム化比較試験 PREDICT-1 が開始された[14]。この白人エイズ患者における臨床研究では，アバカビル投薬開始前の遺伝子検査において，HLA-B*57:01 を有しておらず非リスク型と判定された患者（コントロール群）には通常どおりアバカビルを投与する一方，HLA-B*57:01 陽性患者にはアバカビルを投与しなかった（prospective-screening 群）。6 週間のフォローアップ期間におけるコントロール群（n=718）の薬疹発現率 7.8％に対して，prospective-screening 群（n=679）の発現率は 3.4％であり，遺伝子検査の導入により薬疹の発現率が 1/2 に減少することが示された。この結果を受けて，2008 年，米国食品医薬品局（FDA）はアバカビルの治療開始前に HLA-B*57:01 の有無を検査すべきであると勧告しており，米国ではアバカビル投薬と HLA-B*57:01 の遺伝子検査キットが HIV 患者にセットで提供されている。

カルバマゼピン誘発 SJS-TEN のゲノムバイオマーカーである HLA-B*15:02 では，2007 年の時点で，中国系の祖先をもつ患者はカルバマゼピンによる治療開始前に HLA-B*15:02 の存在を検査すべきであり，この遺伝子の型をもつ患者には治療上の有益性が危険性を明らかに上回らないかぎりカルバマゼピンを投与すべきではないことをノバルティスファーマ社が米国の添付文書に追記していた。2011 年，4877 人の台湾人がエントリーした前向き臨床研究において，HLA-B*15:02 陽性患者にカルバマゼピン以外の薬を投与した場合，SJS-TEN 患者の発生が全くみられかったことが報告されたことより（台湾の National Health Insurance Research Database に基づくヒストリカルコントロールでは 0.23％），HLA-B*15:02 遺伝子検査の有用性が実証された[15]。

筆者らのグループでは，HLA-B*35:05およびCCHCR1の遺伝子型がタイ人における抗HIV薬ネビラピン誘発薬疹の発現リスクに関連することを2009年に報告したが[16]，同年これらの遺伝子検査に基づく治療介入がネビラピンによる薬疹の発現頻度に与える影響を前向きに検討することを目的としたGenotype Based Personalized Prescription of Nevirapine（GENPART）Studyをタイの9医療機関の協力を得て開始した（図❷）[17]。1103人のタイ人HIV患者を，遺伝子検査をせずにネビラピンを投与する標準治療群と，遺伝子検査によってネビラピンを投与するかどうかを決める介入治療群の2群に無作為にランダム化した。介入治療群では，HLA-B*35:05およびCCHCR1の遺伝子検査により薬疹発現の非リスク型と判定された患者の場合は通常どおりネビラピンを投与し，リスク型と判定された患者はネビラピンではなくエファビレンツなどの他の抗HIV薬を投与した。標準治療群と介入治療群における薬疹の発現率を比較したところ，それぞれ18.0％および13.2％であり，標準治療群と比べ介入治療群では薬疹の発現率が約2/3に減少することが示され，遺伝子検査の導入がネビラピンによる薬疹の発現率の低下に有効であることが示された。

また，カルバマゼピン誘発薬疹と関連するHLA-A*31:01遺伝子検査の医学的有用性を実証することを目的としたGenotype-Based Carbamazepine Therapy（GENCAT）Studyを2011年に開始した。筆者らの解析において，カルバマゼピンによる薬疹発現患者のうち，HLA-A*31:01で説明できるものは約60％であった[10]。日本人におけるカルバマゼピン誘発薬疹の発現率を3％とすると，HLA-A*31:01を有する患者をカルバマゼピンによる治療から除外することにより，薬疹発現頻度は1％に低下することが予測された。そこで日本人患者において，HLA-A*31:01の遺伝子検査でリスク型と判定された患者にはカルバマゼピン以外の代替薬（バルプロ酸，炭酸リチウム，オランザピンなど）を投与することにより，薬疹発現率を低下させることが可能であるかどうかを検証している（図❶）。

おわりに

重篤な副作用を起こす薬物を用いる治療において，投薬前の遺伝子検査によって発現リスクを

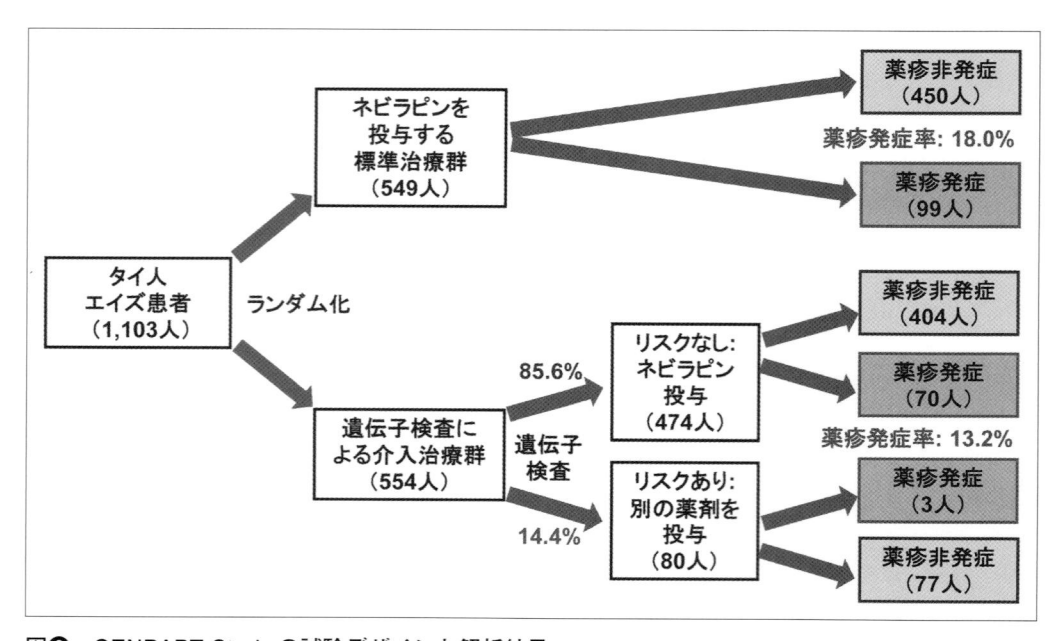

図❷　GENPART Studyの試験デザインと解析結果

予測することができれば，間違いなく患者のベネフィットの向上に貢献することができる．特にHLA遺伝子検査による重症薬疹の回避は，臨床研究によって医学的有用性が実証された例が多く，ファーマコゲノミクス研究の成果の臨床への応用がうまく行われている領域であるといえよう．薬疹以外の重篤な副作用についても，同定されたゲノムバイオマーカーの医学的有用性を検証したうえで，遺伝子検査の結果に基づいた治療薬や用量の選択方法を確立することにより，より安全で適切な患者に優しいオーダーメイド投薬につながることが期待される．

参考文献

1) Tamai H, Sudo T, et al : Ann Intern Med 124, 490-494, 1996.
2) Mallal S, Nolan D, et al : Lancet 359, 727-732, 2002.
3) Chung WH, Hung SI, et al : Nature 428, 486, 2004.
4) Hung SI, Chung WH, et al : Proc Natl Acad Sci USA 102, 4134-4139, 2005.
5) Chantarangsu S, Mushiroda T, et al : Pharmacogenet Genomics 19, 139-146, 2009.
6) Kindmark A, Jawaid A, et al : Pharmacogenomics J 8, 186-195, 2008.
7) Daly AK, Donaldson PT, et al : Nat Genet 41, 816-819, 2009.
8) Singer JB, Lewitzky S, et al : Nat Genet 42, 711-714, 2010.
9) http://www.allelefrequencies.net/
10) Ozeki T, Mushiroda T, et al : Hum Mol Genet 20, 1034-1041, 2011.
11) McCormack M, Alfirevic A, et al : N Engl J Med 364, 1134-1143, 2011.
12) Furukawa H, Oka S, et al : Ann Rheum Dis 72, 153-155, 2013.
13) Tohkin M, Kaniwa N, et al : Pharmacogenomics J 13, 60-69, 2013.
14) Mallal S, Phillips E, et al : N Engl J Med 358, 568-579, 2008.
15) Chen P, Lin JJ, et al : N Engl J Med 364, 1126-1133, 2011.
16) Chantarangsu S, Mushiroda T, et al : Clin Infect Dis 53, 341-348, 2011.
17) Kiertiburanakul1 S, Mahasirimongkol S, et al : The 7th International AIDS Society Conference on HIV Pathogenesis, Treatment and Prevention（IAS 2013），Kuala Lumpur, 2013.

莚田泰誠

1986年	金沢大学薬学部製薬化学科卒業
1988年	同大学院薬学研究科修士課程修了
	北陸製薬株式会社入社
2003年	理化学研究所遺伝子多型研究センター入所
2013年	同統合生命医科学研究センターファーマコゲノミクス研究グループグループディレクター（改組に伴う名称変更）

第3章 生殖細胞系列遺伝学的検査の臨床応用

1. ファーマコゲノミクス検査の最前線
3）ホストと感染因子の遺伝子関連検査を組み合わせた感染症の治療
① HCV感染症と*IL28B*遺伝子多型

松波加代子・田中靖人

ゲノムワイド関連解析（GWAS）により，ペグインターフェロン＋リバビリン（PEG-IFN/RBV）併用療法の有効性に関連する1塩基多型（SNP）rs8099917が同定され，2010年には「*IL28B*の遺伝子診断によるインターフェロン治療効果の予測評価」として新規先進医療に認可された。その後，治療に伴う副作用に関する薬理遺伝学的なSNPも同定された。C型肝炎の治療開始前にこれらSNPsを調べることで，高い確率で治療効果や治療完遂確率が予測可能となった。C型肝炎診療はテーラーメイド医療の時代に突入している。

はじめに

C型肝炎ウイルス（HCV：hepatitis C virus）はいったん感染すると7～8割が慢性肝炎に移行し，治療によりウイルスの消失が得られなければ肝硬変，肝がんへと進展する症例も多い。C型慢性肝疾患の治療は2004年に承認されたペグインターフェロン＋リバビリン（PEG-IFN/RBV）併用療法によって格段に進歩したが，難治例であるgenotype 1型，高ウイルス量症例では50%程度の著効（SVR：sustained virological response）しか得られず，約20%はこの併用療法が無効であることが知られている。このため，治療効果予測に関連する様々な要因が報告されてきた。PEG-IFN/RBV併用療法における治療効果予測因子としては，宿主側因子，ウイルス側因子，薬剤因子が挙げられ（図❶），なかでも2009年に報告されたinterleukin-28B（*IL28B*）遺伝子多型により治療前効果予測

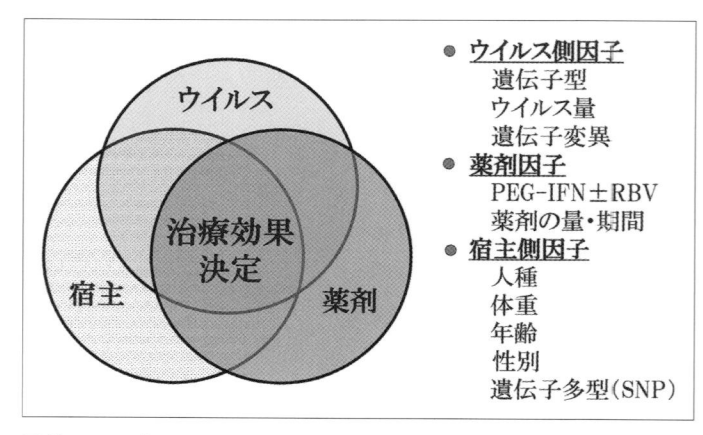

図❶ IFNを用いたC型肝炎治療効果を規定する各種因子

key words
IL28B, rs8099917, TaqMan probe法, InvaderPlus法, GWAS, *IFNL4*, *ITPA*遺伝子

のみならず，治療に伴う副作用発現予測まで可能となり，患者選択や治療完遂の可能性なども考慮されるようになってきた．本稿では，C型肝炎診療における遺伝子関連検査について IL28B 遺伝子多型を中心に概説する．

I．治療効果予測因子

1．ウイルス側因子

治療効果予測のウイルス側因子として，これまでに HCV 遺伝子型（genotype），ウイルス量，NS5A 領域（ISDR, IRRDR）[1) 2)]やコア領域（70番，91番）[3)] のアミノ酸変異などが報告されている（表❶）．ISDR（interferon sensitivity determining region）は，HCV 遺伝子の非構造領域である NS5A の後半部に存在する 40 アミノ酸程度の領域で，IRRDR（interferon ribavirin resistance determining region）は，NS5A 内で V3 領域にかかる 46 アミノ酸からなる領域で，これらの領域の変異数はそれぞれ IFN 単独療法，PEG-IFN/RBV 併用療法の治療効果と関連すると報告された．

2．宿主側因子

従来，PEG-IFN/RBV 併用療法における治療効果予測の宿主側因子として，年齢，性別，肝線維化進展度，インスリン抵抗性など多数報告されてきた．一方，ヒトゲノム計画の成功により，ヒト遺伝子は個人差として約 300 個に 1 個，全ゲノムで約 1000 万ヵ所の 1 塩基多型（SNP：single nucleotide polymorphism）が存在し，この SNP が個々の疾患の発症，薬剤反応性や副作用に大きく関与することが続々と明らかになってきている．

近年，SNP 解析技術の進歩により，ゲノムワイド関連分析法（GWAS：genome-wide association study）がヒトの様々な多因子疾患に関わる遺伝子を網羅的に探索する方法として用いられている．この手法を用いて 2009 年に本邦および欧米より，genotype 1 の C 型慢性肝疾患患者に対する PEG-IFN/RBV 治療効果に極めて強く関連する予測因子として IL28B 遺伝子多型が報告された（図❷）[4)]．

II．IL28B 遺伝子多型と治療効果

genotype 1 の C 型慢性肝疾患患者で PEG-IFN/RBV 併用療法が有効・無効であった患者群に対して，それぞれ Affymetrix Genome Wide Human SNP Array 6.0 を用いて解析したところ，19番染色体の IL28B 遺伝子付近周辺に複数の有意な SNP の存在が明らかとなり，代表的な SNP である rs8099917 が，治療反応群（著効群＋再燃群）ではメジャーホモ接合体（TT），無効群ではヘテロ/マイナーホモ接合体（TG/GG）の割合が高く，TG/GG を有する患者では治療抵抗性であることが示された（図❸）．ほぼ同時期に行われた欧米でのゲノムワイド関連解析でも，IL28B 遺伝子から 3kb 上流の SNP（rs12979860）が著効に強く関連することが判明し[5) 6)]，この SNP は rs8099917 と連鎖不平衡（複数の遺伝子座の遺伝的多型の間にランダムでない相関がみられること）が成立していると考えられ，実際に日本人では 99％の一致率である（図❹）．また，IL28B 遺伝子多型は HCV の自然排除，人種間における治療効果の違いにも関連していることが示された[7)]．2010 年には「IL28B の遺伝子診断によるインターフェロン治療効果の予測評価」として新規先進医療に認可され，治療前に遺伝子型を測定することにより高確率に治療効果を予測し，治療適応を判断するといった個別化治療が可能となった．

III．IL28B SNPs の解析方法

SNP 解析の方法としては基準となる direct sequence 法のほか，リアルタイム PCR 機器を用いた High Resolution Melting（HRM）法，hybridization

表❶ 現在の IFN 治療効果に寄与するウイルス因子

ウイルス因子	変異	IFN 治療効果
HCV genotype	Genotype 1	抵抗性
	Genotype 2	反応性
Core 70	R → Q/H	抵抗性
Core 91	L → M	抵抗性
ISDR	0	抵抗性
	1～3	中間
	4 ≦	反応性
IRRDR	< 6	抵抗性
	6 ≦	反応性

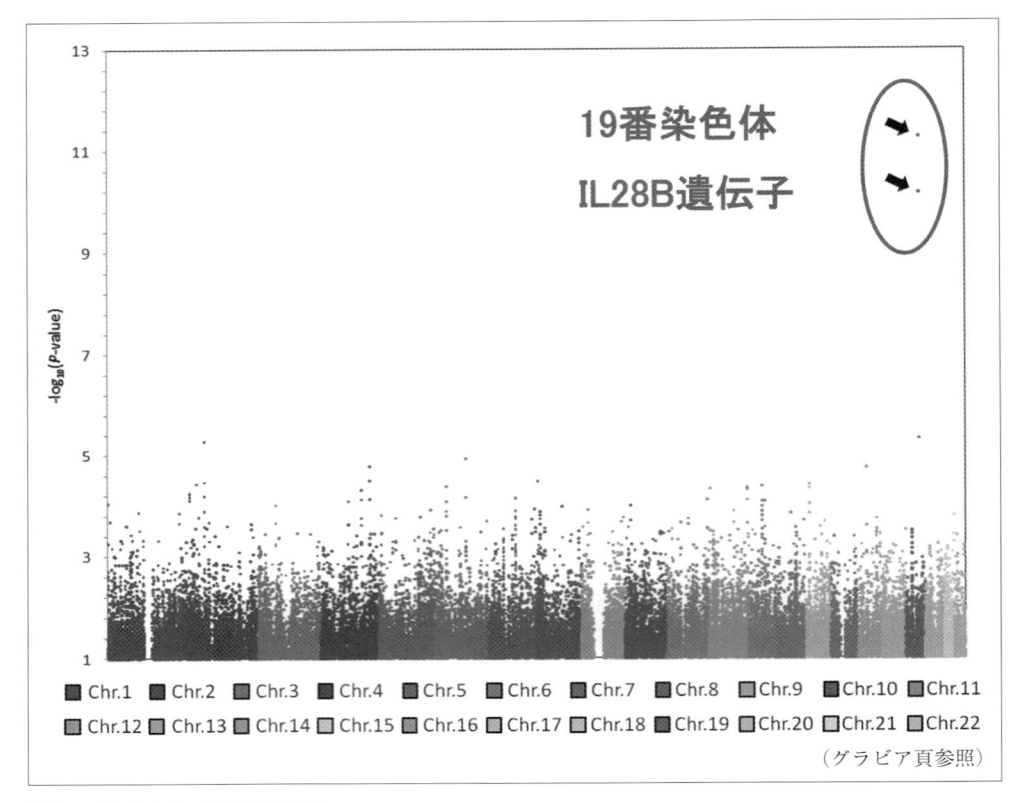

第3章 生殖細胞系列遺伝学的検査の臨床応用　1. ファーマコゲノミクス検査の最前線

図❷　ゲノムワイド関連解析
PEG-IFN/RBV併用療法が有効（再燃例も含む）例と無効例で各染色体上のそれぞれのSNPのアリル頻度について比較し算出したP値のプロット。19番染色体の*IL28B*遺伝子周辺に治療無効に関連する有意なSNPsを発見した。

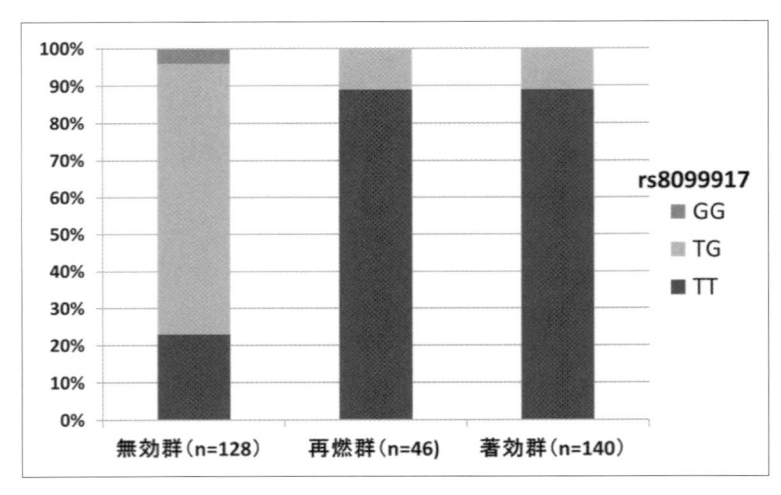

図❸　日本人における*IL28B*遺伝子多型とPEG-IFN/RBV治療効果
日本人における*IL28B*遺伝子多型の代表的なSNPであるrs8099917について治療効果別にみると，無効群ではマイナーアリル（TG+GG）の割合が高い。

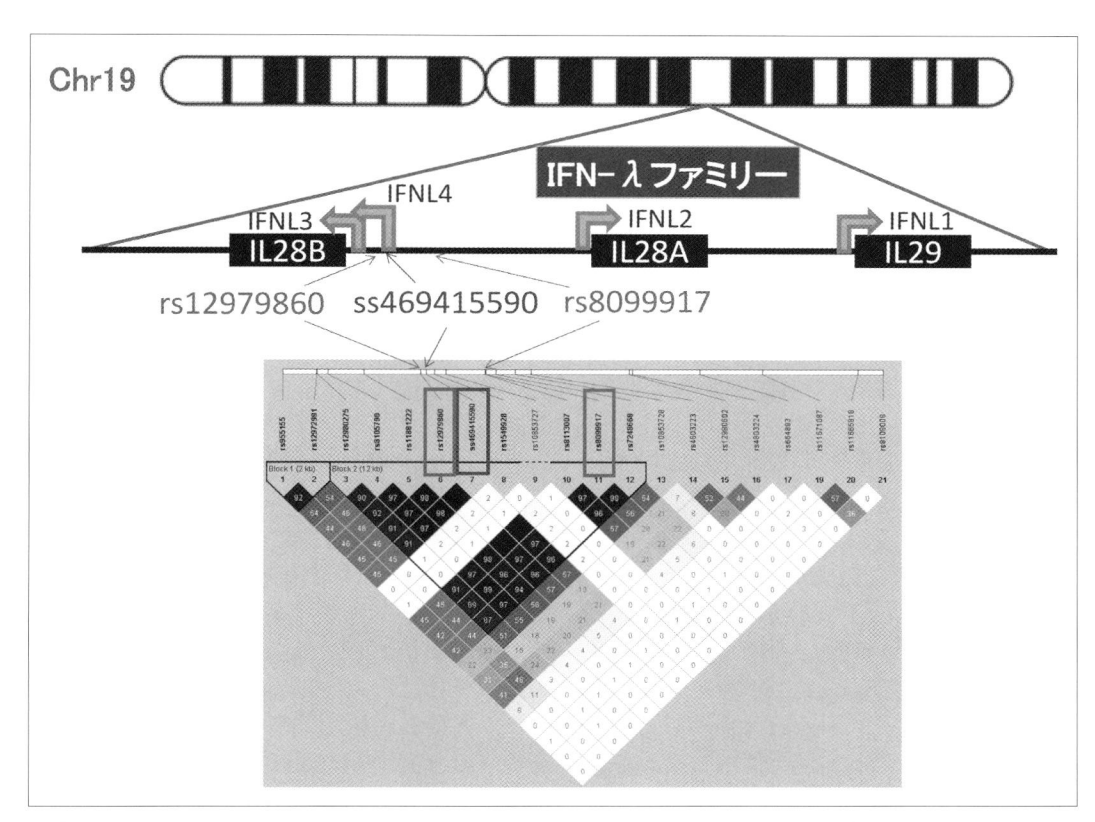

図❹ IFN-λファミリーの遺伝子構造と治療効果に寄与する SNPs の HapMap データ

probe(HP)法, TaqMan probe 法や InvaderPlus 法などがある. シークエンス法がゴールドスタンダードであるが, コストや時間もかかるため, 現在は PCR 法をベースとした TaqMan probe 法などが簡便な方法として普及しており, さらに新たな方法として InvaderPlus 法が注目されている. HRM 法は各アレルの PCR 産物が Tm 値の違いにより異なる融解曲線を描くことを利用し, TaqMan probe 法は, 各アレルに対応して結合したプローブのみ PCR 増幅の課程で分解されることを利用している. さらに InvaderPlus 法は, 目的とする SNP 部分で 3 重鎖を形成する 5' 側にフリーな FLAP 構造がついたプローブと標的に相補的な Invader オリゴ, さらに遊離の FLAP と 3 重鎖を形成する FRET カセット, そして両 3 重鎖を特異的に切り出すクリベース酵素を反応させることにより蛍光発色させるものである[8]。
IL28B SNPs 解析は C 型慢性肝炎の治療評価として臨床的意義の高い検査だが, 日常臨床検査へ導入するためには正確性・簡便性・迅速性・コストなどを考慮しなくてはならない.

IL28B 関連 SNPs(rs11881222/rs8103142/rs8099917/rs12979860)測定において前述の 5 通りの方法を比較検討したところ, 正確性では HP 法, TaqMan 法, InvaderPlus 法が同等であったとの報告がある. また, SNP 間で不一致となる症例に関しては, 臨床経過をみると rs8099917 による判定結果がより実際の治癒率に反映されていることが考えられ, 日本人においては rs8099917 が最も治癒率を鋭敏に反映している SNP であると報告された[9]。

Ⅳ. その他の遺伝子

1. 新規遺伝子 *IFNL4* について

最近, HCV ウイルス排除を強く反映する新たな SNP として, ヒト 19 番染色体上の *IL28B* 遺伝

子の上流に存在する ss469415590（TT/ΔG）が報告された。ss469415590（ΔG）は HCV 感染後一過性に誘導される IFNλ4 をコードする新規遺伝子 *IFNλ4* を生じるフレームシフト変異体である。ss469415590 は，*IL28B* SNP である rs12979860 と連鎖不平衡が成立し，ウイルス排除に関してアジア人・ヨーロッパ人ではほぼ同等に反映するが，アフリカ人では rs12979860 より鋭敏に反映することが報告されている[10]。

2. PEG-IFN/RBV 治療中の貧血に関わる *ITPA* 遺伝子多型

PEG-IFN/RBV 併用療法における頻度の高い副作用の 1 つに RBV による溶血性貧血があるが，Fellay らは GWAS により，貧血に対して抑制的に作用する 20 番染色体短腕上（20p13 領域）のイノシン 3-ホスファターゼ（*ITPA*）遺伝子の SNP（rs1127354, rs7270101）を同定した[11]。さらにわれわれは，*ITPA* と近傍の *DDRGK1* 遺伝子多型が貧血だけでなく，血小板減少にも関連していることを報告した[12]。前述した *IL28B*，*ITPA* 遺伝子多型を治療前に測定することにより，治療効果，副作用予測に基づいたテーラーメイド治療が可能となる。

V. プロテアーゼ阻害剤/PEG-IFN/RBV 療法における *IL28B* 遺伝子多型と治療効果

2011 年に第 1 世代プロテアーゼ阻害剤であるテラプレビル（TVR）と PEG-IFN/RBV 3 剤併用療法が可能となり，さらに 2013 年に第 2 世代プロテアーゼ阻害剤であるシメプレビル（SMV）が新たに保険収載された。現在では TVR に代わり SMV と PEG-IFN/RBV 3 剤併用療法が標準治療となり，徐々に治療成績が向上してきている。

本邦より，*IL28B* 遺伝多型，コア領域のアミノ酸変異は TVR/PEG-IFN/RBV 療法においても治療効果予測に有用であることが報告されている[13]。すなわち，rs8099917 TT 例ではコア領域 aa70 の置換の有無にかかわらず SVR 率は同等で 84％であったのに対して，TG/GG 例では aa70R では 50％，aa70Q/H では 12％と治療効果は大きく異なることが示された。このように第 1 世代プロテアーゼ阻害剤を含む 3 剤併用療法においても，*IL28B* 遺伝子多型は治療効果予測に有用である。

現在，未治療例に対する第 1 選択として日本肝臓学会ガイドラインで推奨されている SMV/PEG-IFN/RBV 3 剤併用療法では，*IL28B* 遺伝子多型別の SVR 率は，rs8099917 TT 93.9％，TG/GG 78％と有意差を認めているが，*IL28B* 遺伝子多型の影響は少なくなっている。*IL28B* 遺伝子多型は，特に未治療例において治療効果に影響する。したがって，既治療例においては前治療の反応性を参考に，未治療例では可能なかぎり *IL28B* 遺伝子多型を治療前に調べることによって，適切に治療適応症例を選別することが可能となる。

おわりに

GWAS により PEG-IFN/RBV 治療効果を極めて強く規定する *IL28B* 遺伝子多型が発見され，現在，先進医療として厚生労働省が認可した「*IL28B* の遺伝子診断によるインターフェロン治療効果の予測評価」により，*IL28B* 遺伝子多型検査が特定の施設で可能となり，これまでにない高い確率で治療効果を予測することができるようになった（約 80％の的中率）。C 型慢性肝炎の治療は TVR や SMV の登場で新しい DAA（direct-acting antiviral agents）時代に入り，近い将来，様々な新規薬剤の使用が可能となるが，*IL28B* 遺伝子多型は治療レジメンの選別や治療期間の設定といった個別化治療の実践において，今後も有用であると考えられる。

参考文献

1) Enomoto N, Sakuma I, et al : N Engl J Med 334, 77-81, 1996.
2) El-Shamy A, Nagano-Fujii M, et al : Hepatology 48, 38-47, 2008.
3) Akuta N, Suzuki F, et al : Intervirology 48, 372-380, 2005.

4) Tanaka Y, Nishida N, et al : Nat Genet 41, 1105-1109, 2009.
5) Ge D, Fellay J, et al : Nature 461, 399-401, 2009.
6) Suppiah V, Moldovan M, et al : Nat Genet 41, 1100-1104, 2009.
7) Thomas DL, Thio CL, et al : Nature 461, 798-801, 2009.
8) Kani S. Tanaka Y, et al : Microbiol Immunol 56, 31, 2012.
9) Ito K, Higami K, et al : J Clin Microbiol 49, 1853-1860, 2011.
10) Ludmila PO, Brian M, et al : Nat Genet 45, 164-171, 2013.
11) Fellay J, et al : Nature 464, 405-408, 2010.
12) Tanaka Y, et al : Hum Mol Genet 20, 3507-3516, 2011.
13) Akuta N, Suzuki F, et al : Hepatology 52, 421-429, 2010.

田中靖人
1991年 名古屋市立大学医学部卒業
     同医学部附属病院臨床研修医
1993年 名古屋第二赤十字病院消化器内科
1996年 遠州総合病院消化器内科
1997年 名古屋市立大学大学院医学研究科
1999年 米国立保健研究所（NIH）留学（Visiting Fellow）
2001年 名古屋市立大学医学部附属病院中央臨床検査部助手
2002年 同講師
2006年 同大学院臨床分子情報医学助教授（准教授）
2008年 同医学部附属病院肝疾患センター副センター長（兼任）
2009年 同大学院病態医科学講座教授・中央臨床検査部部長

第3章 生殖細胞系列遺伝学的検査の臨床応用

1．ファーマコゲノミクス検査の最前線
3）ホストと感染因子の遺伝子関連検査を組み合わせた感染症の治療
②ヘリコバクターピロリにおける遺伝学的検査の臨床応用

古田隆久・杉本光繁・山出美穂子・魚谷貴洋・
佐原　秀・市川仁美・鏡　卓馬

　ヘリコバクターピロリにおける遺伝学的検査としては，PCR法による感染診断であるが，単なる存在診断だけでなく，病原性の有無や抗菌薬感受性の検査にも応用されている。現在保険収載されていないが，個別化療法への応用も報告されており，今後の臨床での有用性の拡大が期待される。

はじめに

　消化性潰瘍や胃がんの原因でもあるヘリコバクターピロリ（H. pylori）に関して，2013年2月以降，胃炎を認めた時点でH. pylori感染の検査と治療ができるようになった。現在H. pyloriの検査方法として保険収載されているものは，培養，組織鏡顕，迅速ウレアーゼ試験，尿素呼気試験，抗H. pylori抗体検査（血液・尿），そして便中抗原検査であるが，遺伝子検査は含まれていない。しかし，PCR法に代表されるように遺伝子検査には高い感度に加えて病原性や抗菌薬耐性などの多型性も検査でき，最近では迅速性も期待できるようになってきている。本稿では，H. pylori感染症の診療における遺伝子検査の現状と可能性について概説する。

I．PCR法によるH. pylori感染診断

　PCR法でのH. pyloriの検査は古くから行われている。当初はウレアーゼの遺伝子をターゲットとしてプライマーを設計してH. pyloriを検出する方法の報告が多かったが[1)2)]，H. pyloriの抗菌薬耐性の問題があり，23S rRNAをターゲットとして耐性の有無も同時に検出する方法が多くなってきている[3)]。また，CagAやVacAをターゲットとして菌の病原性の有無を検査する方法としても用いられている[4)]。
　検体は胃粘膜組織にとどまらず，胃液[5)]，歯垢[6)]，糞便[7)]なども検体として用いられている。またヒト由来の検体以外では，河川の水，井戸水などでの検出を試みて感染経路の解明にも用いられてきた[8)]。PCR法は非常に感度が高いことが

---

key words

H. pylori，薬剤耐性，PCR-RFLP，インベーダー法，Allele Specific Primer-PCR法

特徴であるが，保険収載されていないため研究施設にて行われているのが実情である．しかし，H. pyloriの遺伝子診断を受注している検査会社もあり，後に示すCAM耐性の変異を検出している．

II. H. pyloriの抗菌薬耐性変異の検出

H. pyloriの除菌療法に用いられる抗菌薬には，アモキシシリン（AMPC），クラリスロマイシン（CAM），メトロニダゾール（MNZ），さらに難治例ではキノロン（レボフロキサシン：LVFX，シタフロキサシン：STFX）が用いられる．近年こうした抗菌薬の耐性がH. pyloriの遺伝子変異を伴っていることが明らかになり，PCR法による耐性診断も行われるようになってきている．

1. H. pyloriのクラリスロマイシン耐性変異

H. pyloriの標準的な1次除菌方法は，プロトンポンプ阻害薬（PPI）＋ AMPC ＋ CAMの3剤療法であるが，その除菌率が近年低下していることはよく知られている．その最大の原因がH. pyloriのCAM耐性である．H. pyloriのCAM耐性は，主にH. pyloriの23S rRNA遺伝子の2142位もしくは2143位でのadenine（A）からguanine（G）への変異による[9]．（なお，当初の論文ではこの変異はA2143G，A2144Gとなっている[3]）．CAMの標的である23S rRNAが変異することによってCAMへの親和性が低下し，結合できなくなり，阻害できなくなるため，耐性となるのである．2142位の変異については，Aからcytosine（C）への報告はあるが，本邦では極めて稀であり，本邦においては2142位もしくは2143位のAからGへの変異を調べればよい[10]．A2143G変異のほうが頻度は高い．図❶にA2142G，A2143G変異株でのCAMへのminimum inhibitory concentration（MIC）を示す[11]．A2142G変異のほうが高度耐性である．この変異の検索方法には多くの方法が報告されている．

（1）PCR-RFLP法

PCRのプライマーを2142位，2143位を含み，かつ制限酵素で切断された断片の長さが電気泳動にて区別できるような長さとなるように設計する．そして，PCR産物をMboIIやBsaIで処理し，切断されたらそれぞれA2142G変異，A2143G変異があるとする方法である[12]．A2143GのBsaIでのPCR-RFLP泳動像を図❷に示す．

（2）Allele Specific Primer-PCR法（ASP-PCR法）

PCR反応において，プライマーはテンプレートDNAと相補的である場合に増幅反応は進行するが，1つの塩基の違いでは反応を起こしてしまうことがあり，特異性に欠けることがある．しかし，検出したいSNPに隣接した塩基も非相補的にすることで，目的とするSNP部位と相補的でない場合には2塩基続けて非相補的となり，PCR反応が起こらないために特異度を高めることができる（図❸）．

2142位と2143位にそれぞれwtとA→G変異に応じたプライマーを用意してPCR反応を行い（計4種類），PCR増幅が認められたプライマーの種類から耐性の有無を判定する（図❹）[13]．蛍光吸光度計があれば，サイバーグリーンを用いてのPCR産物の有無で判断することも可能である．

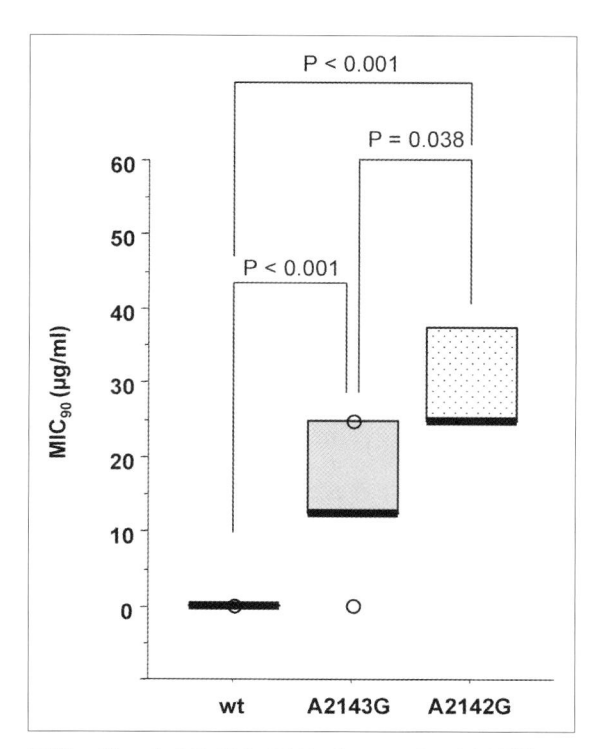

図❶ H. pyloriの23S rRNAのwt，A2142G変異，A2143G変異株でのCAMに対するMIC値
（文献11より）

(3) ASP-PCR法変法

(2)のASP-PCRでは，SNPの検査に1検体あたり4本のPCR反応チューブが必要であった。PCR反応は通常，複数のプライマーがあった場合には，距離が短いプライマー間での反応が進みやすい。そこで，変異部から離れた所にforwardとreverseのプライマーを設定し，その内側にSNP部に特異的に結合するプライマーを設定する。図❺Aのようなプライマーを設定すると，wtの場合では耐性変異に相補的に設定したプライマーは結合しないため，FP-1とRP-1の間でPCR反応が起こる。しかし，例えばA2143G変異があった場合には，FP-1とRP2143Gとの間でのPCR反応が優先的に起こるため，wtの時よりも短いPCR産物が得られる。そのため，電気泳動のパターンで耐性のパターンを判定できる[14]（図❺B）。

(4) インベーダー法

インベーダー法は，SNPを含むDNA片に対して，相補的配列をもつインベーダーオリゴと5'のフラップ構造をもちSNPを検出するための相補的オリゴであるシグナルプローブを検査対象のDNAにハイブリダイズさせ，この時，インベーダーオリゴとプローブは1塩基がオーバーラップする構造いわゆるinvasive structureをもっており，この部分をcleavaseという酵素が認識して作用し，シグナルプローブの5'フリップが切断される。切断された5'フリップはFRETプローブ（fluorescence resonance energy transfer probe）にハイブリダイズする。FRETプローブ上には蛍光色素とクエンチャー（quencher）が近接しており，蛍光が抑制されているが，5'フリップDNAが結合することにより再びcleavaseによって蛍光色素

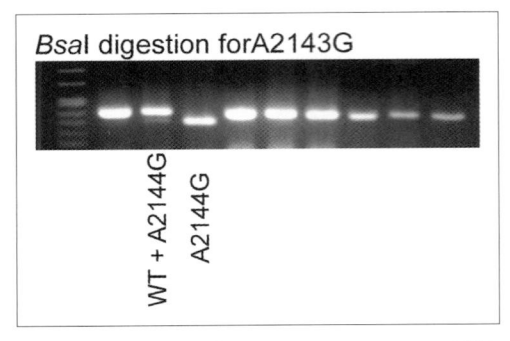

図❷ PCR-RFLP法でのH. pyloriのCAM耐性の検出

BsaⅠで切断される場合には，A2143G変異であると判断できる。バンドを2本（厳密に3本）認めた場合には，酵素処理が不完全の場合もあるが，感受性菌と耐性菌の混在の可能性も考えられる。

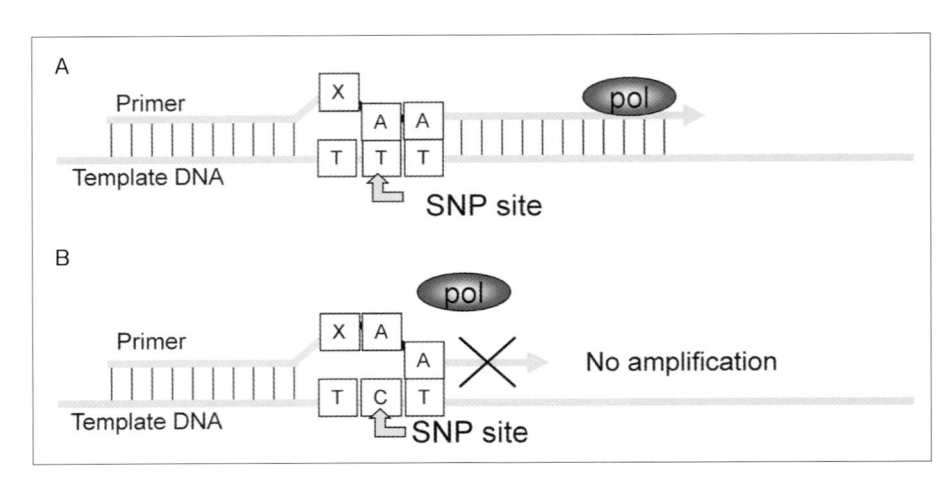

図❸ Allele Specific Primer-PCR法でのプライマーの設計とSNP検出（文献13より）

プライマーの5'端から2番目の塩基をSNPの塩基と相補的にするとともに，3番目の塩基を別の塩基にすることで，プライマーの特異性を高めることができる。SNP部位と相補的な場合には，非相補的な塩基は1つのみであり，PCR反応は進むが（A），プライマーがSNP部位と非相補的な場合では，2個続けて非相補的となり，PCR反応は進まない（B）。

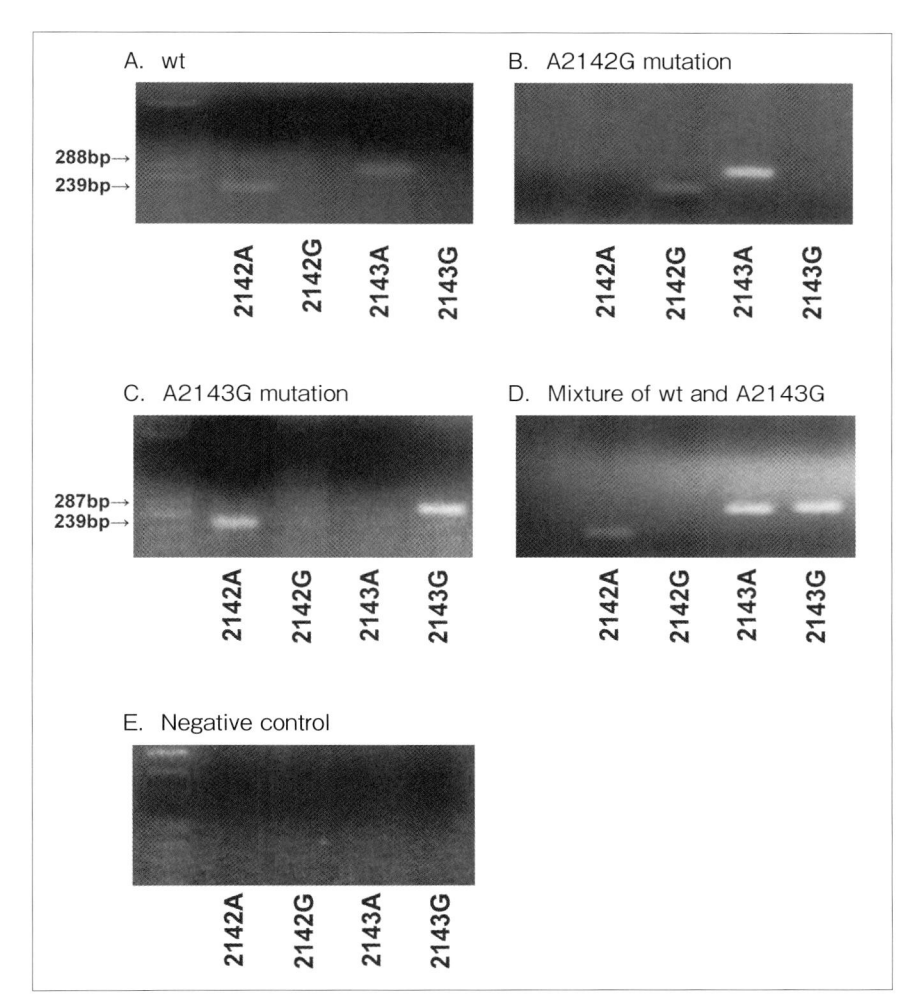

図❹ Allele Specific Primer-PCR 法による PCR 産物の電気泳動結果（文献 13 より）
Wt では，2142A と 2143A にバンドがみられる（A）。A2142G 変異がある場合には，2142G と 2143A にバンドがみられる（B）。A2143G 変異がある場合には，2142A と 2143G にバンドがみられる（C）。wt と 2143G 変異株が混在する場合には，2142A に加えて 2143A と 2143G にバンドがみられる（D）。E は negative control である。

の部分が切断され，蛍光シグナルが検出される。通常のインベーダーアッセイは他の方法のように PCR などによってサンプル DNA を増幅する必要がないが，H. pylori の CAM 耐性では通常の生検や胃液検体からは十分量の H. pylori の DNA が採れないため，PCR 法で増幅してからインベーダー法にて SNP の解析をすることとなる。PCR 法の感度とインベーダー法の優れた SNP 検出能を組み合わせての検出方法であり，極めて精度が高い[11]。

(5) Q-Probe 法（図❻）

CAM 耐性 SNP と相補的な構造をもち蛍光発色するプローブとともに，CAM 耐性 SNP を含む領域で PCR 反応を行う。その後徐々に加熱し，プローブは非相補的な場合には相補的な場合に比較して低温で解離し，蛍光を発することを利用した検出方法である。現在，一連の工程を自動化した機器も販売されている。全自動であるため，簡

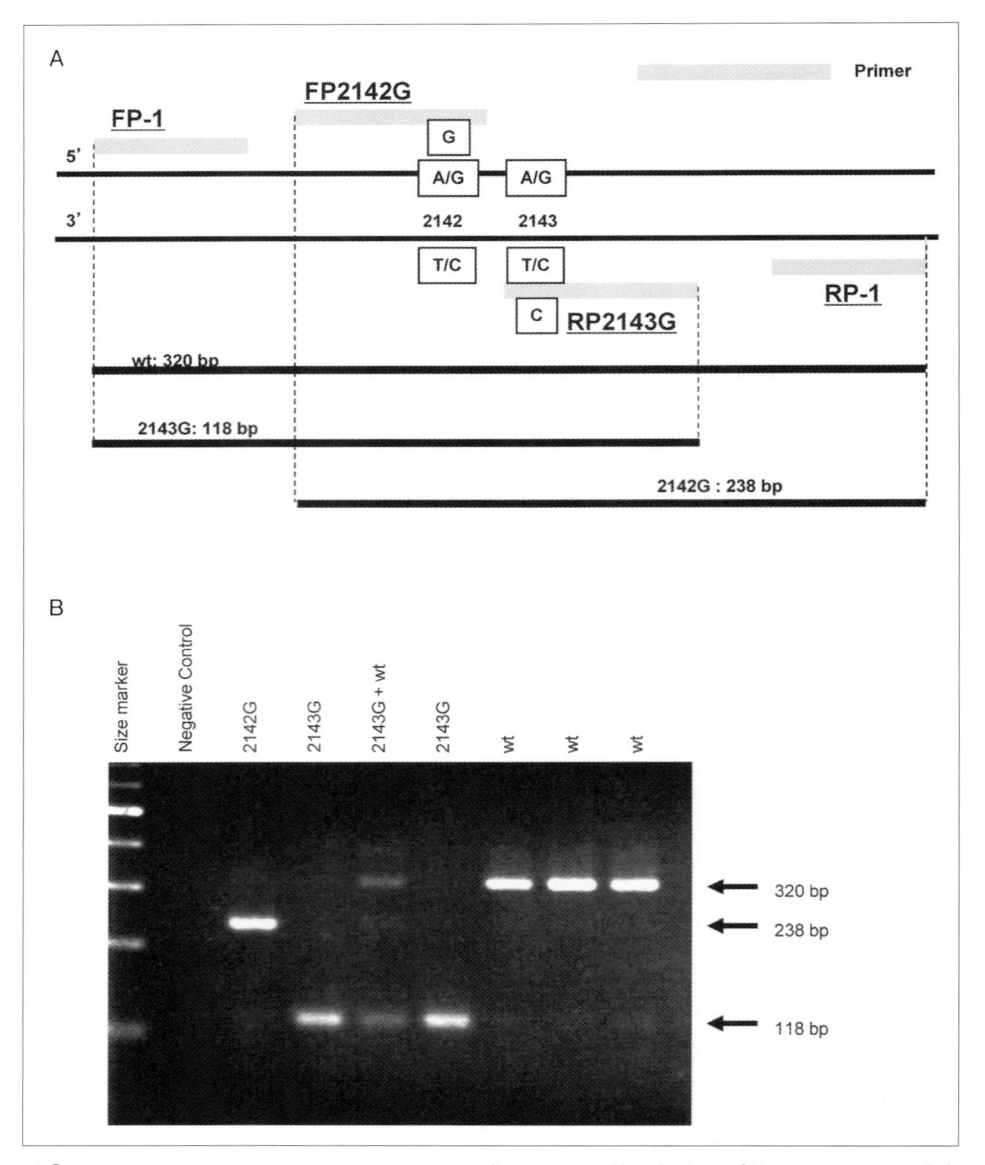

図❺ Modified Allele Specific Primer-PCR 法での SNP 検出部位とプライマーの設計（A）と電気泳動結果（B）

A. A2142G, A2143G 変異に相補的なプライマー FP2142G と reverse 側に RP2143G を設定する。これらの領域を挟み込むプライマーである FP-1 と RP-1 を設定する。

B. A2142G 変異も A2143G 変異もない場合には，FP2142G も RP2143G もアニールしないため，FP-1 と RP-1 の間で PCR が起こり，320bp の PCR 産物が得られる。A2142G に変異があった場合には，FP2142G と RP-1 の間で PCR が起こるため，238bp の PCR 産物が得られる。A2143G 変異がある場合には，FP-1 と RP2143G の間で PCR 反応が起こり，118bp のバンドが認められる。複数のバンドが認められたときは，混在している可能性も考えられる。

図❻　Q-Probe 法の概念図

PCR 反応中に加えられた Q-Probe は加熱によって解離し蛍光を発色する。プローブが DNA に相補的でない部分を含むと低温で解離するため、SNP の有無が判定できる。

便で極めて短時間で SNP の解析が可能となる[15]。

2. *H. pylori* のアモキシシリン耐性変異

H. pylori は AMPC に対しての耐性は少ないと考えられてきたが、近年、除菌療法の広まりとそれに伴う除菌失敗例の増加より、AMPC の耐性菌の存在が注目されるようになってきた[16]。AMPC の耐性は、いわゆる耐性菌と、中等度耐性である非感性に分けて検討されている。AMPC への耐性は β ラクタマーゼ産生によるものではなく、ペプチド転移酵素（trans-peptidase）や D-アラニン-カルボキシペプチダーゼ（D-Ala-carboxypeptidase）からなるペニシリン結合タンパク（penicillin-binding protein：PBP）の変異による。変異した PBP は構造が変化するため AMPC の親和性が低下し、すなわち結合できなくなり活性を阻害できず耐性となる[17][18]。PBP は、*H. pylori* には 3〜4 種類が存在することが知られている。分子量の大きい PBP1、PBP2、PBP3 と分子量の小さい PBP4 である。そして、AMPC 耐性菌では、特に PBP1 の変異が重要である[19]。Rimbara ら[20]は、感受性菌と非感性、そして耐性菌での PBP の変異を検討し、耐性菌では PBP1 の 562 番目のアミノ酸のアスコルビン酸（Asn）からチロシン（Tyr）への変異が共通しているとしている。一方、非感性株ではこの変異はなく、PBP1 の 369 番目のアミノ酸のアラニン（Ala）からスレオニン（Thr）への変異が共通した変異とされている。なお、耐性菌では PBP1 の他に PBP2 や PBP3 での変異も認められ、遺伝子導入実験の結果、PBP1 や PBP2、PBP3 での複数の変異の積み重ねで高度な耐性を得るとされている。

3. *H. pylori* のメトロニダゾール耐性遺伝子変異

H. pylori の MNZ 耐性は、MNZ を還元する redox 酵素の変異が関与していると考えられている[21][22]。rdxA が変異すると、MNZ のニトロ基が還元されず、DNA 傷害を誘導する活性代謝物ができず、DNA 傷害を起こさないため、耐性となる。

4. *H. pylori* のキノロン耐性遺伝子変異

H. pylori のキノロン耐性は、その標的である gyrase の変異であることが知られている。gyrase には gyrase A と gyrase B があるが、キノロン耐性は主に gyrase A をコードしている *gyrA* の変異であるとされている[23][24]。*gyrA* の変異は複数であるため、Direct Sequece 法により検出される方法があるが[24]、Nishizaki らは ASP-PCR 法による検出法を確立した。

III. *H. pylori* の抗菌薬耐性変異の臨床応用（表❶）

遺伝子検査の利点は、高感度であること、そして近年の遺伝子解析装置の開発により短時間での検査が可能となった点である。遺伝子検査の最も有効な臨床応用は、PCR 法での高い感度での感染診断に加えて、*H. pylori* の抗菌薬耐性を事前に検査して適切な抗菌薬を選択し、除菌の失敗を少なくすることである。

Kawai ら[25]は 1 次除菌において、個別化療法群では糞便より *H. pylori* の遺伝子を抽出し CAM 耐性の有無を検査し、CAM 感受性菌では PPI/AMPC/CAM 療法を行い、CAM 耐性の場合では PPI/AMPC/MNZ 療法を行った。標準療法では PPI/AMPC/CAM 療法を行った。すると、個別化

表❶ H. pylori の遺伝子検査に基づく個別化療法の報告

試験概要	除菌率（ITT）標準療法	除菌率（ITT）個別化療法	P値	報告者
個別化療法群では便から H. pylori の CAM 耐性を検査し，CAM 耐性では MNZ を使用。標準療法群では PPI/CAM/AMPC 療法	71.4%(25/35)	94.3%(33/35)	< 0.05	Kawai T, et al [25]
個別化療法群では胃粘膜生検組織から H. pylori の CAM 耐性を検査し，CAM 耐性では高用量の PPI/AMPC 療法。PPI の用量を CYP2C19 で調整。標準療法群では PPI/CAM/AMPC 療法	70.0%(105/150)	96.0%(144/150)	< 0.001	Furuta T, et al [26]
個別化療法群では胃液から H. pylori の CAM 耐性を検査し，CAM 耐性では MNZ を使用し，PPI は高用量。標準療法群では PPI/CAM/AMPC 療法		96.7%(148/153)		Sugimoto M, et al [27]

療法群で有意に除菌率が高かったと報告している。

H. pylori の除菌率に影響するもう1つの因子として，PPI の代謝酵素である CYP2C19 遺伝子多型が挙げられる。筆者ら[26]は以前，H. pylori の CAM 耐性変異と CYP2C19 遺伝子多型による個別化療法を行い，標準療法を比較した。すると，CYP2C19 遺伝子多型と CAM 耐性に応じた除菌療法のほうが，標準療法よりも除菌率は高かった。Sugimoto ら[27]は，PPI の用量を高用量としたうえで，CAM 耐性に応じた個別化療法を行い，96.7%の高い除菌率を達成できると報告している。

このように，遺伝子検査に基づく個別化療法は，非常に高い除菌率を達成しており，最も実臨床に応用されるべき治療戦略であると考えられる。

Ⅳ．今後の展望

H. pylori の遺伝子検査は現在では保険収載されておらず，研究レベルで行われているのが実情である。PCR 法での H. pylori の検査は，感度・特異度も良好であり，菌の病原性の有無や，抗菌薬感受性などの検査としても有用である。いち早い保険収載が望まれる検査の1つである。

参考文献

1) Clayton CL, et al : J Clin Microbiol 30, 192-200, 1992.
2) Furuta T, et al : J Clin Microbiol 34, 2421-2425, 1996.
3) Stone GG, et al : Antimicrob Agents Chemother 41, 712-714, 1997.
4) Ito Y, et al : J Clin Microbiol 35, 1710-1714, 1997.
5) Matsukura N, et al : J Gastroenterol 30, 689-695, 1995.
6) Bickley J, et al : J Med Microbiol 39, 338-344, 1993.
7) Booka M, et al : Helicobacter 10, 205-213, 2005.
8) Sasaki K, et al : Scand J Infect Dis 31, 275-279, 1999.
9) van Doorn LJ, et al : Antimicrob Agents Chemother 45, 1500-1504, 2001.
10) Noguchi N, et al : J Med Microbiol 56, 1174-1180, 2007.
11) Furuta T, et al : Clin Gastroenterol Hepatol 3, 564-573, 2005.
12) Umegaki N, et al : J Gastroenterol Hepatol 15, 906-909, 2000.
13) Nakamura A, et al : J Gastroenterol Hepatol 22, 1057-1063, 2007.
14) Furuta T, et al : J Gastroenterol Hepatol 22, 1810-1815, 2007.
15) Furuta T, et al : J Gastroenterol Hepatol Res 2, 508-512, 2013.
16) 小林寅喆, 他：日本ヘリコバクター学会誌 14, 102-106, 2013.
17) Cafini F, et al : J Antimicrob Chemother 57, 224-229, 2006.
18) DeLoney CR, Schiller NL : Antimicrob Agents Chemother 44, 3368-3373, 2000.
19) Okamoto T, et al : J Antimicrob Chemother 50, 849-856, 2002.
20) Rimbara E, et al : J Antimicrob Chemother 51, 995-

998, 2008.
21) Francesco VD, et al : World J Gastrointest Pathophysiol 2, 35-41, 2011.
22) Jenks PJ, Edwards DI : Int J Antimicrob Agents 19, 1-7, 2002.
23) Fujimura S, et al : J Med Microbiol 53, 1019-1022, 2004.
24) Miyachi H, et al : Helicobacter 11, 243-249, 2006.
25) Kawai T, et al : J Gastroenterol Hepatol 23 Suppl 2, S171-174, 2008.
26) Furuta T, et al : Clin Pharmacol Ther 81, 521-528, 2007.
27) Sugimoto M, et al : Helicobacter 19, 312-318, 2014.

古田隆久

1987 年	産業医科大学医学部医学科卒業
	浜松医科大学第一内科研修医
1988 年	浜松労災病院内科
1991 年	浜松医科大学第一内科医員
1996 年	同大学院医学研究科卒業
	同第一内科医員
1998 年	同文部教官助手
2001 年	米国国立癌研究所客員研究員
2003 年	浜松医科大学第一内科文部教官助手
	同救急医学講座文部教官助手
2004 年	同附属病院第一内科助手
2005 年	同臨床研究管理センター副センター長, 助教授
2007 年	同准教授
2012 年	同病院教授

第3章　生殖細胞系列遺伝学的検査の臨床応用

2．各種疾患における診療目的の遺伝学的検査
1）筋疾患の遺伝学的検査

三橋里美・西野一三

　筋疾患は骨格筋の変性を特徴とし，臨床的には筋萎縮や筋力低下をきたす疾患である。この中に遺伝性筋疾患があり，古くから知られているものに筋ジストロフィーという疾患カテゴリーがあるが，その他にも多くの疾患がある。遺伝性筋疾患の原因となる遺伝子は現在では100以上報告されている。近年では次世代シークエンサーを用いることによって遺伝子解析の効率が飛躍的に良くなっているが，遺伝子検査によって診断をするにあたっては，依然として困難な問題も存在する。本稿では，ジャームラインの遺伝子変異によってメンデリアン遺伝する核遺伝子変異をもつ筋疾患について，実際の疾患例を挙げて説明するとともに，遺伝学的検査の現状と問題点にも焦点をあてて解説する。

はじめに－遺伝性筋疾患の分子診断について－

　遺伝性筋疾患の分子診断[用解1]は，骨格筋病理学・生化学の発展によるところが非常に大きい。筋疾患の分類は病理学的特徴が強く影響している。筋ジストロフィー[用解2]という疾患は筋線維の壊死と再生を特徴とし，進行性の筋力低下をきたす遺伝性疾患という定義があり，「壊死と再生」という病理学的な変化を前提としている。1987年にデュシェンヌ型筋ジストロフィーの原因としてジストロフィン遺伝子が報告されたことが契機となり，ジストロフィンに結合する膜タンパク質複合体を構成するタンパク質の欠損によって複数の筋ジストロフィーを引き起こすことが明らかとなった。さらに，「縁取り空胞を伴う遠位型ミオパチー」という疾患は，ゴモリ・トリクローム変法という組織化学染色で赤く縁取られた空胞が見られることが病理学的特徴であり（本体は自己貪食空胞が集積したもの），シアル酸合成酵素をコードする *GNE* に変異がみられる。「αジストログリカノパチー」と呼ばれる疾患は，臨床症状は多様であるが，骨格筋の膜に存在するαジストログリカンの糖鎖修飾が低下するという生化学的特徴があり，変異によりこの疾患をきたす糖鎖修飾に関わる遺伝子が複数知られている。このように，病理学的・生化学的な特徴で分類された筋疾患には，たとえ臨床症状が異なっていたとしても，同じ遺伝子や同様の機能をもつタンパク質をコードする遺伝子変異を病因とすることが多い。

　筋疾患の診断では，臨床病理学的な診断により遺伝性疾患が疑われた場合，何らかの分子診断を行う。遺伝子検査もその1つである。遺伝子検査は機能を見ているのではなく，家系での解析や，

key words
　遺伝性筋疾患，筋ジストロフィー，肢帯型筋ジストロフィー，代謝性ミオパチー，
　先天性筋無力症，筋原線維性ミオパチー，筋強直性筋ジストロフィー

1）筋疾患の遺伝学的検査

同じ変異をもつ疾患が多数見出されないかぎり，変異と病気の因果関係を明らかにすることは困難である。よって，現在までに積み重ねられてきた遺伝性筋疾患の病態についての病理学的・生化学的な基盤を最大限に利用しながら遺伝子検査を行うことが，効率的かつ正確な遺伝子診断に必要不可欠である。

なお筋疾患において，遺伝子診断はメンデリアン遺伝を示す疾患にしか適応できない。現在のところ，メンデリアン遺伝を示すことが不確定である場合は，遺伝子検査により筋疾患の病因を見出すことは不可能である。

I．遺伝子診断に至る流れ

病歴・家族歴・一般血液検査などで臨床的に遺伝性筋疾患が疑われた場合，分子診断を行う。図❶は，遺伝子診断に至る流れの一例である。ある種の遺伝性筋疾患の中には，臨床的に強く疑われた場合，その遺伝子検査を行うことができるが，このような疾患はそれほど多くない（図中A）。臨床的に分子診断を絞ることが困難な場合，さきに述べたように，骨格筋疾患は筋病理学的・生化学的な特徴が診断にとって重要であるため，筋生検を行うことが多い。組織学的検討で特徴的な変化がみられた場合，1つもしくはいくつかの原因遺伝子に絞ることができ，効率的かつ正確な診断が可能となる（図中B）。さらに，生化学検査や免疫学的検査によって，病因となる分子を絞り込むことも可能である。筋ジストロフィーや代謝性疾患の場合，タンパク質の欠損によって病気を引き起こしていることが多いため，生検筋の免疫染色やウェスタンブロット，酵素活性測定などにより欠損タンパク質を見出し，分子診断を行うことができる。さらに遺伝子検査を行うことにより，診断を裏づけることも可能である（図中C）。また将来的には，コストダウンやデータ解析ツールの充実により，エクソームシークエンス，さらには全ゲノムシークエンスが幅広く利用できるようになると考えられている（図中D）。しかし，臨床像や病理学・生化学検査などの他の情報が少ない状況で，遺伝子検査の結果を解釈しようとした場合，診断において重大な問題が起こることがある。変異の存在は必ずしも生物学的な意味を示しているわけではないということを理解しておく必要がある。これから，A〜Dのパターンにおいて，疾患例を用いてさらに詳しく述べる。

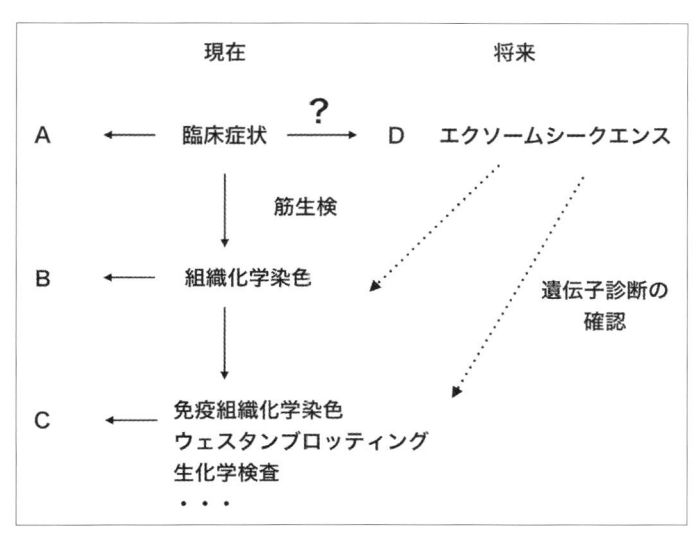

1．Aの例について

「筋強直性筋ジストロフィー」は，進行性の筋力低下と筋強直，白内障や糖尿病などを特徴とする比較的頻度の高い常染色体優性遺伝疾患であり，臨床的にこの疾患を疑われることが多い。多くの患者において，DMPKという遺伝子の3'UTRにCTGの3塩基リピートが延長していることが知られている。このため，DMPKのmRNAに異常な長さのCUGリピートが含まれるようになり，このリピートにスプライシングに重要なタンパク質MBNLが補足される。よって，患者では様々なスプライシング異常が起こり，疾患をきたすと考えられる。このCTGリピート数を検査するためには，サザンブロッティングが診断に用いられる。筋病理や生化学検査では，疾患特異的な特徴はほとんどなく，臨床像が特徴的であるため，直接遺伝子

図❶　遺伝性筋疾患の診断と遺伝子検査

検査が行われる。

「先天性筋無力症」は，神経筋接合部の異常により筋力低下をきたす疾患である。筋生検での診断は難しく，臨床像や神経生理学的検査によって臨床診断が行われる。最近，原因遺伝子が多数報告されており（**表❶**），それらは神経筋接合部の形成や機能に関わるタンパク質をコードしている遺伝子である。このように原因遺伝子が多数ある場合，臨床診断が確実であれば，次世代型シークエンサーを用いて遺伝子検査をするのが効率的であろうと考えられる。さらに，これらの既知の遺伝子に変異が見出されなかった症例において，エクソームシークエンスが新規変異遺伝子を見出すために役立ってきている。

2. Bの例について

臨床症状などからは病因が不明の場合，筋生検を行うことが薦められる。生検筋は凍結固定されることが多く，組織化学染色ではヘマトキシリン・エオジン染色，ゴモリ・トリクローム変法，ミトコンドリアの酵素活性染色など多数の染色法が行われる[1]。ある疾患に特徴的な変化がある場合，それが目印となって診断に至ることがある。例えば，CHKB遺伝子の変異によって起こる「ミトコンドリア巨大化を伴う先天性筋ジストロフィー」という疾患は，非常に特徴的な巨大化ミトコンドリアがゴモリ・トリクローム染色もしくはミトコンドリア呼吸鎖酵素活性染色によって観察される[2]。生検筋切片でこの変化を見た場合，CHKBをサンガーシークエンスし変異を見出すことで診断が得られる。さらにCHKBがコードするコリンキナーゼ酵素活性が低下していることで診断は裏づけられる。

「筋原線維性ミオパチー」は筋病理で筋原線維の乱れと異常なタンパク質の蓄積を特徴としている。臨床症状は肢帯型筋ジストロフィーや遠位型ミオパチーなど様々であり，特異的な症状はほとんどなく，筋病理学的な特徴によってこの疾患を疑われる。原因となる遺伝子が複数知られている中でも，TTNの変異は早期に呼吸不全をきたすミオパチー（HMERF）をきたすことが報告されたが，TTNはコーディング領域が10万塩基以

表❶ 先天性筋無力症の原因となる遺伝子

アセチルコリンレセプターの形成に関わるタンパク質	AGRN
	MUSK
	LRP4
	DOK7
	RAPSN
	COLQ
	LAMB2
アセチルコリンレセプター	CHRNA1
	CHRNB1
	CHRND
	CHRNE
	CHRNG
コリンアセチルトランスフェラーゼ	CHAT
ナトリウムチャネル	SCN4A
糖鎖修飾に関わる酵素	ALG14
	ALG2
	DPAGT1
その他	GFPT1
	PLEC

上，300以上のエクソンをもつ巨大な遺伝子であり，通常のサンガーシークエンスを行うことは非常に困難である。よって，筋病理学的に筋原線維性ミオパチーということが判明した場合，次世代シークエンサーを用いてすべての既知原因遺伝子をターゲットシークエンスすることでスクリーニングすることが効率的であろうと考えられる。このように，原因遺伝子が多数ある場合や巨大な場合は，次世代シークエンサーを用いて一度にシークエンスすることが行われてきている。

3. Cの例について

組織学的な解析で大まかな疾患分類ができたとしても，分子診断を絞ることができないことが多々ある。例えば，筋ジストロフィーの中でも肢帯型筋ジストロフィーと呼ばれる疾患は，骨格筋の壊死・再生を特徴とする筋ジストロフィーであるが，実際には臨床・病理学的変化においても原因遺伝子においても様々な疾患の集まりである。**図❷**に示すように，原因遺伝子は他の筋疾患とオーバーラップするものが多い。このような場合，タンパク質の欠損により筋ジストロフィーをきたす疾患について，免疫染色やウェスタンブロットによってスクリーニングすることが可能である。しかし，タンパク質が欠損していない場合や抗体

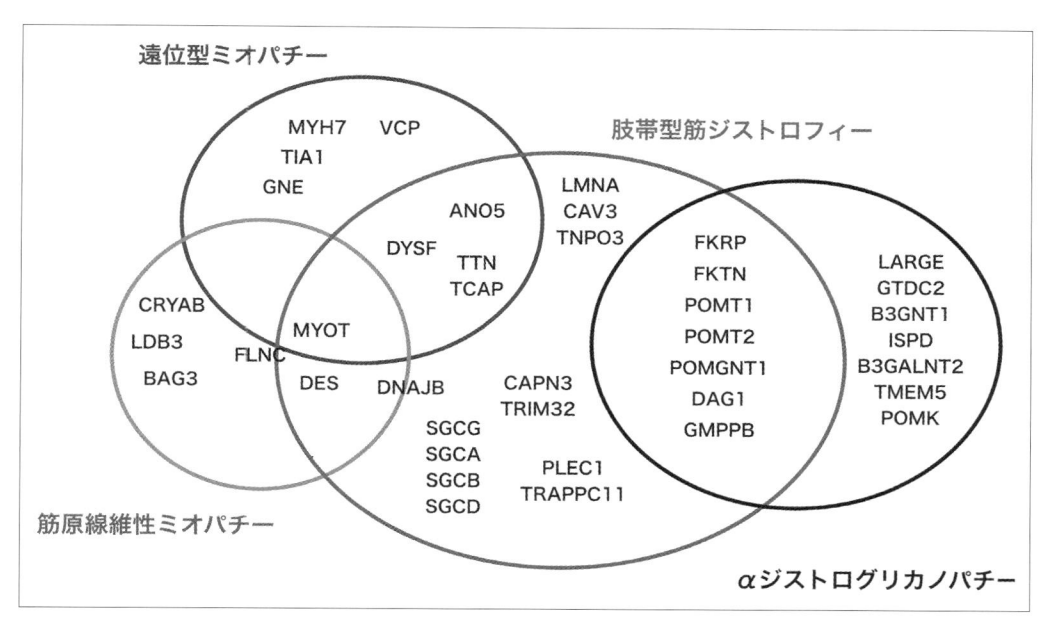

図❷　オーバーラップする原因遺伝子

が得られない場合などの理由により，診断可能な疾患は一部に限られる．

　代謝性ミオパチーは，糖代謝に関わる代謝酵素の変異や脂肪酸β酸化に関わる代謝酵素の変異により，主にエネルギー代謝異常により筋力低下をきたす疾患である．酸性マルターゼ欠損による糖原病Ⅱ型（ポンペ病）のように，筋生検で特徴的な筋線維内グリコーゲン蓄積が認められた場合に疑われ，酵素活性測定により診断が可能である．しかし，非特異的な筋ジストロフィー症状を呈し代謝性ミオパチーを疑われなかった場合，臨床症状だけでは診断が困難なことも多い．よって将来的には，次世代シークエンサーにより筋ジストロフィーや代謝性ミオパチーの原因遺伝子を網羅的にシークエンスするというアプローチが期待される．

Ⅱ．エクソーム解析によって網羅的に遺伝子検査を行う場合の問題点（D 例）

　近い将来，次世代シークエンサーの普及や試薬のコストダウンにより，次世代シークエンシングのコストがさらに下がり，エクソームシークエンシングによって変異をスクリーニングすることが可能になると予想される．当然ながら，エクソン領域以外の変異やリピート病などは検出が困難であるが，数多くの遺伝性筋疾患がこの方法により遺伝子検査が可能となるであろう．しかし，注意すべきことがある．①新規の遺伝子の変異が原因である場合，診断は容易ではない．②既報告の遺伝子ではあるが，新規の変異遺伝子が見つかった場合，診断は容易ではない．③複数の遺伝子変異が見つかった場合，診断は容易ではない．

　遺伝子検査は，機能的な解析ではない．見つかった変異が病因であるかどうかは，DNAの変化がコントロールの集団にみられないことや，変異によるアミノ酸の変化によりタンパク質の機能に影響を与える可能性のある変異だという点を考慮し，総合して推測しているにすぎない．さらに同じ遺伝子の変異でも，変異部位が違えばこれまでに知られていなかった臨床症状を呈する場合もあり，注意が必要である．また，1人の患者に複数の遺伝子変異が見つかった場合，臨床像が矛盾しなければ，どちらが真の病因であるかを判別するのは非常に困難である．家系内の遺伝様式に矛盾しないことや，同じ遺伝子変異をもつ十分な数の個体に同じフェノタイプを見出すことができな

ければ，病因となる遺伝子変異であるということは難しく，診断することが困難な例が多数存在する．よって，遺伝子検査を行う前になるべく多くのフェノタイプの情報を得ておくことが正確な診断には欠くことができない．幸い，最近では日本人正常者のデータベースも増えつつあるため，日本人患者に見出された変異の頻度を評価できるようになってきている（Human Genetic Variation Browser）．

おわりに

厚生労働省の定義によれば，希少疾病は国内患者数 5 万人未満とされる．遺伝性筋疾患はすべてこの範疇に入る．また，新規の病因遺伝子変異を核家族だけの一家系で証明することはほぼ不可能に近い．同じようなフェノタイプをもつ患者を多数集めて病因を明らかにすることが必要となる．しかし希少疾病においては，同じ遺伝子変異をもつ患者自体が少ないため，変異が病気の原因であることを証明することが困難な場合が多い．このような理由から，今後は国内でのコントロールデータだけでなく，国内・国外において希少疾病患者の変異データを蓄積するとともにデータを共有していくことが非常に重要になってくると考えられる．将来，臨床現場においても患者のゲノム情報が比較的簡単に得られるようになってくると予想されるが，それをいかに臨床で利用していくかが重要な問題である．現在のところ，次世代シークエンサー技術などハード面に追いついていくように，遺伝子検査システムの構築，データベースの整備，医療従事者などへの教育が重要な課題である．

用語解説

1. **分子診断**：機能異常または欠損しているタンパク質や DNA などの分子を調べて，病因診断を行うこと．
2. **筋ジストロフィー**：筋線維の壊死と再生を特徴とし，進行性の筋力低下をきたす遺伝性の疾患．すべての疾患が希少疾病である．

参考文献

1) 埜中征哉：臨床のための筋病理 第 4 版，日本医事新報社，2011．
2) Mitsuhashi S, et al：Am J Hum Genet 88, 845-851, 2011．

参考ホームページ

・疾病研究第一部
　http://www.ncnp.go.jp/nin/guide/r1/
・Human Genetic Variation Browser
　http://www.genome.med.kyoto-u.ac.jp/SnpDB/

三橋里美

2002 年　大阪市立大学医学部卒業
2008 年　神経内科専門医
2011 年　ハーバード大学医学部・ボストン小児病院リサーチフェロー（～ 2013 年）
2012 年　京都大学大学院医学博士
2013 年　獨協大学医学部生化学教室助教
2014 年　国立精神・神経医療研究センター神経研究所疾病研究第一部室長

専門は遺伝性筋疾患の病態研究．

第3章 生殖細胞系列遺伝学的検査の臨床応用

2．各種疾患における診療目的の遺伝学的検査
2）ミトコンドリア病とその包括的遺伝子解析

大竹　明

ミトコンドリア病について，呼吸鎖酵素活性測定とBN-PAGEによる呼吸鎖の量と大きさの生化学的解析に始まり，全エキソーム解析を中心とする包括的遺伝子解析までを143例について行い，以下の結果を得た。①mtDNA遺伝子異常が10例（うち新規1種），②染色体の既報微細欠失が5例，③25例でミトコンドリア病として既報の17個の遺伝子上に合計35種の遺伝子変異（うち新規31種），④6例で全く新しい病因遺伝子変異，を同定した。今後は既知の遺伝子異常でまずターゲットエキソーム解析を行い，病因の同定できない症例について全エキソーム，さらには全ゲノム解析を行う予定である。

はじめに

埼玉医科大学小児科では，千葉県こども病院と連携して日本全域およびアジアの一部の国々から送られてきたミトコンドリア病候補患者の皮膚線維芽細胞・臓器・組織を用いて酵素診断を施行し，ミトコンドリア呼吸鎖異常症（MRCD：mitochondrial respiratory chain disorders）を迅速かつ正確に診断するサービスを提供している。その結果MRCDと診断された患者については，埼玉医科大学ゲノム医学研究センターとの共同で全エキソーム解析を中心とする包括的遺伝子解析を行い，その病因に迫るプロジェクトを精力的に進めている[1)2)]。本稿では，当プロジェクトの概要とこれまでの成果の一部を報告するとともに，問題点などについても触れたい。

I．ミトコンドリア病について[3)]

厚生労働省の難病指定になっているミトコンドリア病は，先天代謝異常症の中で最も頻度が高く，出生5000人に1人の割合で発症するとされている[4)]。ミトコンドリア病は，従来はミトコンドリア脳筋症やミトコンドリアミオパチーなどを中心とする神経・筋疾患がその中心で，ミトコンドリアDNAの異常により発症し，母系遺伝するというイメージが強い。しかし実際には，いかなる症状，いかなる臓器・組織，いかなる年齢でも，そしていかなる遺伝形式でも発病しうるのがミトコンドリア病（図❶）[5)]であり，しかも小児科領域でミトコンドリア病と診断されるものの中で，ミトコンドリアDNAに異常があるのは25％程度で，残りは核にコードされた遺伝子の異常により発症する（図❷）[6)]。多くの症例は孤発性（遺伝

---

key words

ミトコンドリア呼吸鎖異常症（MRCD），全エキソーム解析，ミトコンドリアDNA，核遺伝子異常，ATP，ミトコンドリア脳筋症，Leigh脳症，致死型乳児ミトコンドリア病（LIMD），BN-PAGE，ミトコンドリア肝症，ミトコンドリア心筋症，レスキュー実験，*ECHS1*，*GTPBP-3*，*COQ4*

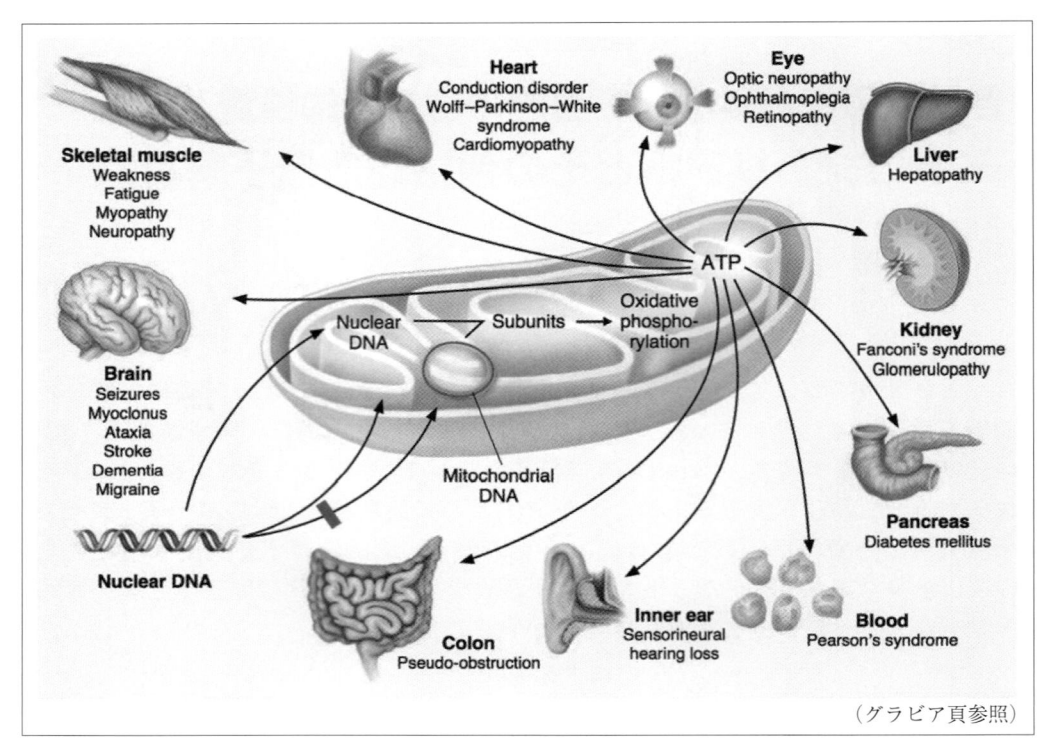

第3章 生殖細胞系列遺伝学的検査の臨床応用　2. 各種疾患における診療目的の遺伝学的検査

図❶ ミトコンドリア病（文献5より）
いかなる症状，いかなる臓器・組織，いかなる年齢でも，そしていかなる遺伝形式でも発病しうる。

関係がはっきりしない）であり，核遺伝子異常によるものは多くの場合，常染色体劣性遺伝である。ミトコンドリア内にあるミトコンドリアDNAは，16.6Kbpの長さで，タンパク質としてコードされているものは13個しかない。この13個のタンパク質はそれぞれ，呼吸鎖の複合体Ⅰ（7個），複合体Ⅲ（1個），複合体Ⅳ（3個），複合体Ⅴ（2個）の構成成分の一部を担っており，複合体Ⅱの構成タンパク質は含まれない。ミトコンドリアDNAにコードされた残りの遺伝子は，22個のtRNAと2個のリボソームRNAがあり，これらのRNAの異常によるミトコンドリア病も報告されている。一方，核にコードされた遺伝子の中でミトコンドリアに局在するもの，もしくはミトコンドリアの機能に重要な働きをするものは約1500程度あるとされている。これらの遺伝子の機能的な内訳としては，複合体の構成成分，ミトコンドリアの生合成に関わるもの，膜の構成に関わるもの，核酸の合成・輸送に関わるもの，ミト

コンドリアDNAの発現調節を行っているもの，ミトコンドリアDNAの複製に関与しているものなどが含まれている。現在われわれが解析対象と考えているものは，この核にコードされた遺伝子異常により発症すると考えられるミトコンドリア病（MRCD）である。ミトコンドリアの役割は多数あるが，最も大切なのはエネルギー（ATP）の生合成であり，その役割の中心を担うのが呼吸鎖複合体[7]であることから，ミトコンドリア病 ≒ MRCDとして以下の話を進める。

Ⅱ．MRCDの臨床診断

ミトコンドリアはすべての組織に存在することから，その症状が各種臓器にまたがり，また多彩な病型を呈することは上述した。小児科領域でわれわれが扱うMRCDは大きく分けて，①脳筋症状，②消化器・肝症状，③心筋症状が3大症状とされる。従来ミトコンドリア病の主体とされてきた，いわゆる「ミトコンドリア脳筋症」は比較

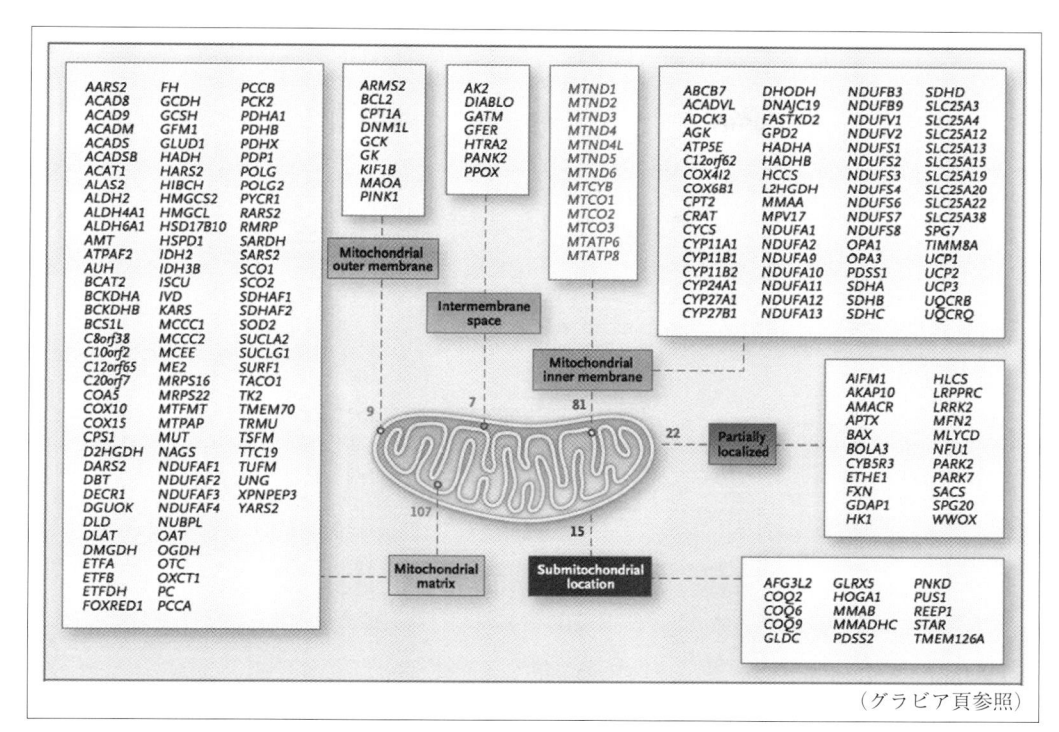

図❷ ミトコンドリア病の病因となる遺伝子（文献6より）
赤字がミトコンドリア遺伝子，黒字が核遺伝子を表す。

的軽症のミトコンドリア病に属し，年長発症例に多い。図❸にわれわれが2015年3月までに診断したミトコンドリア病の臨床診断の内訳を示す。従来から言われている神経・筋症状を中心とする患者は，Leigh脳症83例，はっきりした原因の同定できなかった神経変性疾患16例，いわゆるミトコンドリア脳筋症68例の合計167例で42％になる。裏を返せばそれ以外が2/3を占めることになり，その中でも致死型乳児ミトコンドリア病（lethal infantile mitochondrial disorder：LIMD）が62例で，同様の経過で発症しながら1歳以上まで存命した非致死型乳児ミトコンドリア病（non lethal infantile mitochondrial disorder：NLIMD）と合わせると88例に達し，臨床診断名として1位を占める。LIMDは新生児期に発症する高乳酸血症を伴う多臓器不全で，多くは不慮の転帰を取り，従来はその多くが診断されずに原因不明のまま亡くなっていたものと考えられる。これらに次いで，肝症(12％)[8]，心筋症(7％)[9]

など単独臓器障害のみを示すミトコンドリア病が続く。

III．MRCD包括的遺伝子解析プロジェクトの概要

図❹にわれわれが現在行っているプロジェクト（MRCD包括的遺伝子解析プロジェクト）の概要を示す。これは，文部科学省革新的細胞解析研究プログラム（セルイノベーション）の支援を受けて行われている。まずMRCDが疑われた疾患に対し埼玉医科大学，千葉県こども病院が共同して，患者皮膚の線維芽細胞あるいは罹患臓器の生検検体を用いて，酵素活性ならびに呼吸鎖複合体の異常（BN-PAGE：blue native polyacrylamide gel electrophoresis）[用解1 10]の検査を行う。

酵素活性の低下あるいは複合体形成異常が生化学的に認められ，MRCDと確定診断のついた症例について以下の3種類の解析を平行して行う。①サンガー法またはMySeqなど軽量次世代シー

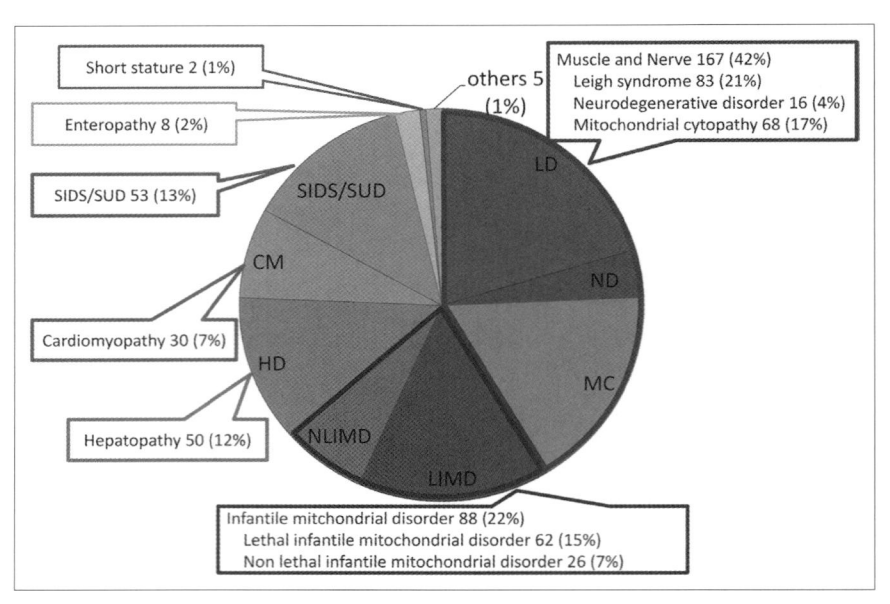

第 3 章　生殖細胞系列遺伝学的検査の臨床応用　2．各種疾患における診療目的の遺伝学的検査

図❸　ミトコンドリア病 403 例の臨床診断の内訳（埼玉医大／千葉県こども病院グループ）

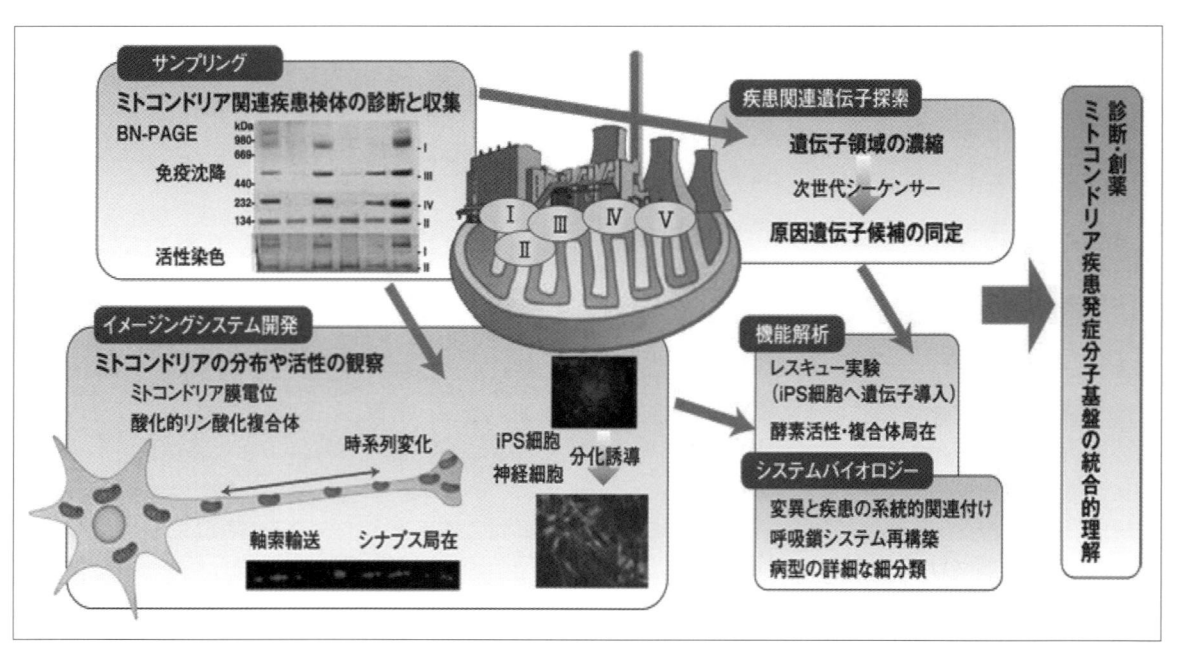

図❹　MRCD 包括的遺伝子解析プロジェクト

ケンサーを用いた全ミトコンドリア遺伝子解析，②HySeqなど大型次世代シーケンサーを用いた全エキソーム解析，③高解像度オリゴヌクレオチドアレイを用いた染色体微細欠失・重複の解析。得られた病因候補遺伝子を最終的に細胞レベルでのレスキュー実験などで確かめ，病因遺伝子の確定を行うことを目的としている。ミトコンドリア病では，脳神経系の病態を主症状とする例が多くみられるが，これらの患者の脳神経細胞の生検は困難である。したがって，インフォームドコンセントの得られた症例について，患者の皮膚線維芽細胞を使ってiPS細胞を作製し，さらにこれらの細胞を神経に分化させることにより，神経系において特異的に起こるミトコンドリア機能異常の病態を再現し，細胞レベルでの治療に結びつけ，最終的にヒトの治療に結びつけることができればと考えている。

Ⅳ. MRCD包括的遺伝子解析プロジェクトの実際

実際の全エキソーム解析を行うと，機能を失っていると予想される遺伝子が患者1人あたり平均20個ほど見つかってくる。これら見つかった複数の遺伝子変異から，どのような方法で病因遺伝子を選び出すのかを説明する。まずは見つかった遺伝子変異がミトコンドリア病として既報の病因遺伝子群に含まれていないかを検討する（既報遺伝子群）。次いでミトコンドリア局在遺伝子データベースを利用する（ミトコンドリア関連遺伝子群）。これまでにショットガンプロテオミクスや局在解析などにより約1000個程度の遺伝子産物がMitoCartaとしてリスト化されている。ここに含まれる遺伝子セットならびに，UniProtにおいて何らかのミトコンドリアとの関係が記述されているものの中から候補遺伝子を選ぶことになる。最後に上記2つのいずれでもない場合でも，同様症状をもち血縁関係のない複数の患者に同一遺伝子変異が認められた場合などは病因である可能性が高くなる（非ミトコンドリア関連遺伝子群）。低下した患者細胞の呼吸鎖酵素活性や酵素量が候補遺伝子cDNAの導入により回復できれば病因であることはほぼ確実になる（レスキュー実験）。

また，大半の症例においてはAffymetrix社のSNPアレイを用いることにより，Gバンド法では検出できない微細欠失や重複の有無がないかについても調べている。

Ⅴ. 解析結果

現在までのところMRCD 403例中143例についての包括的遺伝子解析が終了している。内容は現在投稿中であり詳細は述べることはできないので，図❺に概要のみ示す。
①10例の患者においてmtDNA遺伝子異常が同定された。うち1例の新規変異はサイブリッド実験で新規病因と同定された[11]。
②5例の患者においてすでに病因として報告のある染色体微細欠失（17p12, 6q24.3-q25.1, 22q11.21）が同定された。なおSNPアレイを

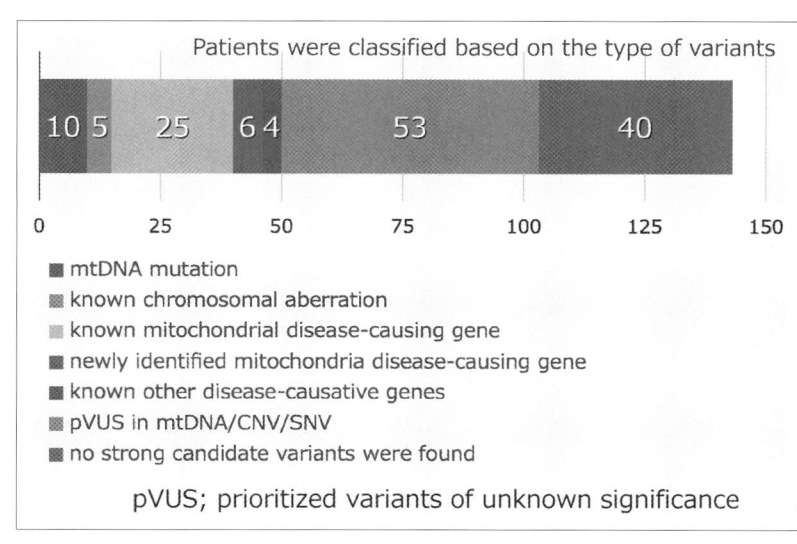

図❺ MRCD143例における包括的遺伝子解析結果の概要

用いた検討で10％弱の症例で微細欠失や重複が発見されており，これらについてのより詳細な検討が待たれる。

③ 25例の患者においてミトコンドリア病として既報の17個の遺伝子上に合計35種類の遺伝子変異を認め，うち31種類は新規変異であり，その大部分はレスキュー実験で病因と同定された。そのうち脂肪酸代謝異常に関与する *ECHS1* 遺伝子異常症例はドイツ他ヨーロッパの症例と一緒に論文化した[12]。

④ 6例の患者において全くの新しい病因遺伝子変異を同定した。うち *GTPBP-3* [13]と *COQ4* [14]遺伝子異常については，同じくドイツ他ヨーロッパの症例と一緒に論文化した。

⑤ 4例の患者において，従来はミトコンドリア病とは無関係と思われていた遺伝子異常を同定した。

⑥ 53例の患者においては病因の可能性の高い変異を同定できているが，まだ証明には至っていない。

⑦ 40例の患者においては候補遺伝子異常は何も見つかっていない。

Ⅵ．今後の方向性

これまではMRCDと臨床診断のついた症例に対しいきなりエキソーム解析を行ってきたが，これには時間的のみならず費用の上からも無駄が多い。今後はミトコンドリア遺伝子異常を含む既知の遺伝子異常でまずターゲットエキソーム解析を行い，それで病因の同定できない症例について全エキソーム，さらには全ゲノム解析を行う予定である（図❻）。またSNPアレイ解析において，かなりの可能性で病因と考えられるコピー数多型（CNV）を13例（9.2％）に認めており，この詳細を詰めることも今後の課題である。

現在はMRCDを中心とした小児領域の症例を主として解析しており，これら小児期に発症するタイプの患者がもつ遺伝子変異（アミノ酸置換）は，おそらく酵素活性やタンパク質の機能に対して大きなダメージを受けるような変異が多いと考えられる。一方で，同じ遺伝子の異常であっても，よりマイルドな変異があった場合は小児期には発

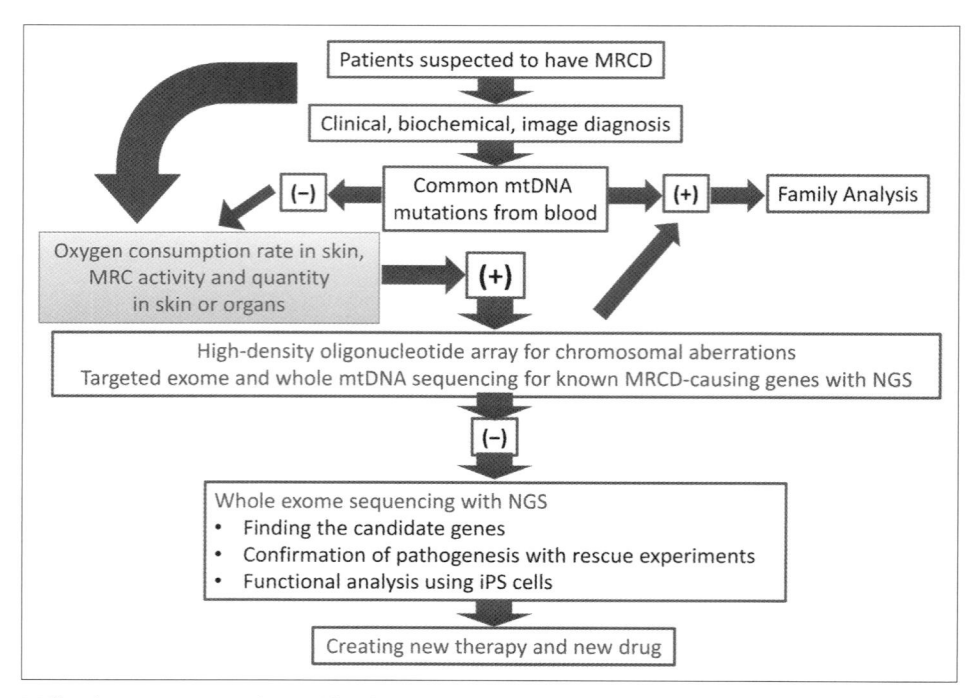

図❻　ミトコンドリア病の診断，病態解析から治療へ

症せず成人になってから発症するものがあると思われ，これらの中に原因不明の神経疾患，精神疾患あるいは糖尿病などいわゆる common diseases が含まれているものと考えられる．今後は，このような症例の中に MRCD 患者で同定された遺伝子の異常によるものが多数見つかってくるのではないかと考えて研究を進めていく．

おわりに

現在われわれが小児領域の MRCD 患者に対して行っているエキソーム解析の進捗について記した．多くの候補遺伝子が見つかってきている一方で，MRCD 患者の原因は非常に多岐にわたるので，候補遺伝子の変異が真の病因であるということを完全に証明するのは困難な場合が多い．われわれは，酵素活性・複合体形成異常など臨床症状に加え，細胞レベルでの生化学的な診断がついた症例を中心に解析を行っているが，それでもレスキュー実験などで確定していくうえで一筋縄にはいかない症例を多数経験している．今後も症例数を増やすこと，あるいは世界中の研究者と連携しながら同じような症状をもち，同じような遺伝子に変異をもつ患者を探していく必要がある．

謝辞
本研究にあたっては，千葉県こども病院の村山圭先生はじめ多くの臨床の先生方ならびに，岡崎康司先生はじめ埼玉医科大学ゲノム医学研究センター TR 部門，ゲノム科学部門の各先生方の協力を得て行われている．また，ミトコンドリア DNA 異常の診断においては松戸市立病院小児科の森雅人先生，東京都健康長寿医療センター研究所の田中雅嗣先生のご意見もいただきました．この場を借りて各位に心より深謝いたします．

用語解説

1. **BN-PAGE（blue native polyacrylamide gel electrophoresis）**：一般に，複合体構造をとるタンパク質および膜タンパク質複合体の大きさや分子種を調べるうえで有用な手法であり，ミトコンドリア呼吸鎖異常症（MRCD）の診断にも用いられる．通常の電気泳動（SDS-PAGE）では変性状態のタンパク質を分離するのに対し，BN-PAGE ではタンパク質の高次構造や複合体構造を保持したまま，分子の大きさに従って分離することができる．さらに，2 次元目の SDS-PAGE を行うことで，ターゲットとしている複合体に含まれる個々のタンパク質組成についても調べることが可能となる．SDS-PAGE ではタンパク質に SDS を強く結合させて変性させ，一様に負の荷電をもたせて泳動するのに対し，BN-PAGE では Coomassie Brilliant Blue G-250（CBB G-250）をタンパク質分子の表面に弱く結合させて全体を負に荷電させる．通常の Native PAGE ではタンパク質分子またはその複合体がもつ荷電に依存して電気泳動を行うため，その荷電状態によって泳動度が影響を受けることで分子の大きさを反映しない場合があるが，BN-PAGE ではタンパク質自身の荷電状態の影響を抑えることができ，ある程度分子の大きさを反映している．呼吸鎖は膜タンパク質であるので，ドデシルマルトシドなどの界面活性剤存在下で CBB G-250 と結合させることで泳動・分離を可能とする．

参考文献

1) Ohtake A, Murayama K, et al : Biochim Biophys Acta 1840, 1355-1359, 2014.
2) Yamazaki T, Murayama K, et al : Pediatr Int 56, 180-187, 2014.
3) 大竹 明：別冊日本臨床 新領域別症候群 20 先天代謝異常症候群 第 2 版, 623-630, 日本臨床社, 2012.
4) Skladal D, Halliday J, et al : Brain 126, 1905-1912, 2003.
5) Johns DR : N Engl J Med 333, 638-644, 1995.
6) Koopman WJ, Willems PH, et al : N Eng J Med 366, 1132-1141, 2012.
7) Scheffer IE : Oxidative Phosphorylation in Health and Disease (Smeitink JAM, Sengers RCA, et al ed), 1-27, Kluwer Academic/Plenum Publishers, 2010.
8) 藤浪綾子, 他：日小児栄消肝会誌 25, 69-74, 2011.
9) 内藤幸恵, 他：日未熟児新生児会誌 21, 51-55, 2009.
10) 大竹 明, 原島宏子：THE LUNG perspectives 16, 533-536, 2008.
11) Uehara N, Mori M, et al : Ann Clin Transl Neurol 1, 361-369, 2014.
12) Haack TB, Jackson CB, et al : Ann Clin Transl Neurol 2, 2015, in press.
13) Kopajtich R, Nicholls TJ, et al : Am J Hum Genet 95, 708-720, 2014.
14) Brea-Calvo G, Haack TB, et al : Am J Hum Genet 96, 309-317, 2015.

参考ホームページ

- 難病情報センター　ミトコンドリア病
  http://www.nanbyou.or.jp/entry/194
- ミトコンドリア呼吸鎖異常症エキソーム解析プロジェクト
  http://cell-innovation.nig.ac.jp/mext-life/english/html/program/theme_010_okazaki.html
- ミトコンドリア局在タンパク質のデータベース
  MitoCarta
  http://www.broadinstitute.org/pubs/MitoCarta/index.html
  UniProt
  http://www.uniprot.org/

大竹　明

1979 年	千葉大学医学部卒業 同小児科学教室入局
1988 年	同小児科学文部教官・助手
1992 年	東京都臨床医学総合研究所臨床遺伝学研究部門主任研究員
1994 年	埼玉医科大学小児科学講師
2002 年	オーストラリア La Trobe 大学客員研究員（生化学）および王立メルボルン小児病院客員研究員（遺伝病学）
2005 年	埼玉医科大学小児科学助教授
2007 年	同教授

第3章 生殖細胞系列遺伝学的検査の臨床応用

2．各種疾患における診療目的の遺伝学的検査
3）先天代謝異常症におけるタンデムマスと遺伝学的検査の併用

高柳正樹

　タンデム型質量分析計を用いる測定法であるタンデムマススペクトメトリーは，先天性代謝疾患の診断において有力な診断手段である。先天性代謝異常症の診断においては，アミノ酸はニュートラルロススキャン分析法，アシルカルニチンはプリカーサーイオンスキャン分析が用いられている。タンデムマスで発見された症例の確定疾患へのステップとして，遺伝学的検査（酵素学的検討，遺伝子検査）が行われる。一部疾患に対しては保険が適応されている。遺伝学的検査の依頼先としては日本先天代謝異常学会ホームページやNPO法人 オーファンネットジャパンホームページを参考にする。

はじめに

　タンデム型質量分析計を用いる測定法であるタンデムマススペクトメトリーが，先天性代謝疾患の診断において有力な診断手段になることが，Millingtonら[1]により提言されはじめてからすでに30年近くになる。タンデムマススペクトメトリーの技術は先天性代謝異常症のみならず，あらゆる物質の同定や定量に応用され，特に薬毒物分析や法医学分野で発展が目覚ましい。この検査法は測定が短時間で可能であることから，極めて多くの検体を処理しなければならない新生児マススクリーニングへの応用が検討され，現在では世界中で広くタンデムマススペクトメトリーによる先天性代謝疾患のスクリーニングが行われている。

　タンデム型質量分析計は略してタンデムマスと呼ばれることが多い。さらに，それを用いるタンデムマススペクトメトリーもタンデムマスと呼ばれる。上に述べたように新生児マススクリーニングにも応用されていることから，新生児マススクリーニングもタンデムマスと呼ばれることもあり，用語の意味については注意が必要である。

I．タンデムマススペクトメトリーの簡単な原理

　タンデムマススペクトメトリーは基本的には質量分析器[用解1]を2台連結して使用するシステムである。質量分析器は磁力，電流，力の関係（フレミングの左手の法則，図❶）を利用して，物質の質量を測定する機器である。図❷にタンデム型質量分析計の写真を[2]，図❸にその構造のシェーマを示した[3]。詳細な測定法の解説は省略する。

---

key words

タンデム型質量分析計，拡大新生児マススクリーニング，アシルカルニチン一斉分析，遺伝学的検査，有機酸代謝異常症，脂肪酸代謝異常症，先天性銅代謝異常症，アミノ酸代謝異常症，保険診療報酬

先天性代謝異常症の診断においては，アミノ酸の一斉分析にはニュートラルロススキャン分析法，アシルカルニチン一斉分析にはプリカーサーイオンスキャン分析が用いられている。アシルカルニチン一斉分析により，検体中の各種アシルカルニチン^{用解2}の同定・定量を1検体数分で行うことができる。それぞれの先天性代謝異常症（ことに有機酸代謝異常症，脂肪酸代謝異常症）においては特異的なアシルカルニチンの蓄積が認められることから，タンデムマスにより診断が可能になる。

図❹に血液濾紙を用いた中鎖アシルCoA脱水素酵素欠損症症例のタンデムマスによる結果を示した[4]。横軸はアシルカルニチンの質量数，縦軸はその量を示す。C8のアシルカルニチン（octenoylcarnitine）などが異常高値を示し，上記診断が疑われることになった。

II.「先天代謝異常症などに関する新生児マススクリーニング」の成果

タンデムマスの最大の成果は新生児代謝異常マススクリーニングと考えられるので，簡単にそ

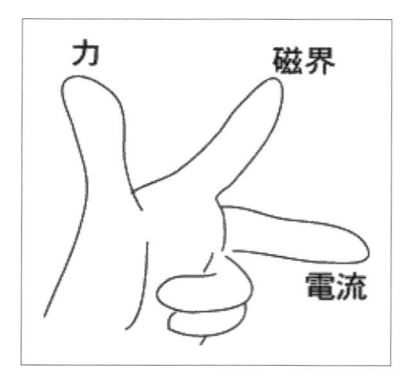

図❶ フレミングの左手の法則

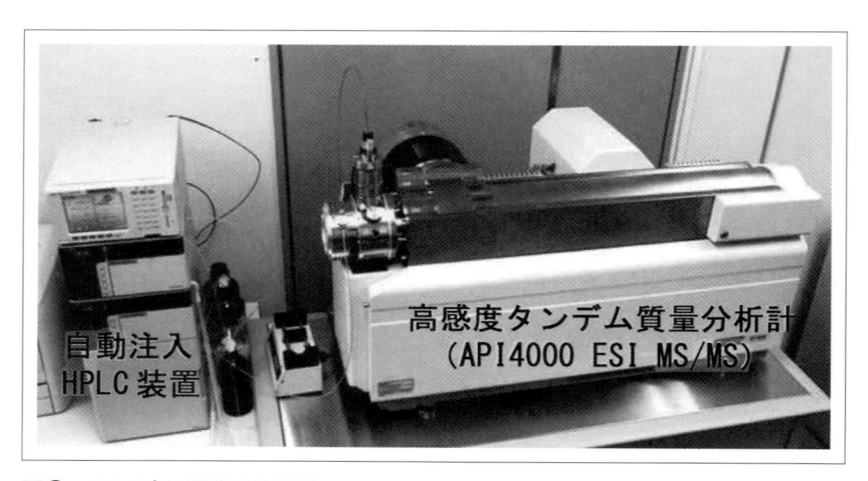

図❷ タンデム型質量分析計（文献2より）

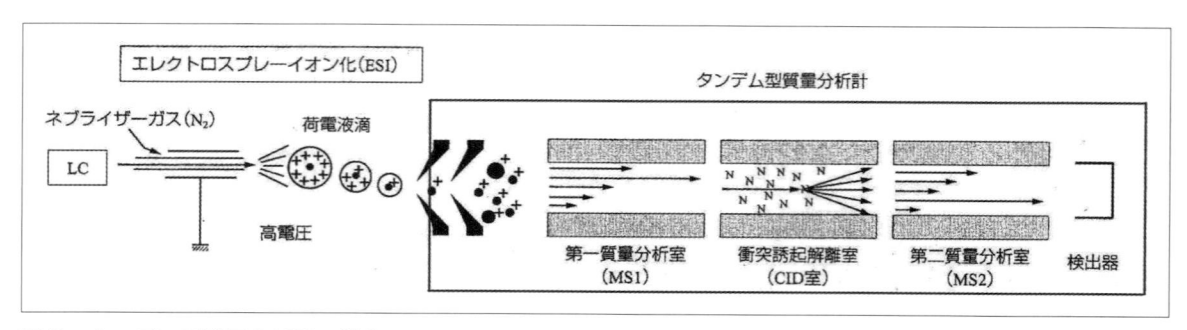

図❸ タンデム型質量分析計の構造（文献3より）

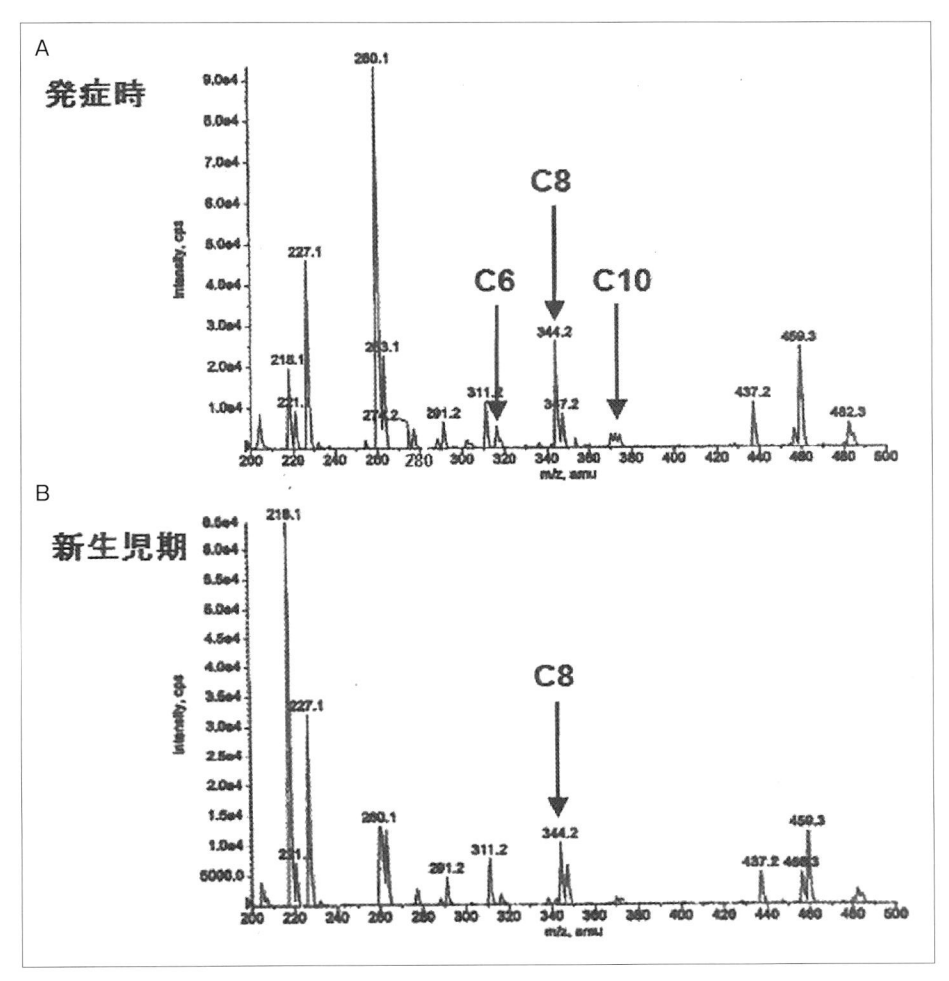

図❹ 中鎖アシル CoA 脱水素酵素欠損症例のアシルカルニチン分析（文献4より）
A．発症時濾紙血のアシルカルニチン分析にて C8 の上昇を認め，MCAD 欠損症が示唆された．
B．新生児期濾紙血の分析でも C8 の上昇を認めた．

の内容を説明する．タンデムマスを用いたスクリーニングは，拡大新生児マススクリーニング，Expanded Neonatal Mass-screening またはタンデムマス（マススクリーニング）と呼ばれている．

新生児マススクリーニングは日本医学会の「医療における遺伝学的検査・診断に関するガイドライン」にも，明確にこのガイドラインの適応範囲であるとされている．したがって，この検査を受けるにあたっての同意の取得に関しては，十分な方法がとられるべきであるという意見がある．

表❶に現在日本で行われている新生児代謝異常マススクリーニングにおいてタンデムマスによって測定されている疾患の一覧を示す．アミ枠内はその疾患発見感度や発見後の有効な治療法の問題から，セカンドラインの対象疾患として考えられている疾患である．

表❷に，これまで発見された患者数を示す．約9千人に1人の割合で患者が発見されている[5]．特に以前は日本には存在しないとされていた先天性脂肪酸代謝異常症が多く発見されていることは特記すべきことと思われる．

タンデムマススクリーニングに関してはNPOのタンデムマス・スクリーニング普及協会が設立されている．タンデムマス検査の依頼（有料）や

表❶ 拡大新生児マススクリーニングにおいてタンデムマスで診断されている疾患一覧

脂肪酸代謝異常症	
CPT Ⅰ欠損症	5
CPT Ⅱ欠損症	7
VLCAD欠損症	12
MCAD欠損症	18
グルタル酸尿症Ⅱ型	6
その他も含め	57
有機酸代謝異常症	
メチルマロン酸血症	18
プロピオン酸血症	43
イソ吉草酸血症	3
複合カルボキシラーゼ欠損症	3
3MCC欠損症	13
グルタル酸尿症Ⅰ型	7
その他も含め	86
アミノ酸代謝異常症	
フェニルケトン尿症	37
シトリン欠損症	23
アルギニノコハク酸尿症	2
その他も含め	72
計	215
スクリーニング数	1949987

Ⅲ．先天性代謝異常症の診断の流れ-タンデムマスと遺伝子（遺伝学的）検査の位置づけ-

先天性代謝異常症の症状は，嘔吐，痙攣，意識障害など非特異的なものが多い。代謝異常症を見逃さないためには，あらかじめ『まず』最初に行う検査（first line）を決めておき，それら検査の結果で『次に』行う検査を（second line）考えることが重要である[6)7)]。この流れを図示したものが図❺である。

タンデムマスはsecond lineの検査として考えられている検査である。現在，新生児マススクリーニングにて広く実施されているので，検査としてはアクセスが非常に容易になっている。アミノ酸分析や有機酸分析などの検査などから，高い精度で診断が考えられるときには筋生検，肝生検，各種負荷試験，酵素学的検討，遺伝子検査へと診断を進めることになる。

表❷ これまで拡大新生児マススクリーニングにおいて発見された先天性代謝異常症患者一覧（文献5より）

〔有機酸代謝異常症〕	
（1）メチルマロン酸血症	（約8万人に1人）
（2）プロピオン酸血症	（約3万人に1人）
（3）βケトチオラーゼ欠損症	（非常に稀な疾患）
（4）イソ吉草酸血症	（約100万人に1人）
（5）メチルクロトニルグリシン尿症	（非常に稀な疾患）
（6）ヒドロキシメチルグルタル酸血症	（非常に稀な疾患）
（7）マルチプルカルボキシラーゼ欠損症	（約20万人に1人）
（8）グルタル酸血症1型	（約8万人に1人）
〔脂肪酸代謝異常症〕	
（9）中鎖アシルCoA脱水素酵素（MCAD）欠損症	（約8万人に1人）
（10）極長鎖アシルCoA脱水素酵素（VLCAD）欠損症	（約20万人に1人）
（11）三頭酵素（TFP）欠損症/長鎖3-ヒドロキシアシルCoA脱水素酵素（LCHAD）欠損症	（非常に稀な疾患）
（12）カルニチンパルミトイルトランスフェラーゼ1（CPT1）欠損症	（約20万人に1人）
（13）カルニチンパルミトイルトランスフェラーゼ2（CPT2）欠損症	（約20万人に1人）
（14）カルニチンアシルカルニチントランスロカーゼ欠損症	（非常に稀な疾患）
（15）全身性カルニチン欠乏症（カルニチントランスポーター異常症）	（約4万人に1人）
（16）グルタル酸血症2型	（約10万人に1人）
〔尿素サイクル異常症〕	
（17）シトルリン血症Ⅰ型（アルギニノコハク酸合成酵素欠損症）	（非常に稀な疾患）
（18）アルギニノコハク酸尿症（アルギニノコハク酸リアーゼ欠損症）	（約20万人に1人）

```
┌─────────────────────────────────────────────┐
│                    症状                      │
│  新生児のnot doing well, 哺乳不良, 嘔吐・下痢,  │
│  痙攣, 意識障害, 筋肉痛, 赤色尿,              │
│  呼吸障害, 急性脳症, 尿臭など                 │
└─────────────────────────────────────────────┘
                       ↓
┌─────────────────────────────────────────────┐
│                  臨床検査                     │
│                  First line                  │
│ 血液:電解質-重炭酸イオン, アニオンギャップ,    │
│   血液ガス (pH, pCO₂, HCO₃, pO₂),            │
│ アンモニア, 血糖, 乳酸, ピルビン酸, カルシウム,│
│   3-ヒドロキシ酪酸(ケトン体),                │
│   尿酸, CK, 末梢血一般, 肝機能検査            │
│   尿:検尿一般, ケトン体(アセト酢酸)          │
└─────────────────────────────────────────────┘
                       ↓
┌─────────────────────────────────────────────┐
│ 検体保存:・血漿または血清最低0.5mL,           │
│ ・尿最低0.5mL, できれば3～10mL,              │
│ ・髄液できたら保存・ガスリー濾紙少なくとも1スポット。│
│ すべて-20℃以下に保存                         │
└─────────────────────────────────────────────┘
                       ↓
┌─────────────────────────────────────────────┐
│                 Second line                  │
│ 血中・尿中アミノ酸分析, 尿中有機酸分析,        │
│ 血中カルニチン2分画(フリー, アシル),         │
│ 血中アシルカルニチンプロフィール分析(タンデムマス),│
│ ケトン体2分画, 血中遊離脂肪酸など             │
└─────────────────────────────────────────────┘
                       ↓
┌─────────────────────────────────────────────┐
│               筋生検, 肝生検                  │
│               各種負荷試験                    │
│               酵素学的検討                    │
│               遺伝子検査                      │
└─────────────────────────────────────────────┘
```

図❺　代謝性疾患の診断の流れ

Ⅳ. 先天性代謝異常症における遺伝学的検査および遺伝カウンセリングの保険上の取り扱い

平成24年(2012年)度に行われた保険診療報酬改定で，遺伝学的検査が行える先天性代謝異常症に新生児マススクリーニング対象疾患が多く追加された(**表❸**)。なお，この検査は患者1人につき1回だけ3880点，つまり患者の一生に1回だけ算定できる。

検査の実施にあたっては，厚生労働省「医療・介護関係事業者における個人情報の適切な取扱いのためのガイドライン」(平成16年12月)および関係学会による「遺伝学的検査に関するガイドライン」(平成15年8月)を遵守することが指示されている。

遺伝カウンセリングは，遺伝カウンセリング加算の施設基準を満足し，当局に申請認可されてい

表❸　遺伝学的検査が適応される先天性代謝疾患一覧

ムコ多糖症Ⅰ型，ムコ多糖症Ⅱ型，ゴーシェ病，ファブリ病，ポンペ病，フェニルケトン尿症，メープルシロップ尿症，ホモシスチン尿症，シトルリン血症(1型)，アルギニノコハク酸血症，メチルマロン酸血症，プロピオン酸血症，イソ吉草酸血症，メチルクロトニルグリシン血症，HMG血症，複合カルボキシラーゼ血症，グルタル酸血症1型，MCDA欠損症，VLCAD欠損症，MTP(LCHAD)欠損症，CPT1欠損症，先天性銅代謝異常症(メンケス病やウィルソン病)など

る施設において，患者またはその家族に対し遺伝学的検査の結果に基づき，遺伝カウンセリングを行った場合に月に1回算定できるとされている。以下に遺伝カウンセリング加算の施設基準を示す。

①当該保険医療機関内に遺伝カウンセリングを要する治療に係る十分な経験を有する常勤の医師

が配置されていること
② 当該カウンセリングを受けたすべての患者またはその家族に対して，それぞれの患者が受けたカウンセリングの内容が文書により交付され，説明がなされていること

V．遺伝学的検査（酵素学的検討，遺伝子検査）の実際

タンデムマスで発見された症例の確定診断へのステップとしての酵素学的検討，遺伝子検査が行われるが，日本国内では検査実施施設をすべての疾患で探し出すのは困難である。ことに酵素学的検査は他の分野と同様に行われている施設は極めて少なく，簡単に依頼できる状況にはない。遺伝子検査も同様な状況にあるが，次世代シークエンサーなどの遺伝子解析の技術の進歩に伴うパラダイムシフトが起きつつある。しかし現状では，安定した先天性代謝異常症に対する遺伝子検査の供給システムが整っているとは考えられない。不十分な供給システムではあるが，遺伝子検査が必要と考えられるときには，日本先天代謝異常学会のホームページにアップされている精密検査施設（連絡先）と対象疾患をチェックするのが良いと考えられる。またNPO法人 オーファンネットジャパンでも先天性代謝異常症の遺伝子検査の供給（有料）を行っているので，こちらもチェックしていただきたい。

保険収載されていない疾患においてはもちろんだが，保険収載されている場合でも検査料金が4万円以上であるときには，遺伝子検査費用を誰が負担するかについての議論が残る。

遺伝子検査の結果を保因者診断や出生前診断などに使用する際には，代謝異常疾患以外の多くの分野でも検討されている課題についての十分な検討が必要である。

おわりに

私は，先天性代謝異常症の診療において，この30年間の最もエポックメイキングなことは，酵素補充療法と並んでこのタンデムマスの臨床応用の開発であると考えている。

先天性代謝異常症において遺伝子検査が，患者の診療，特にその治療を大きく変えたということはないと私は考えている。しかし次世代シークエンサーの臨床への応用が進めば，タンデムマスと組み合わせた全く新しい診療体制が作り出される可能性は大きいと思われる。

用語解説

1. **質量分析器**：フレミングの左手の法則により，磁場をかけることにより荷電している物質に力を発生させる。質量が大きければ曲がりが少ないことを利用して，物質の質量を測定する機器である。
2. **アシルカルニチン**：脂肪酸とカルニチンのエステルである。正常の脂肪酸の酸化代謝経路にも発生する。代謝障害があった場合に蓄積する異常代謝産物がカルニチンと結合して解毒されることもある。いかなるアシルカルニチンが体内に蓄積しているかがわかれば，代謝障害の部位がわかる。

参考文献

1) Millington DS, Maltby DA, et al : Clin Chim Acta 16, 173-178, 1986.
2) タンデムマス・スクリーニング情報−福井大学ホームページ
   http://www.med.u-fukui.ac.jp/shouni/Screening/ScrOA.html
3) 山口清次：タンデムマスの原理 タンデムマス・スクリーニング，診断と治療社，18-21, 2013.
4) 小林真之，他：特殊ミルク情報 45, 7-9, 2009.
5) 山口清次：厚労省 平成22-24年度山口研究班報告書，3-17, 平成25年5月．
6) 藤浪綾子，高柳正樹：小児科診療 69, 1574-1578, 2006.
7) 高柳正樹：代謝救急 見逃せない先天代謝異常（五十嵐隆編），2-4, 中山書店，2011.

参考ホームページ

・タンデムマス・スクリーニング普及協会
　http://tandem-ms.or.jp/
・日本先天代謝異常学会
　http://square.umin.ac.jp/JSIMD/
・NPO法人 オーファンネットジャパン
　http://onj.jp/list/index.html
・日本医学会の「医療における遺伝学的検査・診断に関するガイドライン」
　http://jams.med.or.jp/guideline/genetics-diagnosis.html

高柳正樹

1975年	金沢大学医学部卒業
	千葉大学医学部附属病院小児科
1976年	日本赤十字社医療センター小児科
1977年	千葉大学医学部附属病院小児科
1984年	医学博士（千葉大学 B）
1988年	千葉県こども病院小児科医長
2000年	同小児科部長
2005年	同医療局長
2011年	同副院長

第3章 生殖細胞系列遺伝学的検査の臨床応用

2．各種疾患における診療目的の遺伝学的検査
4）遺伝性乳がん・卵巣がん

矢形　寛

　乳がんの5〜10％は遺伝と関連し，その多くはBRCA1/2遺伝子の生殖細胞変異に起因する。BRCA1またはBRCA2のいずれかに病的変異があると，乳がんのみならず卵巣がんも発症リスクが大きく上昇する。BRCA1/2変異保有者に対して，乳房についてはMRIを含めた定期検査またはリスク低減乳房切除が，卵巣については卵巣がんの早期発見が困難なことからリスク低減卵巣卵管切除が推奨されている。リスク低減手術を行うことにより，がん発症リスクの大幅な減少とともに生存率の向上効果も示されており，十分な遺伝カウンセリングのもと適切にマネージメントしていくことが求められる。

はじめに

　2013年5月，米国の女優であるアンジェリーナ ジョリー氏が，乳がんの予防のため，37歳という若さで，未発症のうちに両乳房切除および乳房再建術を受けたことを公表した。彼女はBRCA1変異保有者であり，母を卵巣がん，叔母を乳がんのために亡くしている。医師からは将来乳がんになるリスクが87％，卵巣がんのリスクは50％という診断を受けたのである。彼女は"My medical choice"（私の医学的選択）という表題でニューヨークタイムズに思いを綴っている。この言葉は非常に重要であり，遺伝診療では，医療者側が治療を一方的に選択するのではなく，医学的情報を適切に提供しつつ，個々の思いや様々な生活環境を配慮しながら今後について話し合っていくことが求められ，遺伝カウンセリングが必須である。近年では一般診療においてもpatient-centered medicine（患者中心の医療）という概念[1)2)]が根づきつつあるが，遺伝診療はまさにこの患者中心の医療を代表するものである。遺伝性乳がん・卵巣がんにおいても例外ではなく，患者中心の医療を踏まえて実践されていくべきものである。

I．遺伝性乳がん・卵巣がん

　欧米では乳がんの5〜10％が遺伝と関連すると考えられているが，本邦でもBRCA1/2の変異が欧米と同等以上に存在することが明らかとなり，乳腺科，婦人科，さらには乳がん検診に携わる医療者が，乳がんおよび卵巣がんの遺伝に適切に向き合う姿勢が求められている。欧米では閉経後の乳がんが非常に多く，食生活や肥満といった環境因子がその背景にある。それに対して本邦では，50歳前後に罹患率のピークがあり，その後年齢とともに罹患率が徐々に減少していく。本邦と米国の年齢別罹患率を比較してみると，閉経

---

key words

乳がん，卵巣がん，BRCA1/2，トリプルネガティブ乳がん，漿液性腺がん，Myriad Genetics社，乳房MRI，超音波検査，リスク低減卵巣卵管切除，リスク低減乳房切除，乳房再建

後では圧倒的に米国での罹患率が多いものの，50歳未満でみると実はほとんど変わりがない。このことは，閉経前では日本と欧米に共通な環境因子も考えられるが，むしろ遺伝的要因やベースにある乳がんそのもののなりやすさに基づくものが大きいと考えることができる。つまり罹患率からみても，遺伝的要因は本邦と欧米とでさほど変わりないだろうということが容易に推測できる。

欧米では早くから，乳がん・卵巣がんの遺伝に関する問題が取り上げられ，予防のために活用されてきた。しかし本邦では，研究がごく一部の施設で行われてきたに過ぎず，ほとんど臨床応用されることはなかった。そこで当院を含む多施設にてBRCA1/2に関する臨床試験を実施した[3]。125名の乳がんと一部の卵巣がん患者を対象として，BRCA1/2遺伝子検査を行った。その結果，日本人におけるBRCA1/2変異率（27.2％）は，米国Myriad Genetics社の非アシュケナージのデータ（20.3％）と比較しても，同程度以上に認められることが判明した。このことは，本邦でも欧米と同様，乳がん・卵巣がんの遺伝に対応しなければならないことを意味している。

1. BRCA1/2遺伝子変異

BRCA1またはBRCA2遺伝子は，それぞれ17番染色体長腕（17q21.32），13番染色体長腕（13q12-13）に存在し，大きな核内タンパク質を形成する。DNA損傷修復や転写制御などに関わり，がん抑制遺伝子として位置づけられている。BRCA1は，1994年Mikiらが乳がんが多発するアシュケナージの家系より乳がんの原因遺伝子として単離した[4]。翌1995年にはWoosterらによりBRAC2も単離されている[5]。アシュケナージでは，変異部位が3ヵ所に限られており（BRCA1 2ヵ所，BRCA2 1ヵ所），40名に1名はいずれかの生殖細胞系列変異を有している[6)-8)]。その後，非アシュケナージでもBRCA1/2の変異が存在し，いわゆるhot spotは存在せず，各遺伝子上の広い範囲に分布していることがわかってきた。ただし，人種によって特有なスポットもみられるようである。BRCA1またはBRCA2生殖細胞系列変異に起因する発がんは，2ヒット理論[用解1]にしたがい，アレルの一方の生殖細胞系列変異に，もう一方のアレルの体細胞変異が加わることにより機能消失が起こり，がん化に至る。

BRCA1/2変異の検索は，通常血液中の白血球からDNAを抽出し，フルシークエンス法によって行われる。BRCA1/2変異のうち約1％で大きな欠失や挿入によるものがあり，フルシークエンス法では見逃されてしまうため，MLPA（multiplex ligation-dependent probe amplification）法などの方法が併用されるが[9]，大きな挿入や欠失も同程度に存在すると考えられる。いったん家系内にBRCA1/2の病的変異が判明すれば，血縁者はその後同変異部位のみを確認すればよいので，診断は確実となる。

結果の解釈上問題になるものとして，病的意義不明（variant of uncertain significance：VUS）が挙げられる。これは何らかの変異はあるものの，機能喪失をもたらすような病的変異であるかどうか現時点で不明であることを意味する。多くの場合はミスセンス変異やスプライス部位の変異であり，アミノ酸の変化を生じない他の変異も存在する[10]。VUSが検出された際には，既往歴・家族歴に基づいた医学的管理を行う[11]。VUSが病的変異であるかを判断するために様々な方法が用いられているが，Myriad Genetics社ではバリアントの存在する家系内での分析（segregation analysis）も含めて総合的に検討している。しかし，家系内のデータを集めることは必ずしも容易ではなく，さらに本邦では家系内分析はほとんど進んでいない。

2. 発症リスク

Chenらの，BRCA1/2変異保有未発症者の乳がん・卵巣がん発症率に関するメタアナリシスによれば，70歳までの累積発症率は，BRCA1変異保有者で，乳がん55％，卵巣がん39％，BRCA2変異保有者で，乳がん47％，卵巣がん17％としている[12]。また，50歳までの乳がんの累積発症率は，BRCA1で約30％，BRCA2で約20％である。本邦での一般の乳がん発症の年齢分布を考慮すると，50歳まではほぼ同等と考えることができ，70歳まででではBRCA1で30％と55％の間，

BRCA2で20％と47％の間にあると推定される。現在，本邦での女性の生涯乳がん発症リスクは約8％（12名に1名）とされており，BRCA1では4〜7倍，BRCA2では2〜6倍程度になると見積もられる。また，本邦での卵巣がんの生涯発症リスクは約1％であり，BRCA1では39倍，BRCA2では17倍となり，非常に高い発症リスクである。

BRCA1/2変異保有者では乳がん・卵巣がん以外のがんでも発症リスクが上昇することが知られている。UpToDate（3.3.2014）によれば，前立腺がん（男性）はBRCA2において65歳までで5〜9倍上昇する。一方，BRCA1では確かではないが，3倍程度と考えられる。BRCA1/2変異に関連する前立腺がんは通常より悪性度が高く予後不良である。また，膵がんはBRCA1でrelative risk 2.26，BRCA2で3.51と見積もられている。

BRCA1/2変異非保有者の家系であっても，家族歴の濃厚度によってリスクはある程度上昇する[13)-15)]。ただし，乳がんの家族歴では卵巣がん発症リスクは上昇せず，卵巣がんの家族歴では乳がんのリスクは上昇しない。

3．遺伝子検査の対象基準

BRCA1/2遺伝子検査の対象となる基準がNCCNのガイドラインに示されている（**表❶**）[16)]。家族歴は検査基準の評価に重要であるが，家族歴の詳細な聴取には時間を要し，3世代の情報を得るのに15〜20分かかると同時に，家族歴は変化するため，来院ごとにアップデートすることが必要となる[17)]。Maiらは米国コネチカット州にて，第1＋第2近親者におけるがんの既往を調べるため，電話によるインタビューを行った[18)]。同時に診療録や腫瘍レジストリー，保険サービスセンターなど6つの方法を使って客観的な情報を収集し，インタビューの結果と比較した。がん情報の正確さは，第1度近親者でも感度58.9％，第2度では21.5％であった。また，乳がんという情報の正確性は，感度61.1％，特異度61.3％であった。このように本人から聴取する家族歴はかなり不確実であるという事実もあることから，家族歴だけに頼らない基準が必要となる。NCCNのガイドライン（2014 v2）では，例えば本人が45歳以下で乳がんと診断された場合や60歳以下のトリプルネガティブ乳がんであれば，家族歴がなくても遺伝子検査の適応となっており，BRCA1/2変異の可能性を見逃さないようにするために設定されていると考えられる。Fostiraらの報告によれば，家族歴のない50歳未満のトリプルネガティブ乳がんの9％でBRCA1の変異が検出されている[19)]。

欧米では，多くの国が共同してデータの収集を行っている。Mavaddatらは20ヵ国以上，37グループから集められた病理データを分析した[20)]（**表❷**）。乳がん組織型は，BRCA1変異保有者のうち非トリプルネガティブが31％のみと少数であり，HER2陽性は10％，グレード3が77％を占めていた。これはトリプルネガティブ乳がんの割合が多いことを意味している。BRCA2変異保有者では大きな特徴はなかった。卵巣がん組織型は，BRCA1変異保有者で漿液性腺がん66％，類内膜腺がん12％，BRCA2変異保有者で，漿液性腺がん70％，類内膜腺がん12％を占めていた。また，グレード3がBRCA1で77％，BRCA2で73％を占めていた。

BRCA遺伝子に変異が認められる確率は，Myriad Genetics社のホームページ上で算出できる。また，表としてもPDFにてダンロードすることが可能である。私たち医療者は，濃厚な家族歴を見つけ出す努力だけではなく，むしろ変異が見つかる確率がそれほど高くない家系においても，BRCA1/2変異の有無を確認して，今

表❶　HBOC検査基準（NCCNv2.2014を改変）

本人が乳がんの場合，以下の条件（家系：第3度近親以内）
45歳以下で診断
50歳以下で診断され，家族歴が限られている
2つの乳がんがあり，1つが50歳以下で診断
60歳以下でトリプルネガティブ乳がん
近親者の1名以上が乳がんで，50歳以下で診断
近親者が2名以上乳がん
本人または近親者が1名以上上皮性卵巣・卵管・腹膜がん
近親者2名以上に膵がんや進行前立腺がん（Gleason score 7以上）
近親者に男性乳がん

後のサーベイランスに役立てていく努力が必要であろう。

4. BRCA1/2変異保有者のサーベイランス

BRCA1/2変異保有者のサーベイランスはNCCNのガイドラインに示されている（表❸）。乳がんに関しては，画像による早期発見が可能であることから，定期的な検診がオプションの1つとして提示されている。その中で1年ごとの乳房MRIが臨床試験の結果からも非常に重要である。Sardanelliらはイタリアでの非盲検多施設共同非ランダム化比較試験の結果を報告した[21]。BRCA1/2変異保有者またはその第1度近親者および第2度近親者以内に3つ以上の乳がん・卵巣がんを含む濃厚な家族歴をもった女性501名を対象に，MRI，マンモグラフィ，超音波検査を1年ごとに行ったところ，乳がんが52名に発見された。そのうち画像発見が49名，中間期乳がんが3名であった。検出感度はMRIで91％であったのに対して，マンモグラフィ50％，超音波検査52％，マンモグラフィと超音波検査を組み合わせても63％であった。Bosseらは，ドイツでの前向きコホート研究の結果を報告した[22]。BRCA1変異133名，BRCA2変異88名を対象とし，1年ごとのマンモグラフィとMRI，半年ごとの超音波検査にてスクリーニングを行った結果，27の浸潤性乳がん（25名）が発見された。感度はMRIで100％に対して，超音波検査81％，マンモグラフィ27％であった。特筆すべきこととして3腫瘍（11.1％）が半年ごとの超音波検査のタイミングで発見されたこと，22名（81.5％）の方が高濃度乳腺であったため，マンモグラフィの感度が非常に低かったことである。これらのことから年1回のMRIは最も推奨される検査であり，そこに半年ごとの超音波検査を含めるのがよいのではないかと考えられる。特に高濃度乳腺を呈する乳房では，マンモグラフィの感度が非常に低いことを念頭においておく必要があろう。乳房超音波検査の役割については，日本乳腺甲状腺超音波医学会が主導して，その意義を確立していくことが望まれる。

一方，卵巣がんに関しては，半年ごとの超音波検査とCA-125の測定が記載されているが，

表❷　BRCA変異保有者における乳がん・卵巣がん組織型（文献20を改変）

	BRCA1 n（％）	BRCA2 n（％）
乳がん		
エストロゲン受容体陽性	625（22）	1,475（77）
プロゲステロン受容体陽性	539（21）	1,084（64）
HER2陽性	138（10）	121（13）
非トリプルネガティブ	411（31）	700（84）
グレード1	64（3）	100（7）
グレード2	481（20）	603（43）
グレード3	1,822（77）	711（50）
卵巣がん		
漿液性腺がん	534（66）	191（70）
類内膜腺がん	94（12）	33（12）
粘液腺がん	11（1）	8（1）
明細胞がん	8（1）	4（3）
その他	166（20）	36（13）
グレード1	17（3）	11（6）
グレード2	104（20）	37（21）
グレード3	407（77）	128（73）

表❸　BRCA変異保有者へのサーベイランス（NCCNv2.2014を改変）

18歳より毎月の自己検診	意識づけ
25歳より半年ごとの触診，1年ごとのマンモグラフィ，MRI	早期発見
リスク低減乳房切除について話し合う	予防
35〜40歳でリスク低減卵巣・卵管切除を推奨	予防
35歳より半年ごとの超音波検査（月経周期の1〜10日に）	意識づけ
＋CA-125（月経周期の5日に）	
化学予防について考慮	
タモキシフェン，ラロキシフェン	予防
経口避妊薬	予防
（家族歴に応じ推奨年齢は変わる）	

いかなる診断方法を用いても，卵巣がんの早期発見は難しいことがわかっているため，意識づけ程度の意味合いしかなく，リスク低減卵巣卵管切除が確実な予防法として推奨されている。

薬剤による化学的予防もオプションの1つである。タモキシフェンはBRCA1/2変異保有者における乳がんの発症リスク低減効果が示されている。Phillipsらは片側乳がん術後のBRCA1変異保有者1583名，BRCA2変異保有者881名について経過観察（中央値6.3年）を行った[23]。タモキシフェン使用者はBRCA1で383名（24％），BRCA2で454名（52％）であった。対側乳がん予防効果は，初回乳がんにおけるエストロゲン受容体の状況によらず，同程度に認められた。本研究はランダム化比較試験ではないものの，多数症例による解析であり，十分意義があるものと考えられる。他にNCCNガイドラインでは，乳がんのハイリスク女性における予防に関する複数の無作為化比較試験の結果から，ラロキシフェン，エキセメスタンについても化学予防の候補薬剤としている。臨床的にはエキセメスタンに限らず，アロマターゼ阻害剤全般に関して大きな差はないと考えてよいだろう。また，MoormanらはBRCA1/2変異と経口避妊薬との関係についてのメタアナリシスを行った[24]。経口避妊薬の使用は卵巣がんのリスクを減少させており（Odds ratio 0.58），一般集団（Odds ratio 0.73）よりも効果が高かった。一方，乳がんのリスクをわずかに上昇させる傾向があり（Odds ratio 1.21），これも一般集団（Odds ratio 1.08）よりリスクが高かったが，有意差はなかった。そのため，BRCA1/2変異保有者が卵巣がん予防のため経口避妊薬を希望する場合，使用を勧めないだけの理由はないと考えられる。

5．リスク低減手術

リスク低減手術は，最も確実かつ有効な予防の戦略である。Rebbeckらは，BRCA1/2変異保有者におけるリスク低減卵巣卵管切除の効果についてのメタアナリシスを行った[25]。卵巣がん発症リスクの低下（Hazard ratio 0.21）とともに，乳がん発症リスクの低下（Hazard ratio 0.49）も認めた。Finchらは北米/欧州43施設からの前向きコホート試験の結果を報告した[26]。BRCA1/2変異5783名のうち，リスク低減卵巣卵管切除を受けた方が2123名，切除しなかった方が2270名，平均観察期間は5.6年であった。卵巣卵管切除時に潜伏がんが46名（2.2％）に認められ，卵巣がん27名，卵管がん18名，腹膜がん1名であった。さらに切除後にも腹膜がんが32名（1.5％）に発症した（BRCA1 28名，BRCA2 4名）。卵巣卵管切除による70歳までの卵巣，卵管，腹膜がん減少効果は調整Hazard ratioにて0.20（99％ CI, 0.13～0.30）と見積もられた。さらに70歳までの全死亡減少効果はHazard ratio 0.31（99％ CI, 0.26～0.38）であった。

Evansらは，英国での前向き研究の結果を報告した[27]。リスク低減乳房切除の有無における予後改善効果について，複数の因子で調整した比例ハザードモデルで比較，および条件をマッチさせたコントロールと比較の2つの方法で検討した。リスク低減乳房切除と卵巣卵管切除を行った場合に最も生存率を改善し，乳房切除と卵巣卵管切除単独では，いずれも同程度に生存率を改善した。

Metcalfeらは，カナダにおける多施設後ろ向き研究の結果を報告した[28]。BRCA1/2変異を有する乳がん患者390名のうち，リスク低減対側乳房切除を181名に行っていたが，観察期間中央値14.3年にて，20年生存率は対側切除88％，片側のみ66％，多変量解析にて乳がんからの死亡を48％減少と評価された。さらに傾向スコアという統計学的手法を用いると，100名の対側乳房切除により20年で87名が生存し，片側乳房切除のみでは66名が生存する，すなわちリスク低減対側乳房切除により20年間で21名が救われることになる。

以上のことから，BRCA1/2変異保有者におけるリスク低減手術は，乳房切除においても卵巣卵管切除においても，乳がんや卵巣がんの発症率を劇的に改善させるだけではなく，生存率も改善しうることが複数の結果から示唆された。私たちはクライアントに対し，これらの情報を十分にインフォームしなければならない。

手術には全身麻酔を伴う手術全般のリスクの他にもデメリットが存在する。卵巣卵管切除は通常内視鏡下に行われ，婦人科における標準的な手術術式であり，慣れた医師が行えば手術に伴うリスクは非常に低く短時間で終了する。創も小さいため，患者の痛みや体への負担は少ない。しかし，腹部手術の既往がある場合，癒着の影響で内視鏡下の手術が困難となり，開腹手術を余儀なくされることもある。子宮を含めて切除するかどうかによっても合併症のリスクは変化する。閉経前の女性に卵巣切除が行われた場合，卵巣機能消失に伴うのぼせ，睡眠障害，膣の乾燥，性交痛，骨粗鬆症，さらに心疾患のリスク増大などの問題が指摘されている。

一方，乳房切除については様々な状況があり複雑である。乳房切除術と一言に言っても，皮膚温存乳房切除術，乳頭乳輪も温存する乳房切除術もあるし，乳房再建を考える場合，人工乳房再建なのか，自家組織再建なのか，片側乳がん発症時に同時に行うのか，片側乳がん術後に改めて対側を行うのか，その場合，患側は乳房切除されているのか，乳房温存手術＋放射線治療が行われているのかによって，選択可能な方法や対応の仕方が変わってくる（表❹）。乳房再建を行う場合には，形成外科医の協力が必要となるが，本邦で乳房再建の技術に精通した医師は決して多くなく，形成外科自体存在しない施設も多い。乳房再建法の詳細は『Clinician 2011 NO. 600 16』を参照されたい。今後日本オンコプラスティックサージャリー学会がこれらの問題に対応していくことになろう。

リスク低減手術を行うにあたっては，現在抱えている病気のリスクも考え評価すること（すでに発症した乳がんは遠隔再発していないかなど）と，切除を予定している乳房にがんは発症していないのか，術前にしっかり検討しておくことが重要である。

BRCA1/2変異保有者における乳房温存療法の予後についてはいまだ結論が出ていない。Valachisらは，乳房温存療法に関する報告についてメタアナリシスを行った[29]。その結果，対側乳がんの発生率が高いことは確実であるが，患側乳房に関してはBRCA1/2変異保有者と一般対照とで，多くの文献では数値上再発率に2倍程度の開きがあるものの，有意差を認めるには至っていない。しかし，この解釈には注意を要する。再発率は10年程度でみており，長くても15年までである。放射線治療による乳房内がん抑制効果は最初の5年程度までであり，その後は対側乳房と同等となる[30,31]。それ故，より長期の生存が見込める場合には十分な配慮が必要である。また，乳房温存手術では引き続き放射線治療が行われるが，その後局所再発などで乳房切除術とともに乳房再建を行う場合，整容性の問題や合併症の増加があることをあらかじめ念頭においておかなければならない。

BRCA1/2関連乳がんおよび卵巣がんにおける薬剤感受性，特にプラチナ製剤，PARP（poly［ADP］-ribosepolymerase）阻害剤についても関心が集まっており，今後その意義が確立されていくであろう[32]。

乳がん，卵巣がんに関連した遺伝性の遺伝子変異としては，BRCA1/2以外にも報告されており，表❺にまとめた。また，SNPs（single nucleotide polymorphisms）も発症リスクに関連する可能性がある。

表❹　リスク低減乳房切除前の様々な状況

未発症のリスク低減両側乳房切除
患側乳がん治療時のリスク低減対側乳房切除
患側乳がん治療後のリスク低減対側乳房切除
患側の状況
乳房部分切除＋放射線治療後
乳房切除後
乳房切除＋放射線治療後
乳房切除＋乳房再建（自家再建，インプラント，エキスパンダー）後

表❺ 乳がん・卵巣がんに関わる遺伝性の遺伝子変異

乳がん	
TP53	Li-Fraumeni 症候群
PTEN	Cowden 症候群
STK11	Peutz-Jeghers 症候群
ATM	Ataxia Telangiectasia 症候群
CHECK2	
CDH1（小葉型乳がんと関係）	HDGC（hereditary diffuse gastric cancer）
PALB2（partner and localizer of BRCA2）	
卵巣がん	
MSH2/1/6, PMS2	Lynch 症候群（HNPCC）

おわりに

　乳がん・卵巣がんの遺伝は欧米だけの問題ではなく，本邦でも同様に取り組まなければならないことは明白である．その中でも，特に乳腺科医がこの重要性を認識し，適切に遺伝カウンセリングに導いていかなければ，遺伝診療の体制がいくら整っても先には進まない．乳腺科，婦人科，遺伝診療部がチームとなって，シームレスな連携を築いて取り組んでもらいたい．

用語解説

1. **2ヒット理論**：Knudson によって体系化された理論である．DNA は通常 2 つ有しており，一方に変異があっても，他方が正常であれば機能消失は起こらない．しかし，もしがん抑制遺伝子にもともと一方に変異があって，その後もう一方も変異が起きた時，機能が完全に消失し，速やかにがん細胞になる．

参考文献

1) Laine C, Davidoff F : JAMA 275, 152-156, 1996.
2) Bardes CL : N Engl J Med 366, 782-783, 2012.
3) Sugano K, Nakamura S, et al : Cancer Sci 99, 1967-1976, 2008.
4) Miki Y, Swensen J, et al : Science 266, 66-71, 1994.
5) Wooster R, Bignell G, et al : Nature 378, 789-792, 1995.
6) Roa BB, Boyd AA, et al : Nat Genet 14, 185-187, 1996.
7) Oddoux C, Struewing JP, et al : Nat Genet 14, 188-190, 1996.
8) Struewing JP, Hartge P, et al : N Engl J Med 336, 1401-1408, 1997.
9) Schouten JP, McElgunn CJ, et al : Nucleic Acids Res 30, e57, 2002.
10) Calo V, Bruno L, et al : Cancers（Basel）2, 1644-1660, 2010.
11) Radice P, De Summa S, et al : Ann Oncol 22 Suppl 1, i18-23, 2011.
12) Chen S, Parmigiani G : J Clin Oncol 25, 1329-1333, 2007.
13) Kauff ND, Mitra N, et al : J Natl Cancer Inst 97, 1382-1384, 2005.
14) Lee JS, John EM, et al : Cancer Epidemiol Biomarkers Prev 15, 359-363, 2006.
15) Metcalfe KA, Finch A, et al : Br J Cancer 100, 421-425, 2009.
16) NCCN guidelines ver 2. 2014. Genetic/Familial High-Risk Assessment: Breast and Ovarian. http://www.nccn.org
17) Pyeritz RE : Genet Med 14, 3-9, 2012.
18) Mai PL, Garceau AO, et al : J Natl Cancer Inst 103, 788-797, 2011.
19) Fostira F, Tsitlaidou M, et al : Breast Cancer Res Treat 134, 353-362, 2012.
20) Mavaddat N, Barrowdale D, et al : Cancer Epidemiol Biomarkers Prev 21, 134-147, 2012.
21) Sardanelli F, Podo F, et al : Invest Radiol 46, 94-105, 2011.
22) Bosse K, Graeser M, et al : Arch Gynecol Obstet 289, 663-670, 2014.
23) Phillips KA, Milne RL, et al : J Clin Oncol 31, 3091-3099, 2013.
24) Moorman PG, Havrilesky LJ, et al : J Clin Oncol 31, 4188-4198, 2013.
25) Rebbeck TR, Kauff ND, et al : J Nat Cancer Inst 101, 80-87, 2009.
26) Finch AP, Lubinski J, et al : J Clin Oncol 32, 1547-1553, 2014.
27) Evans DG, Ingham SL, et al : Breast Cancer Res Treat 140, 135-142, 2013.
28) Metcalfe K, Gershman S, et al : BMJ 348, g226, 2014.
29) Valachis A, Nearchou AD, et al : Breast Cancer Res Treat 144, 443-455, 2014.
30) Darby S, McGale P, et al : Lancet 378, 1707-1716, 2011.
31) Wickberg A, Holmberg L, et al : J Clin Oncol 32, 791-797, 2014.
32) Burgess M, Puhalla S : Front Oncol 4, 19, 2014.

参考ホームページ

- ニューヨークタイムズ
  http://www.nytimes.com/
- Myriad Genetics 社が提供する BRCA1/2 変異保有率データ
  http://www.myriadpro.com/brca-risk-calculator/calc.
  https://s3.amazonaws.com/myriad-library/brac/brca-prevalence-tables.pdf（表として PDF にてダウンロード可能）
- 日本乳腺甲状腺超音波医学会
  http://www.jabts.net
- Clinician（エーザイ医療関係者向けサイト）
  http://www.eisai.jp/medical/clinician/backnumber.html
- 日本オンコプラスティックサージャリー学会
  http://jopbs.umin.jp/aisatsu.html

矢形　寛
1990 年	金沢大学医学部卒業
	千葉大学医学部第一外科学教室入局
1998 年	同大学院医学研究院（外科学専攻）修了
2002 年	同医学部附属病院第一外科助手
2004 年	聖路加国際病院外科
2005 年	同ブレストセンター

第3章 生殖細胞系列遺伝学的検査の臨床応用

2．各種疾患における診療目的の遺伝学的検査
5）大腸がん

赤木　究

　遺伝性大腸がんは，臨床においても古くから盛んに研究され，遺伝性腫瘍のモデルケース的な存在であるが，オリゴポリポーシス（ポリープ数が少ないポリポーシス）などの場合は，多くの遺伝性大腸がんがその表現型をとりうることから，遺伝学的検査による診断には大きな労力と時間が必要である。しかし近年，次世代シークエンサーの出現など遺伝子解析技術の飛躍的な進歩により，多くの原因遺伝子を一度に解析することが可能となった。これらを適切に臨床利用するためには，データベースや診療体制の整備が不可欠である。

はじめに

　日本におけるがんの罹患を臓器別で比較すると，大腸がんは男性では3番目に，女性では2番目に多いがんである。その大腸がん全体の約25％に家族歴が認められ，遺伝の関与，共通の環境因子への曝露，その両方の関与が示唆される。遺伝が関与する大腸がんの原因遺伝子はこれまでに10種類以上見つかっており，大腸がん全体の5〜6％を占めるものと推測される[1]。その中で最も頻度が高いのがLynch症候群である。この疾患は，臨床的な特徴に乏しい反面，がん組織におけるマイクロサテライト不安定性や原因遺伝子のタンパク発現が消失しているなど，分子レベルでの解析が確定診断する過程で重要な手がかりとなる。これらをうまく使いこなし，効率よく診断に導くことが実臨床で求められる。

　一方，臨床的に遺伝を疑う所見としてポリポーシスがある。次世代シークエンサーを用いた遺伝子解析により，最近2つのDNAポリメラーゼがポリポーシス症候群の原因遺伝子として発見された。Lynch症候群や大腸ポリポーシスでは複数の原因遺伝子の候補があり，個々の遺伝子も大きいため大量の遺伝情報を解析する技術は大変有用であり，臨床への利用が進んでいる。しかし，解析情報量が多ければ多いほど様々な遺伝情報の変化（バリアント）に遭遇することになる。そして，その中には臨床的意義不明バリアント（variant of uncertain significance：VUS）も数多く含まれるので，その対応も考えておく必要がある。ここでは，上記の点を中心に最近の動向を紹介する。

I．遺伝性大腸がんの分類

　遺伝性大腸がんを臨床的な視点から分類する場合，ポリポーシスを伴うか否かに分類するのがわかりやすい。ポリポーシス症候群はさらに，ポリープの組織型により腺腫性，過誤腫性，鋸歯状性，過形成性，混合性に分類することができる（表❶）。

---

key words

ポリポーシス症候群，オリゴポリポーシス，マイクロサテライト不安定性，Lynch症候群，バリアント，意義不明バリアント（VUS），ポリメラーゼ校正関連ポリポーシス

しかしながら，特にポリープ数が少ない症例の場合，表に示したように明確に区分できるものではなく，ポリポーシスタイプか否か不明瞭な部分もある。

遺伝子の機能により分類すると，がん抑制遺伝子とゲノム安定関連遺伝子に大別することができる（表❷）。ゲノム安定関連遺伝子としては，複製時に生じたDNAミスマッチを修復する遺伝子（*MLH1*, *MSH2*, *MSH6*, *PMS2*）や校正機能をもったDNAポリメラーゼ（*POLE*, *POLD1*），塩基除去修復遺伝子（*MUTYH*）がある。がん抑制遺伝子に分類される遺伝子は，Wntシグナル，PI3K-AKTシグナル，TGFβシグナルなど様々な細胞増殖を制御するパスウェイに関わる遺伝子である。遺伝形式による分類では，原因遺伝子が確定している遺伝性大腸がんでは，*MUTYH*関連ポリポーシスが常染色体劣性遺伝形式であるが，その他はすべて常染色体優性遺伝形式である。

II．遺伝性ポリポーシス症候群

家族性大腸腺腫症（FAP）症例のほとんどは，染色体5q21に位置する*APC*遺伝子に起因する。ポリープの数がおおよそ100個以下のattenuated FAPの一部に常染色体劣性遺伝形式を示す症例があり，2002年に原因遺伝子として酸化損傷の1つを修復する塩基除去修復グリコシラーゼ*MUTYH*遺伝子が見つかった[2]。さらには，*POLE*, *POLD1*の生殖細胞系列遺伝子変異が原因で多発大腸腺腫を発症するポリメラーゼ校正関連ポリポーシス（polymerase-proofreading

表❶ ポリポーシスの有無による遺伝性大腸がんの分類

A．ポリポーシス症候群
 1）腺腫性ポリポーシス
  Classical familial adenomatous polyposis（FAP）：*APC*
  MUTYH associated polyposis（MAP）：*MUTYH*
  Polymerase-proofreading associated polyposis（PPAP）：*POLE*, *POLD1*
 2）過誤腫性ポリポーシス
  Peutz-Jeghers syndrome（PJS）：*STK11*
  Juvenile polyposis syndrome（JPS）：*BMPR1A*, *SMAD4*
  Cowden syndrome（CS）：*PTEN*
 3）鋸歯状ポリポーシス／過形成性ポリポーシス
  Hyperplastic polyposis syndrome（HPS）：（unknown）
  Serrated polyposis syndorme（SPS）：（unknown）
 4）混合ポリポーシス
  Hereditaly mixed polyposis syndrome：（unknown）
B．非ポリポーシスタイプ
 1）腺腫/腺がん
  Lynch syndrome（LS）：*MLH1*, *MSH2*, *MSH6*, *PMS2*,（*EPCAM*）
  Familial colorectal cancer type X：（unknown）

表❷ 原因遺伝子の機能による遺伝性大腸がんの分類

A．がん抑制遺伝子
 APC：Classical familial adenomatous polyposis（FAP）
 STK11：Peutz-Jeghers syndrome（PJS）
 BMPR1A, *SMAD4*：Juvenile polyposis syndrome（JPS）
 PTEN：Cowden syndrome（CS）
B．ゲノム安定関連遺伝子（損傷修復，複製時ミスの修復・校正）
 MLH1, *MSH2*, *MSH6*, *PMS2*：Lynch syndrome（LS）
 MUTYH：*MUTYH* associated polyposis（MAP）
 POLE, *POLD1*：Polymerase-proofreading associated polyposis（PPAP）

associated polyposis：PPAP）が，2013年 Palles らにより報告された[3]。主要な変異は，*POLE* の c.1270C>G（p.Leu424Val）と *POLD1* の c.1433G>A（p.Ser478Asn）であり，機能的にも体細胞変異を誘発する原因となっている。修復酵素の機能異常はゲノム内に高頻度の体細胞変異を蓄積し，それががん化を誘発する。ミスマッチ修復遺伝子の変異に起因する Lynch 症候群でも高頻度に体細胞変異を認めるが（図❶），その場合よく見られる変異のパターンの1つとしてマイクロサテライト不安定性（microsatellite instability high：MSI-H）があるのに対し，PPAP の場合，Lynch 症候群と異なりマイクロサテライトの反復数に変化が起こることは少なく，マイクロサテライト安定（microsatellite satble：MSS）となるのが特徴である。また，*POLE*，*POLD1* のどちらが原因遺伝子であるかにより，*APC*，*KRAS*，*BRAF* 遺伝子に起こる体細胞変異に違いがある傾向が報告されている。臨床的にも *POLE* では大腸外病変は認めないが，*POLD1* では子宮内膜がんや脳腫瘍を認めるといわれており，異なった特徴が報告されている。*POLD1* が原因の PPAP は，Lynch 症候群との鑑別も考慮する必要がありそうである。

Ⅲ．ポリポーシスを伴わない遺伝性大腸がん

現時点で，ポリポーシスを伴わず大腸がんリスクを上げる遺伝性疾患で，原因遺伝子が明らかなのは Lynch 症候群のみである。ただし，ポリポーシス症候群の中にも，ときにポリポーシスを伴わないことがあるので，注意が必要である。Lynch 症候群は，全大腸がんの1〜5％を占めると推定されており[4)5)]，著者らの日本人2000人を超える規模のコホートを用いた解析でも，全体の1％強にミスマッチ修復（MMR）遺伝子のいずれかに生殖細胞系列変異を認めており，今後遺伝子解析技術がさらに向上すれば2％程度になると予測している。はじめに述べたように，本邦においても大腸がんは上位を占める臓器がんであることを考えると，数％でもその潜在的患者は相当な数にな

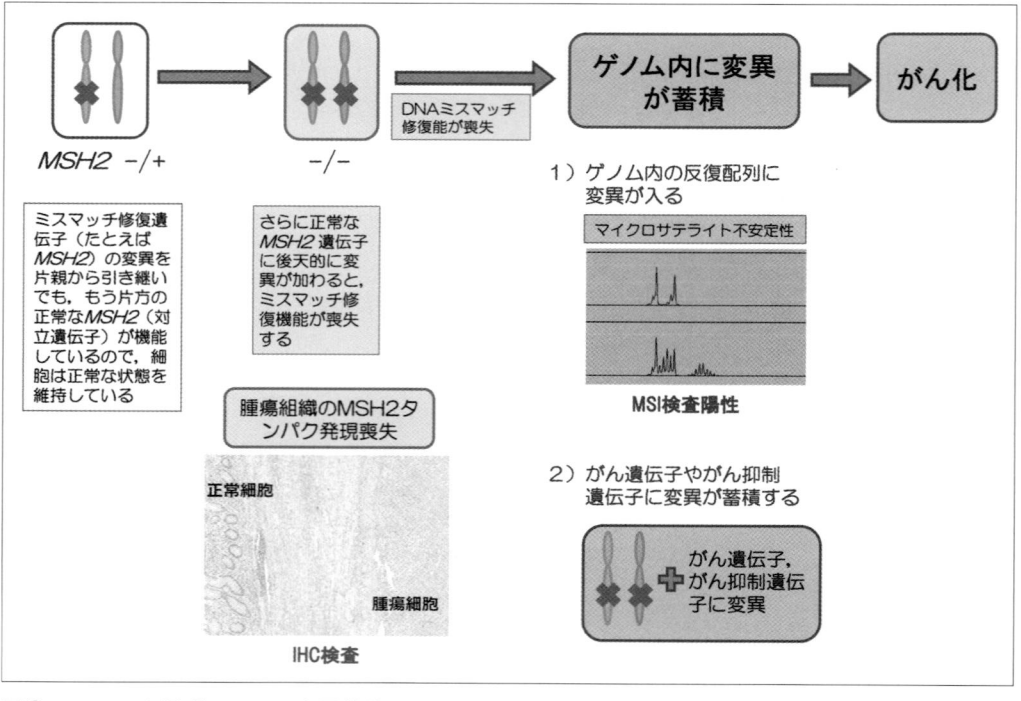

図❶ Lynch 症候群における変異蓄積とがん化のメカニズム

ることが予測され，適切な診療・医学的管理がなされることは極めて重要である。しかしながら，国内における Lynch 症候群の認知度はいまだ低く，十分な診療体制が整っているとは言いがたい。そこで，ここでは Lynch 症候群に関する概要と最近の動向について述べることとする。

1. Lynch 症候群

(1) 定義・原因遺伝子

以前は遺伝性非ポリポーシス大腸がん（hereditary non-polyposis colorectal cancer : HNPCC）とも呼ばれていたが，紛らわしいもしくは適切でない表現であるなどの理由から Lynch 症候群と呼ばれるようになってきている。Lynch 症候群の定義としては，ミスマッチ修復遺伝子（現時点では *MSH2*, *MLH1*, *MSH6*, *PMS2* の4種類）の機能を損なうような生殖細胞系列変異により，大腸がん・子宮内膜がんなど種々のがんの発症リスクが高くなる常染色体優性遺伝疾患である。「ミスマッチ修復遺伝子の機能を損なうような生殖細胞系列変異」とあえて表現したのは，*MSH2* の上流に隣接する *EPCAM* 遺伝子の一部欠損により *MSH2* プロモーターの異常メチル化が起こり，*MSH2* の発現が消失することで Lynch 症候群になる症例が存在するためである。*EPCAM* 遺伝子はミスマッチ修復遺伝子ではないが，その構造異常が間接的に *MSH2* の不活化を引き起こす[6]。

(2) Lynch 症候群の診断

上記の定義のとおり，Lynch 症候群の確定診断は遺伝学的検査によりなされる。しかしながら，日本の多くの医療施設では遺伝子診断を実施する体制がいまだ整っていないため，Lynch 症候群の確定診断がほとんどできていない。そのことが国内における Lynch 症候群の実態把握を遅らせ，日本人に適した診療の指針ができないという悪循環を起こしている。診断までの手順としては，大腸癌研究会で作成された「遺伝性大腸癌診療ガイドライン」に沿って行うことが推奨されるが，免疫組織染色（IHC）に関してはほとんど記載されていないので，この点に関して少し触れておく。

診断の流れとしては，まずは患者の個人歴や家族歴から，アムステルダム基準Ⅱやベセスダガイドラインに合致する症例を絞り込むのが一般的である。その合致例に対し，大腸がんのマイクロサテライト不安定性（MSI）検査や MMR（MLH1, MSH2, MSH6, PMS2）タンパクの発現を IHC で調べる（図❶）。MSI-high または MMR タンパク発現喪失を認める症例であれば，遺伝子診断を考慮する。IHC 検査結果がある場合は，タンパク発現が消失している MMR 遺伝子から調べていく。MLH1 と PMS2 の発現が消失している場合は *MLH1* を，MSH2 と MSH6 の発現が消失している場合は *MSH2* を優先的に調べる。その他詳細は，NCCN のガイドライン[7]や GeneReviews[8]を参照してほしい。ベセスダガイドラインを用いても，基準を満たさない症例があることや，MSI の結果が予後や化学療法の選択に利用される可能性があることから，全例に MSI 検査や IHC を推奨する報告もある。

Ⅳ. 次世代シークエンサーを用いた遺伝学的検査（遺伝子診断）

Lynch 症候群の原因となる遺伝子としては，少なくとも *MSH2*, *MLH1*, *MSH6*, *PMS2*, *EPCAM* 遺伝子がわかっている。しかしながら，これらの遺伝子に変異が見つからない場合，*MSH3*, *MLH3* などその他のミスマッチ修復遺伝子や *POLE*, *POLD1*, *MUTYH* や *APC* 遺伝子など腺腫性ポリポーシス症候群の原因遺伝子も候補となるため，変異が見つからないとかなりの種類の遺伝子を解析する必要が出てくる。しかし次世代シークエンサーを用いると，同時に20種類以上の遺伝子についてシークエンスを行うことができ，解析法によっては大きなゲノム欠失や重複を判断することも可能である。また，一度に多数のサンプルをシークエンスできるため家族間での比較も容易である。このように次世代シークエンサーは，多くの遺伝子・多くのサンプルを同時に解析できる画期的な方法であり，原因遺伝子のサイズが大きい，候補の遺伝子が複数あるなどの場合には有効である。実際に遺伝性大腸がんの原因遺伝子を集めて一度に解析することの有用性を示した論文報告もある[9]。しかしながら，得られる情報が膨

表❸ 国際消化管遺伝性腫瘍学会のバリアント分類表 （文献10より改変）

Lynch症候群に対するMMR遺伝子バリアントクラス定義[*1]	未発症血縁者の遺伝学的検査	血縁者のサーベイランス	血縁者に対する研究的検査
5（病的）	適応あり	ハイリスク群に対するガイドラインに準じて行う	適応外
4（病的である可能性大）	適応あり[*2]	ハイリスク群に対するガイドラインに準じて行う	適応あり
3（病的か不明）	適応外[*2]	家族歴やその他の危険因子に基づいて行う	適応あり
2（たぶん病的でない）	適応外[*2]	家族歴やその他の危険因子に基づいて行う。調べた原因遺伝子に関しては，変異なしとして扱う	適応あり
1（病的でない）	適応外[*2]	家族歴やその他の危険因子に基づいて行う。調べた原因遺伝子に関しては，変異なしとして扱う	適応外

[*1] 5段階分類の具体的な方法は文献10を参照。
[*2] ただし，その他の利用可能な遺伝子解析方法があれば，発端者の遺伝学的検査を継続する。

大となるため，人の目でデータを検証するには限界があり，コンピュータを用いての解析が不可欠である。

V．データベース整備の重要性

疾患関連遺伝子の生殖細胞系列バリアントが病的かどうかに関しては，判断が困難なケースも少なくない。データベースに登録があればそれを利用することもあるが，それらが常に正しいとは限らないので，十分な注意や自身でもある程度評価できる能力が必要と考える。バリアントの判定は血縁者の医学的管理にも直接に影響を及ぼす重要な情報であるので，正確さが求められる。国際消化管遺伝性腫瘍学会（InSiGHT）では専門家委員会を作り，Lynch候群関連遺伝子 *MLH1*, *MSH2*, *MSH6*, *PMS2* で報告されている生殖細胞系列バリアントに対し，血縁者のサーベイランスや遺伝学的検査の有用性について標準化のための体系的な分類を開発し，再度5段階評価を行った（**表❸**）[10]。その結果驚くことに，12006の登録データの66％で登録時の評価と専門委員会の評価が異なっており，現在，修正が加えられた情報がInSiGHTのデータベースLeiden Open Variation Databese（LOVD）で公開されている[11]。このように臨床利用のための標準化は始まったばかりであり，Lynch症候群以外の疾患でもこうした取り組みが急務である。

おわりに

次世代シークエンサーが臨床応用へと進んでいる。これまで不明であった遺伝性疾患の原因遺伝子が短期間に同定されるなど大きな成果を上げる一方で，大量のゲノム情報を解析するため，本来目的としていない遺伝子に変異を見つけてしまう（secondaly findings）ことがあり，その場合の対応についてはコンセンサスが得られていない。次世代シークエンサーを臨床で利用する個別化医療へとパラダイムシフトするためには，臨床医のみでは対応は不可能であり，バイオインフォマティシャンや遺伝カウンセラー，腫瘍遺伝学者などの専門家が医療に参入することが不可欠であり，その体制作りができるかどうかが鍵となる。

参考文献

1) Aaltonen L, Johns L, et al : Clin Cancer Res 13, 356-361, 2007.
2) Al-Tassan N, Chmiel NH, et al : Nat Genet 30, 227-232, 2002.
3) Palles C, Cazier JB, et al : Nat Genet 45, 136-144, 2013.
4) Aaltonen LA, Salovaara R, et al : N Engl J Med 338,

1481-1487, 1998.
5) Hampel H, Frankel WL, et al : J Clin Oncol 26, 5783-5788, 2008.
6) Ligtenberg MJ, Kuiper RP, et al : Nat Genet 41, 112-117, 2009.
7) http://www.nccn.org/professionals/physician_gls/pdf/genetics_colon.pdf
8) http://www.ncbi.nlm.nih.gov/books/NBK1211/
9) Pritchard CC, Smith C, et al : J Mol Diagn 14, 357-366, 2012.
10) Thompson BA, Spurdle AB, et al : Nat Genet 46, 107-115, 2014.
11) http://www.insight-group.org/variants/database/

参考ホームページ

・NCCN ガイドライン
http://www.nccn.org/professionals/physician_gls/pdf/genetics_colon.pdf

・GeneReviews
http://www.ncbi.nlm.nih.gov/books/NBK1211/

・InSiGHT データベース
http://www.insight-group.org/variants/database/

赤木　究

1986 年	宮崎医科大学（現宮崎大学）医学部医学科卒業
	熊本大学医学部付属病院第 2 内科
1992 年	同大学院医学研究科修了
	同分子遺伝学講座助手
1993 年	オランダ癌研究所分子遺伝学部門リサーチフェロー
1997 年	埼玉県立がんセンター研究所がん遺伝子診断・遺伝子治療事業リーダー
2005 年	埼玉県立がんセンター腫瘍診断・予防科長兼副部長
2009 年	同科長兼部長

第3章 生殖細胞系列遺伝学的検査の臨床応用

2．各種疾患における診療目的の遺伝学的検査
6）多発性内分泌腫瘍症

内野眞也

多発性内分泌腫瘍症1型（MEN1）は，副甲状腺過形成・膵胃十二指腸神経内分泌腫瘍・下垂体腫瘍・副腎過形成・胸腺神経内分泌腫瘍などを発生する常染色体優性遺伝性疾患である。原因遺伝子は MEN1 遺伝子であり，変異はホットスポットがないため，遺伝子のコード領域を広く検索する。一方，多発性内分泌腫瘍症2型（MEN2）は，甲状腺髄様がん・褐色細胞腫・副甲状腺過形成を発生する常染色体優性遺伝性疾患である。原因遺伝子は RET 遺伝子であり，変異はホットスポットが存在し，変異の部位と臨床病型には強い関連が認められる。両遺伝学的検査はまだ保険適応ではなく，先進医療として認可実施されている段階である。

はじめに

多発性内分泌腫瘍症1型（MEN1）と2型（MEN2）の原因遺伝子が同定されてから，それぞれ今年で17年，21年が経過しており，両遺伝子診断は臨床現場では欠かすことのできない遺伝学的検査となり，すでに定着している。ここではこれまでの知見をまとめ，両遺伝学的検査の現状と問題点を挙げる。

I．MEN1 に対する遺伝学的検査

MEN1 は常染色体優性遺伝性疾患であり，原発性副甲状腺機能亢進症[用解1]を呈する副甲状腺過形成・膵胃十二指腸神経内分泌腫瘍・下垂体腫瘍・副腎過形成・胸腺神経内分泌腫瘍などを発生する。副甲状腺機能亢進症では，血清カルシウム高値，副甲状腺ホルモン高値，尿中カルシウム排泄高値を示し，症状としては腎尿路結石，骨粗鬆症，消化性潰瘍などを示す。副甲状腺は4腺とも病的であり，腫大を示し，病理学的には過形成である。副甲状腺が4腺とも均等に腫れるわけではなく，腫大腺と同時に正常大の腺も存在することが多いのが特徴である（**図❶**）。手術法は2通りあり，外科的に全腺摘出・一部前腕に移植か，3腺半摘出切除・半腺頸部に残す手術のどちらかである。膵胃十二指腸神経内分泌腫瘍は，ガストリノーマ，インスリノーマ，グルカゴノーマ，VIP産生腫瘍の順に多くみられ，非機能性腫瘍も認められる。インスリノーマ以外は悪性のポテンシャルをもっており，リンパ節転移や肝転移をきたすため，生命予後に影響を及ぼす。治療は基本的に外科的切除であり，進行再発例に対しては化学療法やソマトスタチン誘導体，分子標的治療剤（スニチニブ，エベロリムス）の適応となる。下垂体

---

key words

多発性内分泌腫瘍症1型，多発性内分泌腫瘍症2型，*MEN1* 遺伝子，*RET* 遺伝子，副甲状腺過形成，膵胃十二指腸神経内分泌腫瘍，下垂体腫瘍，副腎過形成，胸腺神経内分泌腫瘍，甲状腺髄様がん，褐色細胞腫

6）多発性内分泌腫瘍症

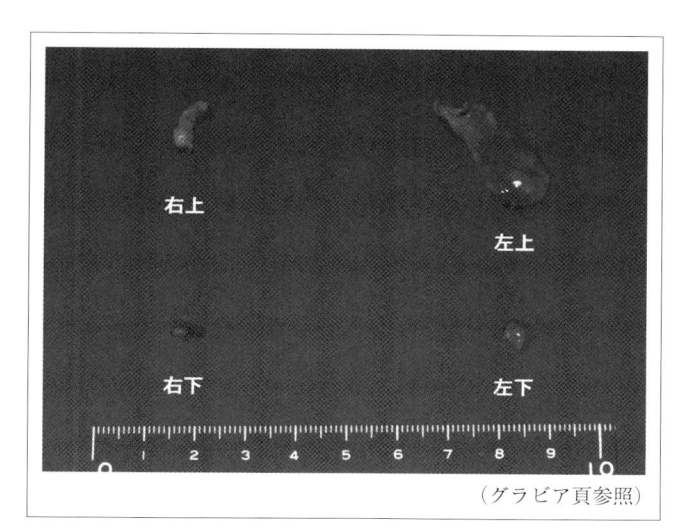

図❶　MEN1症例の摘出副甲状腺

術中新鮮組織を示す。症例は20歳代男性，家族歴から*MEN1*遺伝子スクリーニングで変異を認め，すでに血清カルシウム高値であったため，副甲状腺全摘と前腕自家移植を施行。摘出副甲状腺重量は左上1169mg，右上69mg，左下103mg，右下11mg。本症例では左上以外の3腺が小さかったため，右上と左下の各半腺を前腕に移植した。

腫瘍はプロラクチノーマが最多であり，成長ホルモン産生腫瘍，ACTH産生腫瘍，非機能性腫瘍がある。腫瘍の大きさや機能別に考慮して治療適応を考慮するが，薬物治療（ドーパミン作動薬やソマトスタチン誘導体）や手術療法が選択され，再発症例などでは放射線治療も行う。副腎過形成は機能性と非機能性があり，機能性は手術適応となる。胸腺神経内分泌腫瘍は手術適応があり，再発をきたしやすいため，生命予後に影響を与える。

MEN1の原因遺伝子である*MEN1*遺伝子は1997年に単離同定された[1]。染色体11q13上に位置し，10のエクソンから構成され，610アミノ酸のmeninタンパクをコードする。MEN1に発生する腫瘍組織においてはgermline mutationに加えて，対立遺伝子の染色体欠損や体細胞変異が証明されており，*MEN1*遺伝子はがん抑制遺伝子と考えられている。meninタンパクは核タンパクであるが細胞質にも移動し，細胞周期のコントロールに関わり，種々のタンパク質（JunD，Nf$\kappa\beta$，Smad family，glial fibrillary acid protein，vimentin，estrogen receptor α，nm23など）と結合し相互作用を引き起こし，翻訳制御・DNA複製・細胞分裂・アポトーシス・DNA修復など種々の細胞機能に役割を果たしていると考えられている[2]。*MEN1*変異はコード領域であるエクソン2～10に広く認められ，特定のコドンに変異は集中していない[3]（図❷）。したがって，遺伝学的検査ではエクソン2～10のすべてのエクソンをシーケンス解析によって調べなければならない。副甲状腺，膵胃十二指腸，下垂体腫瘍の組み合わせが発端者を含めて血縁者にもみられる家族性の家系では約80～90％と高率に*MEN1*変異が認められる。上記腫瘍の組み合わせが発端者のみにみられ家族歴のない症例では約30～50％の症例にしか変異が認められない[3]。変異の約7割はフレームシフト変異・ナンセンス変異・スプライス部位の変異であり，途中でタンパク合成の途絶が起こりえる変異である。残りの約3割はミスセンス変異・インフレーム変異であり，限られたアミノ酸の置換を示す[4]。MEN1の臨床病型は*MEN1*変異の位置や変異のタイプとの相関は認められないので，変異から臨床病型を推定することは不可能である。

家族歴がなく，副甲状腺過形成・膵胃十二指腸神経内分泌腫瘍・下垂体腫瘍のうち1つしか腫瘍がみられないような一見散発性の症例でも*MEN1*変異が証明される場合がある。副甲状腺機能亢進症の場合では，初回手術でMEN1と認識されずに1腺しか切除されていない場合，高カルシウム血症が持続してはじめてMEN1であるとわかることがある[5]。インスリノーマは20歳以下の若年で発症することがあるので，若年のインスリノーマの場合はMEN1を疑う[6]。またガストリノーマが十二指腸に多発している場合もMEN1を疑う。当院*MEN1*遺伝学的検査の実績は外部依頼検体を含めて，これまで発端者診断236例中84例（36％）に変異を認め，血縁者の遺伝子診断126例中49例（39％）に変異を認めている。

171

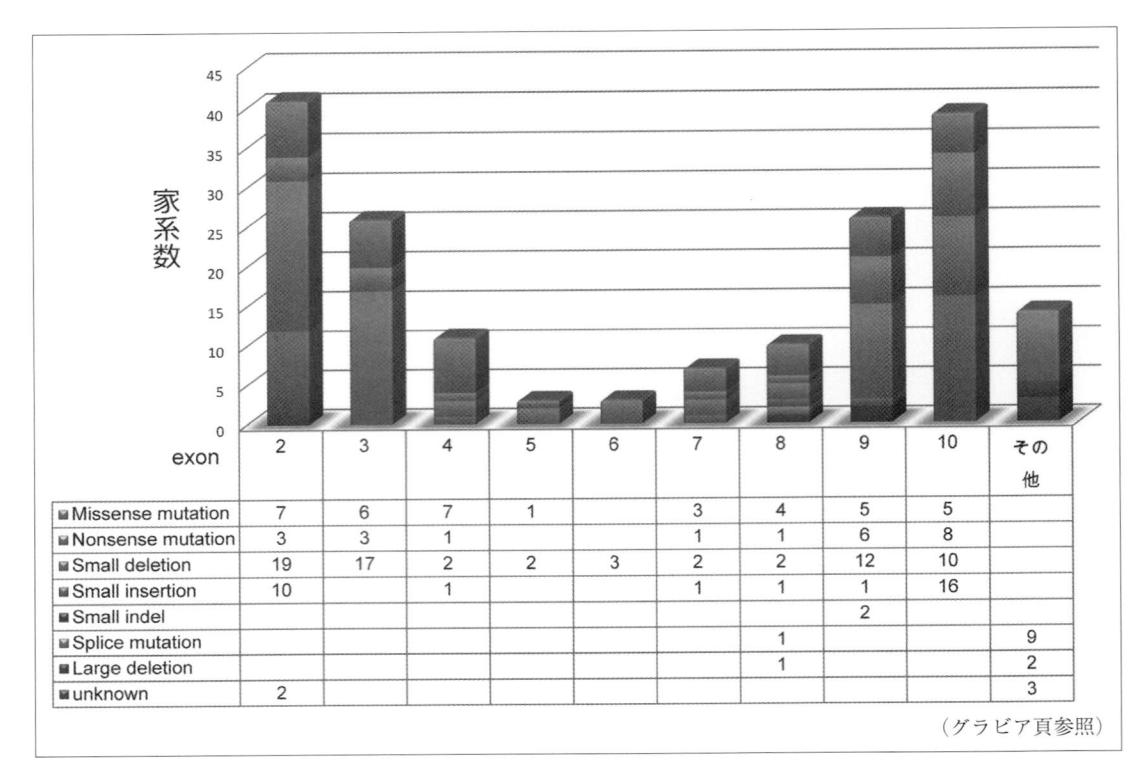

exon	2	3	4	5	6	7	8	9	10	その他
Missense mutation	7	6	7	1		3	4	5	5	
Nonsense mutation	3	3	1			1	1	6	8	
Small deletion	19	17	2	2	3	2	2	12	10	
Small insertion	10		1			1	1	1	16	
Small indel							2			
Splice mutation								1		9
Large deletion								1		2
unknown	2									3

(グラビア頁参照)

図❷　MEN1 遺伝子変異の分布（文献3より）
本邦 MEN1 症例を登録した MEN コンソーシアムの発表データによる MEN1 の180家系で明らかとなった MEN1 遺伝子変異をエクソン別にみた変異のタイプ。

シーケンス解析にて変異が認められない場合は MEN1 遺伝子の大欠失あるいは部分欠失が原因となっている場合がある。このような場合は MLPA 法（multiplex ligation-dependent probe amplification）にて deletion の有無を検索する[7]。明らかな家族性でシーケンスにて変異が認められない約10〜20%の症例に対しては、MLPA 解析まで行っておくことが望ましい。当院での MEN1 遺伝子変異が認められない症例において MLPA 解析で欠失が検出される頻度は、約5%（2/39）である。一方、同様に MEN1 遺伝子変異が認められない症例の一部において、cyclin-dependent kinase inhibitor（CDKI）である p27（CDKN1B）遺伝子の変異が報告されている[8)9]。p27以外にも、p15, p18, p21にも変異の報告があり、p27を合わせると MEN1 遺伝子変異が認められない症例における CDKI 遺伝子変異の頻度は各々0.5〜1.0%程度と稀である[10]。当院での解析では、まだ CDKI 遺伝子変異を有する症例は見出されておらず、本邦でこれら CDKI 変異が病的変異であった症例はまだ報告されていない。

MEN1 に対する予防的治療は現実的ではないため、家系の血縁者では何歳から遺伝学的検査を勧めればよいかについては、はっきりとした指針は出ていない。MEN ワークショップの consensus statement では、5歳以下ではいずれかの疾病の徴候を示すことはないとされ、臨床検査を開始する時期として、副甲状腺は8歳、ガストリノーマは20歳、インスリノーマは5歳、他の膵内分泌腫瘍は20歳、下垂体腫瘍は5歳、カルチノイドは20歳とし、その後生化学検査は年に1回、部位によって画像検査は3年に1回行うことを提案している[11]。これは、それぞれの疾患が発見された最低年齢を考慮して作成されているので、その点を理解しておかねばならない。また、どのよ

うな検査をどの程度の間隔で行うと効果的になるかもまだはっきりとしたエビデンスはなく，発症する可能性のある臓器すべてに対してサーベイランスを続けていかねばならない。

上記のように MEN1 遺伝学的検査は臨床に不可欠な遺伝子検査として認識されているものの，いまだ保険適用にはなっていない。当院では 2012 年より MEN1 遺伝学的検査を先進医療として，認可を得て実施している。当院は甲状腺・副甲状腺疾患の専門病院であるため，発端者は副甲状腺機能亢進症であることがほとんどである。当院で遺伝性を疑った場合の遺伝学的検査のフローチャートを図❸に示す。本遺伝学的検査は先進医療か，研究として扱っているか，外注検査に依頼しているかのどれかである。MEN1 遺伝学的検査は遺伝カウンセリングも含めた一連の医療行為であり，適正な施設で，患者に対して適正な金額で実施されるようになっていくことが望まれる。

Ⅱ．MEN2 に対する遺伝学的検査

MEN2 は甲状腺髄様がん・褐色細胞腫・副甲状腺過形成（原発性副甲状腺機能亢進症）を主徴とする常染色体優性遺伝疾患であり，臨床病型として MEN2A，MEN2B に分類される。2A は甲状腺髄様がん・褐色細胞腫・副甲状腺過形成を発症し，2B は甲状腺髄様がん・褐色細胞腫を発症し，マルファン様体型・舌粘膜神経腫・腸管神経節腫・角膜神経肥厚などの徴候を有する。また甲状腺髄様がんだけが家系内に発症し，その他の徴候がみられない場合を家族性甲状腺髄様がん（familial medullary thyroid carcinoma：FMTC）と呼ぶ。生命予後を既定する因子は，甲状腺髄様がんと褐色細胞腫である。甲状腺髄様がんは，甲状腺傍濾胞細胞（C 細胞）より発生し，前がん状態

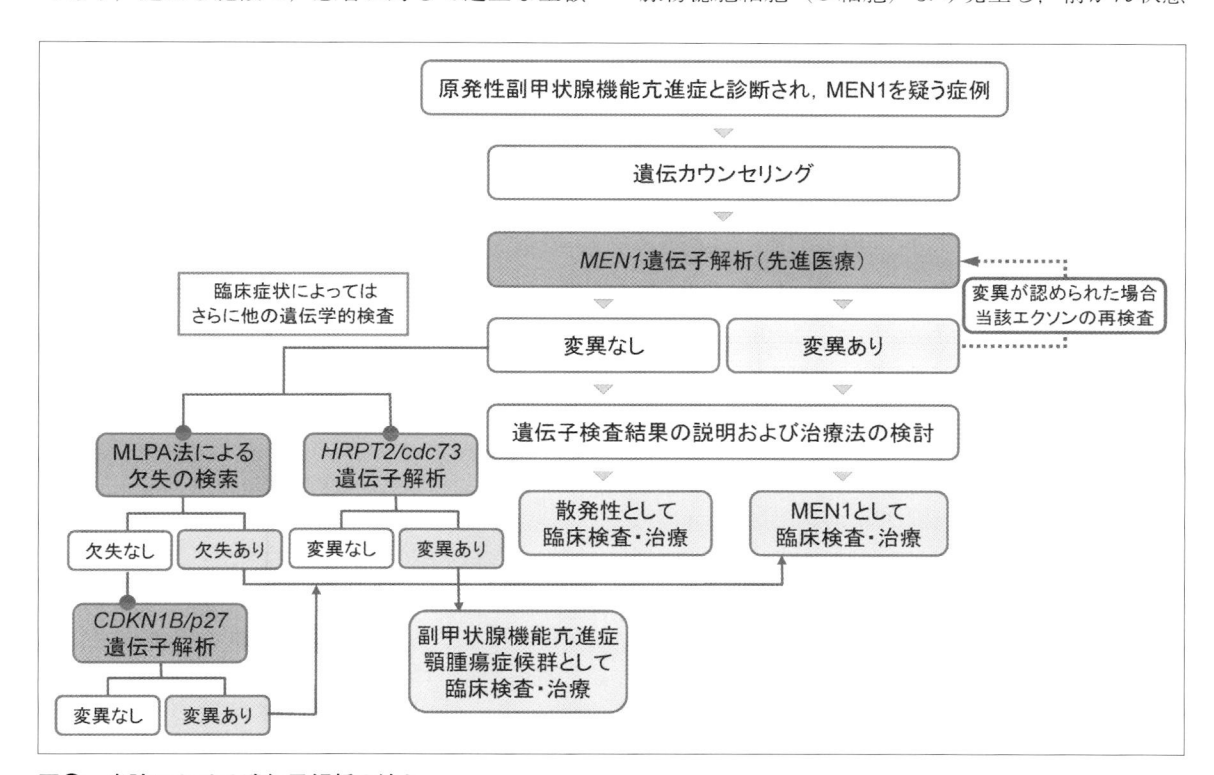

図❸ 当院における遺伝子解析の流れ
原発性副甲状腺機能亢進症を認め，MEN1 を疑う場合の流れを示す。MEN1 を疑う症例とは，①若年（40 歳以下），②MEN1 関連腫瘍の家族歴あり，③副甲状腺病変が多腺性，④複数の MEN1 関連腫瘍の存在あるいは既往のいずれかである。MEN1 遺伝子に変異を認めなかった場合は，MLPA 法による欠失の検索や CDKN1B/p27 遺伝子の解析に進む。家族性副甲状腺機能亢進症顎腫瘍症候群を疑う場合は HRPT2/cdc73 の解析を行う。

であるC細胞過形成を経て，髄様がんに進展する（図❹）。一般には散発性（非遺伝性）髄様がんのほうが多く，MEN2あるいはFMTCの遺伝性髄様がんは全髄様がんの約25～30%を占める。髄様がんの治療は基本的に外科的切除であり，抗がん剤や放射線治療は一般に無効である。米国食品医薬品局（FDA）は再発進行髄様がんに対して，分子標的治療剤であるバンデタニブとカボザンチニブを承認しているが，いずれも本邦ではまだ未認可である。褐色細胞腫は副腎に発生し，50%は両側性にみられ，時に副腎外発生もある。治療は外科的切除であり，甲状腺髄様がんが併存する場合は褐色細胞腫の手術を優先する。副甲状腺機能亢進症はMEN2Aの約10～20%に認められ，治療はMEN1の副甲状腺機能亢進症に準じる。

　MEN2の原因遺伝子である*RET*遺伝子は1993年に原因遺伝子であることが判明した[12)13)]。*RET*（rearranged during transfection）遺伝子は染色体10q11.2に存在し，21のエクソンからなり，膜貫通受容体型チロシンキナーゼであるRETタンパク（1114アミノ酸）をコードしている。本遺伝子は1985年にNIH3T3細胞へヒトリンパ腫のDNAをトランスフェクションした際に遺伝子再構成を起こしたがん遺伝子として発見された[14)]。MEN2/FMTCにおける*RET*の生殖細胞系列変異は遺伝性髄様がんの98%以上に変異が証明できる。変異は病型によって特定の部位に集中しており，MEN2Aは膜貫通型受容体であるRETタンパクの細胞外ドメイン（エクソン10，11）に，MEN2Bは細胞内チロシンキナーゼドメイン（エクソン16）に変異が集中している。またFMTCは細胞外と細胞内ドメインの両者（エクソン10，11，13，14，15）に集中している（表❶）。したがって変異を検索する場合は，エクソン10，11，13～16を直接シーケンスしなければならない[15)]。変異のほとんどはミスセンス変異であり，ホットスポットとしてよく知られている部位以外で塩基置換が見つかった場合はミスセンス変異か遺伝子多型かの区別が重要である。

　MEN2の家族歴がなく，一見散発性のように思われる髄様がんに*RET*遺伝学的検査を行うと，

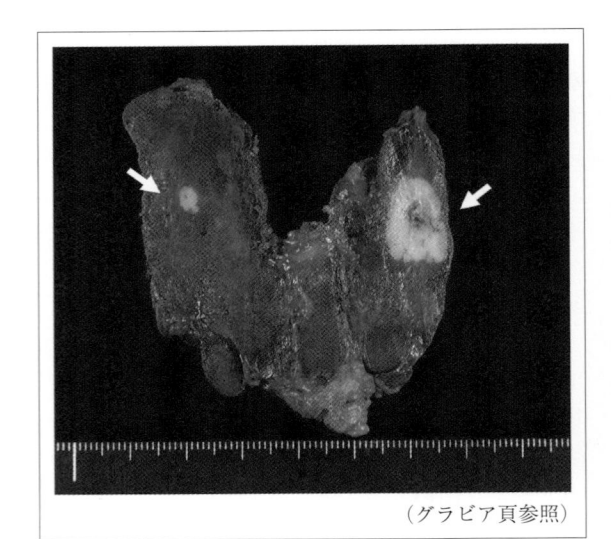

図❹　遺伝性髄様がんの摘出標本
ホルマリン固定標本の割面を示す。80歳代女性，検診にて甲状腺腫を指摘され，細胞診で髄様がんと診断され，*RET*遺伝学的検査にてコドン620TGC → TCCの変異あり。左葉に16×11mm，右葉に6×4mmの髄様がんを認める（矢印）。

その約10～15%に変異が見つかるので，実は遺伝性である。したがって，甲状腺髄様がんでは全例遺伝性の可能性があると考え，術前に*RET*遺伝学的検査を行わなければならない。このことは甲状腺外科診療ガイドライン2010年版と多発性内分泌腫瘍症診療ガイドブックのいずれにおいても強く推奨されている[16)17)]。褐色細胞腫が合併した状態で手術や出産などのストレスが加わると，突発性高血圧から脳出血を起こし生命に危険を及ぼす可能性がある。そのような意味でも遺伝性髄様がんと判明した場合は，術前に褐色細胞腫の有無を必ず検査しておく。当院*RET*遺伝学的検査の実績は外部依頼検体を含めて，これまで発端者診断222例中75例（34%）に変異を認め，血縁者の遺伝子診断255例中108例（42%）に変異を認めている。

　遺伝性髄様がんは*RET*変異の部位により髄様がんの発症時期や悪性度の違いがみられる。したがって，何歳から*RET*検査を勧めるか，何歳で予防的甲状腺全摘を考慮するかは，病型別あるいは変異コドン別に考えることができる。髄様がん

の生涯浸透率はほぼ100%であり、2Bは2Aに比べてより若年で発症し、FMTCの変異は比較的発症年齢が遅い傾向があり、悪性度も比較的穏やかな場合が多い。Brandiら[11]はRET変異の部位により、髄様がんをレベル1から3のリスクグループ（レベル1：コドン609, 768, 790, 791, 804, 891, レベル2：コドン611, 618, 620, 634, レベル3：コドン883, 918, 922）に分類して、悪性度の程度に応じて甲状腺全摘の時期を考慮すべきであるとした。次いで米国甲状腺学会から髄様がんに関するガイドラインが2009年に発表された[18]。このガイドラインでは髄様がんのリスクレベルをA～Dの4段階に分類したものを発表している（表❷）。これらのガイドラインは安全域を広くとるために、過去に報告されている髄様がんが最も早く発症した年齢を基に策定されている。未発症RET変異保有者に対する甲状腺治療の基本的コンセプトは、病変が発生する前に手術する予防的甲状腺全摘を選択するか、あるいは前がん状態（C細胞過形成）の段階か髄様がんが発症した初期をカルシトニン誘発刺激試験[用解2]でとらえた早期甲状腺全摘がある。本邦では未発症RET変異保有の小児に対する甲状腺全摘の基準はまだ定まっていない[19]。

RET遺伝学的検査は2015年1月現在もまだ保険適応ではない。当院では2008年にRET遺伝学的検査を先進医療に申請し認可を得て実施している[20]。現在までに、甲状腺髄様がん患者48例（発端者32例、血縁者16例）に対し、同先進医療を行った。同先進医療は他にがん研

表❶ 当院で解析したMEN2/FMTCの78家系の変異の詳細と家系数（外部依頼検体を含む）

エクソン	コドン	塩基置換	アミノ酸置換	家系数
10	609	TGC → TAC	Cys → Tyr	1
	611	TGC → TAC	Cys → Tyr	2
		TGC → TTC	Cys → Phe	1
	618	TGC → AGC	Cys → Ser	6
		TGC → TTC	Cys → Phe	2
		TGC → CGC	Cys → Arg	4
		TGC → GGC	Cys → Gly	2
	620	TGC → TCC	Cys → Ser	3
		TGC → TAC	Cys → Tyr	1
		TGC → CGC	Cys → Arg	1
11	630	TGC → TAC	Cys → Tyr	1
	634	TGC → AGC	Cys → Ser	1
		TGC → GGC	Cys → Gly	3
		TGC → CGC	Cys → Arg	9
		TGC → TAC	Cys → Tyr	10
		TGC → TCC	Cys → Ser	1
		TGC → TTC	Cys → Phe	6
		TGC → TGG	Cys → Trp	2
	634 + 641	TGC → CGC	Cys → Arg	1
		GCT → ACT	Ala → Thr	
	666	AAG → AAT	Lys → Asn	1
		AAG → AGG	Lys → Arg	1
13	768	GAG → GAC	Glu → Asp	3
		GAG → GAT	Glu → Asp	1
	778	GTC → ATC	Val → Ile	1
14	804	GTG → ATG	Val → Met	5
		CTG → TTG	Val → Leu	1
15	891	TCG → GCG	Ser → Ala	2
	898	GAT → TAT	Asp → Tyr	1
16	918	ATG → ACG	Met → Thr	4

表❷ 米国甲状腺学会（ATA）によるRET遺伝子変異の部位に基づく遺伝性甲状腺髄様がんのリスク分類

リスクレベル	変異コドン	ATAガイドラインで勧めている臨床的対応
A	コドン768, 790, 791, 804, 891, その他稀な変異（666, 777など）	悪性度としては最も穏やかである。カルシトニン基礎値が正常もしくは誘発刺激試験が正常で、頸部超音波検査にて異常がなく、進行した髄様がんの家族歴がない場合は、家族の選択によって甲状腺全摘は5歳を超えて行ってもよい
B	コドン609, 611, 618, 620, 630, その他稀な変異（631など）	5歳までに手術を考慮するが、レベルAに準じた対応も認められる
C	コドン634変異	5歳までに全摘をすべきである
D	コドン883, 918, その他稀な変異（V804M + Y806Cなど）	できるだけ早期、生後1年以内に全摘をすべきである

有明病院，群馬大学で受けることができる。

おわりに

MEN1，MEN2 に対する遺伝学的検査は臨床現場では欠かすことのできない検査法である。これらの疾病に対する遺伝カウンセリングを行うにあたっては，各疾患の特徴と治療法，遺伝学的検査の実施方法と限界などを十分理解したうえで説明にあたらなければならない。これらの詳細については，多発性内分泌腫瘍症診療ガイドブック[17] がとても参考になる。

用語解説

1. **原発性副甲状腺機能亢進症**：PTH の過剰分泌作用により，血清カルシウム（Ca）濃度が上昇し，骨・腎泌尿器・消化器・筋骨格・循環器・中枢神経系など様々な臓器に影響を及ぼし，多彩な症状を呈する疾患。過剰 PTH により骨吸収が促進されるため，皮質骨優位に骨量減少が起こり，骨粗鬆症や汎発性線維性骨炎をきたして骨折を起こしやすくなる。また尿中 Ca 排泄量が増加するため，腎結石や尿管結石を起こしやすくなる。副甲状腺自体に原因があり PTH 過剰分泌をきたすのが原発性である。

2. **カルシトニン誘発刺激試験**：未発症 RET 変異保有者に対してカルシトニン基礎値が正常であっても，カルシトニン誘発刺激試験を行えば，微小な髄様がんあるいは C 細胞過形成の存在を推定できる。カルシトニン分泌を誘発する薬剤を静注後，2 分，5 分，10 分などのポイントで採血を行い，カルシトニン値を測定する。欧米ではペンタガストリンあるいはペンタガストリン＋カルシウムを使用している。日本では以前はテトラガストリンを使用していたが，現在同薬剤は入手不可能であるので，グルコン酸カルシウム単独静注で行う。

参考文献

1) Chandrasekharappa SC, Guru SC, et al：Science 276, 404-407, 1997.
2) 内野眞也，伊藤亜希子：日本臨床 69, 686-689, 2011.
3) Sakurai A, Suzuki S, et al：Clin Endocrinol (Oxf) 76, 533-539, 2012.
4) Lemos MC, Thakker RV：Hum Mutat 29, 22-32, 2008.
5) Uchino S, Noguchi S, et al：Cancer Res 60, 5553-5557, 2000.
6) Sakurai A, Yamazaki M, et al：Endocr J 59, 859-866, 2012.
7) Kishi M, Tsukada T, et al：Jpn J Cancer Res 89, 1-5, 1998.
8) Pellagata NS, Quintanilla-Martinez L, et al：Proc Natl Acad Sci USA 103, 15558-15563, 2006.
9) Georgitsi M, Raitila A, et al：J Clin Endocrinol Metab 92, 3321-3325, 2007.
10) Agarwal SK, Mateo CM, et al：J Clin Endocrinol Metab 94, 1826-1834, 2009.
11) Brandi ML, Gagel RF, et al：J Clin Endocrinol Metab 86, 5658-5671, 2001.
12) Mulligan LM, Kwok JB, et al：Nature 363, 458-460, 1993.
13) Donis-Keller H, Dou S, et al：Hum Mol Genet 2, 851-856, 1993.
14) Takahashi M, Ritz J, et al：Cell 42, 581-588, 1985.
15) 内野眞也：日外会誌 113, 362-367, 2012.
16) 日本内分泌外科学会，日本甲状腺外科学会：甲状腺腫瘍診療ガイドライン 2010 年版, 102-104, 金原出版, 2010.
17) 多発性内分泌腫瘍症診療ガイドブック編集委員会：多発性内分泌腫瘍症診療ガイドブック, 117-118, 金原出版, 2013.
18) Kloos RT, Eng C, et al：Thyroid 19, 565-612, 2009.
19) 内野眞也：最新医学 68, 1867-1873, 2013.
20) 内野眞也，伊藤亜希子，他：家族性腫瘍 12, 7-11, 2012.

参考ホームページ

・多発性内分泌腫瘍症情報サイト
http://men-net.org/top.html
・野口病院
http://www.noguchi-med.or.jp/test/gene/men2

内野眞也

1987 年	大分医科大学卒業
	大分医科大学第一外科研修医
1988 年	野口病院外科
1989 年	国立病院九州がんセンターレジデント
1990 年	国立がんセンター研究所病理部リサーチレジデント
1992 年	大分医科大学第一外科研究室
1994 年	同大学院医学研究科生理系専攻修了，医学博士
	野口病院外科
2001 年	同外科部長
2014 年	同統括外科部長

2．各種疾患における診療目的の遺伝学的検査
7）遺伝性不整脈疾患

相庭武司・清水　渉

　遺伝性不整脈疾患の中で先天性 QT 延長症候群においては循環器疾患の中でも最も遺伝子検査が臨床診断に利用され，本邦でも 2008 年より保険診療が適用されている。一方，QT 延長症候群以外の遺伝性不整脈については多くの遺伝子異常が報告されているものの，いまだ遺伝子異常と病態との間には解明すべき問題が多く残されている。次世代シーケンサーを用いた網羅的全ゲノム解析や全エクソン解析，ゲノムワイド関連解析（GWAS）などの手法を用いることにより，未知の遺伝子異常が次々報告されつつあるが，本当に疾患に関係する遺伝子異常なのか否か，逆に臨床の病態についての正確な情報が大切になりつつある。

はじめに

　遺伝性不整脈疾患は，遺伝子異常によって不整脈を生じる疾患群のことである（表❶）。その多くは心筋の活動電位を形成するイオンチャネルとこれに関連する細胞膜タンパク，調節タンパクなどをコードする遺伝子上の変異により心筋細胞のイオンチャネルやトランスポーター，あるいは細胞膜や核膜のタンパクなどに機能障害をきたし，活動電位や刺激伝導系などに異常を生じ，場合によっては心臓突然死の原因となる。別名イオンチャネル病ともいわれる。代表的な疾患として先天性 QT 延長症候群（LQTS）を筆頭に Brugada 症候群（BrS），進行性心臓伝導障害（PCCD），カテコラミン誘発性多形性心室頻拍（CPVT），QT 短縮症候群（SQTS），家族性徐脈症候群（SSS），不整脈源性右室心筋症（ARVC），家族性心房細動などがある。遺伝子異常と表現型（臨床病態）との関係が最もよく解明されている LQTS では，遺伝子型により薬物治療の選択が異なるなど，遺伝子診断することにより患者特異的な治療の選択が可能となっている。

I．先天性 QT 延長症候群

　先天性 QT 延長症候群（long-QT syndrome：LQTS）は，QT 時間延長と torsades de pointes（TdP）と称される QRS の極性と振幅が心拍ごとに刻々と変化する多形性心室頻拍を認め，失神や突然死の原因となる症候群である（図❶）。本症候群は現在までに 8 つの染色体上に 13 の遺伝子型が報告されている（表❷）[1]。遺伝子診断率は 50 ～ 70％であり，実際に遺伝子検査で見つかる各遺伝子型の頻度は，LQT1 が 40％，LQT2 が 30 ～ 40％，LQT3 が 10％と 3 つの遺伝子型で約 9 割を占める。LQT1 ～ 3 患者では遺伝子診断のみならず，遺伝子型による予後の違いや特異的な

---

key words

QT 延長症候群，Brugada 症候群，カテコラミン誘発性多形性心室頻拍，進行性心臓伝導障害，QT 短縮症候群，心房細動，Na チャネル病，イオンチャネル病

TdP発作の誘因と対策（治療法）が示されている（**表❸**）．さらに各原因遺伝子上の変異部位別の予後の違いも報告されており，LQT1患者では，*KCNQ1*遺伝子上の膜貫通領域（transmembrane domain）に変異を有する患者はC末端領域に変異を有する患者に比べて[2]，LQT2の*KCNH2*遺伝子上のpore領域のミスセンス変異を有する患者ではそれ以外の領域に変異を有する患者に比べて，心事故の発生率が高い[3]．このように先天性LQTSは，遺伝子検査が診断確定や治療方針など

表❶ 代表的なイオンチャネル関連遺伝子と遺伝性不整脈疾患との関係

遺伝子	イオンチャネル	LQTS	SQTS	BrS	PCCD	ERS	SSS	CPVT
KCNQ1	I_{Ks}	●	○					
KCNH2	I_{Kr}	●	○					
KCNE1	I_{Ks}	●						
KCNE2	I_{Kr}	●						
KCNE3	I_{to}			○				
KCND3	I_{to}			○				
KCNJ2	I_{K1}	●	○					●
KCNJ5	I_{K-ACh}	●						
KCNJ8	I_{K-ATP}			○		○		
AKAP-9	I_{Ks}	●						
ANK2	Ankyrin-B	●					●	(●)
HCN4	I_f						●	
SCN5A	I_{Na}	○		●	●	●	●	
SCN1B	I_{Na}			●	●			
SCN3B	I_{Na}			●				
CACNA1C	I_{Ca-L}	○	●	●		●		
CACNB2	I_{Ca-L}		●	●		●		
CACNA2D1	I_{Ca-L}			●				
RYR2	RyR						●	○
CASQ2	RyR						●	○
CALM1	RyR	○						○

●：機能喪失型変異，○：機能獲得型

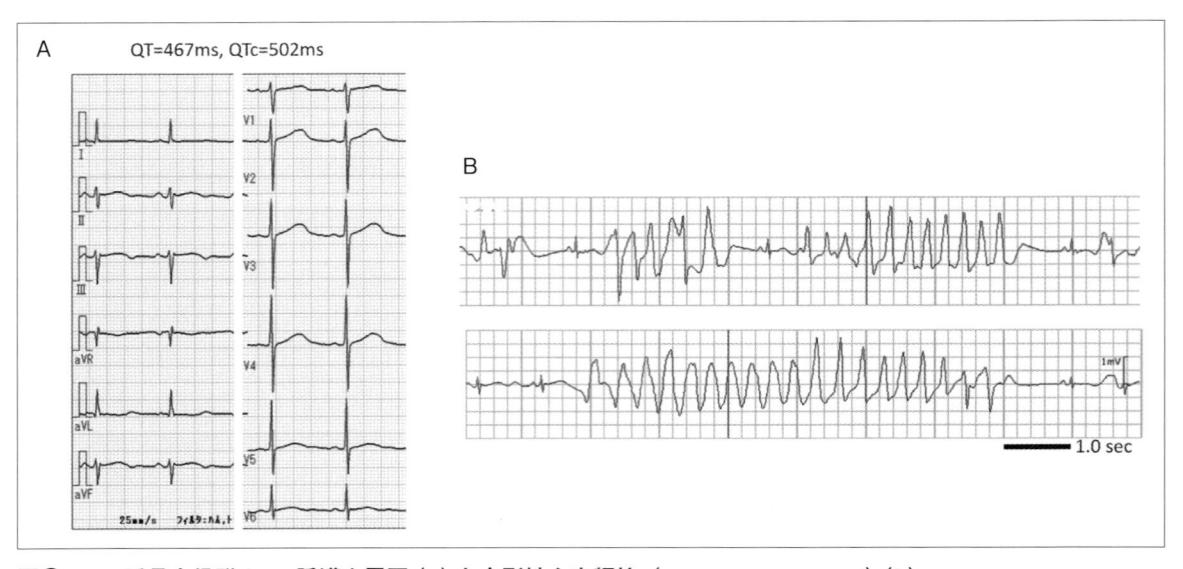

図❶ QT延長症候群の12誘導心電図（A）と多形性心室頻拍（torsades de pointes）（B）

表❷ 遺伝性不整脈疾患の遺伝子異常と機能

タイプ	遺伝子座	遺伝子	イオンチャネル	チャネル機能
QT延長症候群（LQTS）				
Romano-Ward症候群				
LQT1	11p 15.5	*KCNQ1*	I_{Ks}	↓
LQT2	7q 35-36	*KCNH2*	I_{Kr}	↓
LQT3	3p 21	*SCN5A*	I_{Na}	↑
LQT4	4q 25-27	*Ankyrin-B*	Na-K ATPase, $I_{Na\text{-}Ca}$	
LQT5	21q22.1-q22.2	*KCNE1*	I_{Ks}	↓
LQT6	21q22.1-q22.2	*KCNE2*	I_{Kr}	↓
LQT7	17q23.1-q24.2	*KCNJ2*	I_{K1}	↓
LQT8	12p13.3	*CACNA1C*	$I_{Ca\text{-}L}$	↑
LQT9	3p25	*CAV3*	I_{Na}	↑
LQT10	11q23.3	*SCN4B*	I_{Na}	↑
LQT11	7q21-q22	*AKAP-9*	I_{Ks}	↓
LQT12	20q11.2	*SNTA1*	I_{Na}	↑
LQT13	11q23.3-24.3	*KCNJ5*	I_{KACh}	↓
Jervell&Lange-Nielsen症候群				
JLN1	11（11p15.5）	*KCNQ1 (homozygous)*	I_{Ks}（α）	↓
JLN2	21（21q22.1-22.2）	*KCNE1 (homozygous)*	I_{Ks}（β）	↓
QT短縮症候群（SQTS）				
SQT1	7q 35-36	*KCNH2*	I_{Kr}	↑
SQT2	11p 15.5	*KCNQ1*	I_{Ks}	↑
SQT3	17q23.1-q24.2	*KCNJ2*	I_{K1}	↑
SQT4	12p13.3	*CACNA1C*	$I_{Ca\text{-}L}$	↓
SQT5	10p12.33	*CACNB2*	$I_{Ca\text{-}L}$	↓
Brugada症候群				
BrS1	3p21	*SCN5A*	I_{Na}	↓
BrS2	3p22.3	*GPD1L*	I_{Na}	↓
BrS3	12p13.3	*CACNA1C*	$I_{Ca\text{-}L}$	↓
BrS4	10p12.33	*CACNB2*	$I_{Ca\text{-}L}$	↓
BrS5	19q13.1	*SCN1B*	I_{Na}	↓
BrS6	11q13.4	*KCNE3*	I_{to}	↑
BrS7	11q23.3	*SCN3B*	I_{Na}	↓
BrS8	12p11.23	*KCNJ8*	$I_{K\text{-}ATP}$	↑
BrS9	7q21.11	*CACNA2D1*	$I_{Ca\text{-}L}$	↓
BrS10	1p13.3	*KCND3*	I_{to}	↑
BrS11	17p13.1	*MOG1*	I_{Na}	↓
BrS12	12p12.1	*ABCC9*	$I_{K\text{-}ATP}$	↑
BrS13	3p21.2-p14.3	*SLMAP*	I_{Na}	↓
進行性心臓伝導障害（PCCD）				
CCD1	3p21	*SCN5A*	I_{Na}	↓
CCD2	19q13.1	*SCN1B*	I_{Na}	↓
CCD3	19q13.33	*TRPM4*	Non-selective cation	
CCD4	1q21.1	*GJA5*	Connexin-40	↓
早期再分極症候群（ERS）				
ERS1	12p11.23	*KCNJ8*	$I_{K\text{-}ATP}$	↑
ERS2	12p13.3	*CACNA1C*	$I_{Ca\text{-}L}$	↓
ERS3	10p12.33	*CACNB2*	$I_{Ca\text{-}L}$	↓
ERS4	7q21.11	*CACNA2D1*	$I_{Ca\text{-}L}$	↓
ERS5	3p21	*SCN5A*	I_{Na}	↓
カテコラミン誘発性多形性心室頻拍（CPVT）				
CPVT1	1q42-q43	*RYR2*	RyR	↑

（次頁に続く）

CPVT2	1p13.3-p11	*CASQ2*	RyR	↑
CPVT3	17q23.1-q24.2	*KCNJ2*	I_{K1}	↓
CPVT4	6q22.31	*TRDN*	Triadin	
CPVT5	14q32.11	*CALM1*	CaM1	

表❸ 先天性QT延長症候群の遺伝子型別（LQT1, LQT2, LQT3）の臨床的特徴と生活指導

	LQT1	LQT2	LQT3
臨床的特徴			
頻度	40%	30〜40%	10%
交感神経刺激に対する反応	+++++	+++	−
TdPの誘因	運動中，直後 水泳中	急激な緊張 音刺激（目覚し時計） 妊娠中	安静時
生活指導			
運動制限	+++++	+++	−
睡眠中の音刺激 情動ストレスの回避	++	++++++	−
出産前後の管理	+++	++++++	+++

に重要な役割を果たすため遺伝子検査が2008年から保険診療が適用されている。当施設では過去10年間に先天性LQTSを中心に遺伝性不整脈疾患を疑う約2500名（発端者1276名，家族1207名）の検査を行っている（**図❷**）。

本邦では学童期の検診で心電図を記録する機会が多いため，無症状であっても心電図上QT延長を指摘されることが多い。では偶然，心電図検査でQT延長を認めた全例に遺伝子診断を行うべきか？ 2011年のHRS/EHRAの指針[4]によれば，①循環器医が病歴，家族歴，安静時または運動やカテコラミン負荷検査時の12誘導心電図から強くLQTSを疑う，②無症状であってもQT延長（QTc > 480ms：小児，QTc > 500ms：成人）を他の2次的なQT延長する要因を排除しても認める，以上の場合に遺伝子診断が「推奨」されている。③無症状でありQTc延長が比較的軽度（QTc > 460ms：小児，QTc > 480ms：成人）の場合は遺伝子検査は「考慮可」。④発端者に遺伝子異常が見つかった場合の家族については，「当該遺伝子異常の有無」について調べることが勧められている。

このように先天性LQTSは遺伝子検査の臨床利用が最も進んでいる疾患の1つであるが，心電図上QT延長は明らかにもかかわらず通常の遺伝子検査でLQT1〜3の遺伝子異常を認めない，いわゆるphenotype-positive, genotype-negative患者もおよそ3割認める。逆に検診や家族のスクリーニングなどでQT時間はあまり延長していないが遺伝子変異のキャリアである場合もある。同じ遺伝子を有しても家族内で重症度の程度が異なったりするため，原因遺伝子以外に他の修飾因子の影響も考える必要がある。

Ⅱ．Brugada症候群

Brugada症候群は，右前胸部誘導（V1〜V3）心電図における特徴的なST上昇と心室細動（VF）を主徴とし，日本人を含むアジア人の成人男性に多い突然死の原因として広く知られている。本症候群は遺伝性不整脈の1つに挙げられ，これまでに13の関連する遺伝子が報告されている。しかしながらLQTSとは異なり，心筋のNaチャネルのαサブユニットをエンコードする*SCN5A*遺伝子の異常を15〜20%に認める以外の遺伝子異常が見つかる率は低く，また遺伝子異常と表現型との関連もLQTSのように密接ではない。さらに*SCN5A*異常は必ずしもBrugada症候群にのみ特異的な遺伝子異常ではなく，後述する進行性心臓

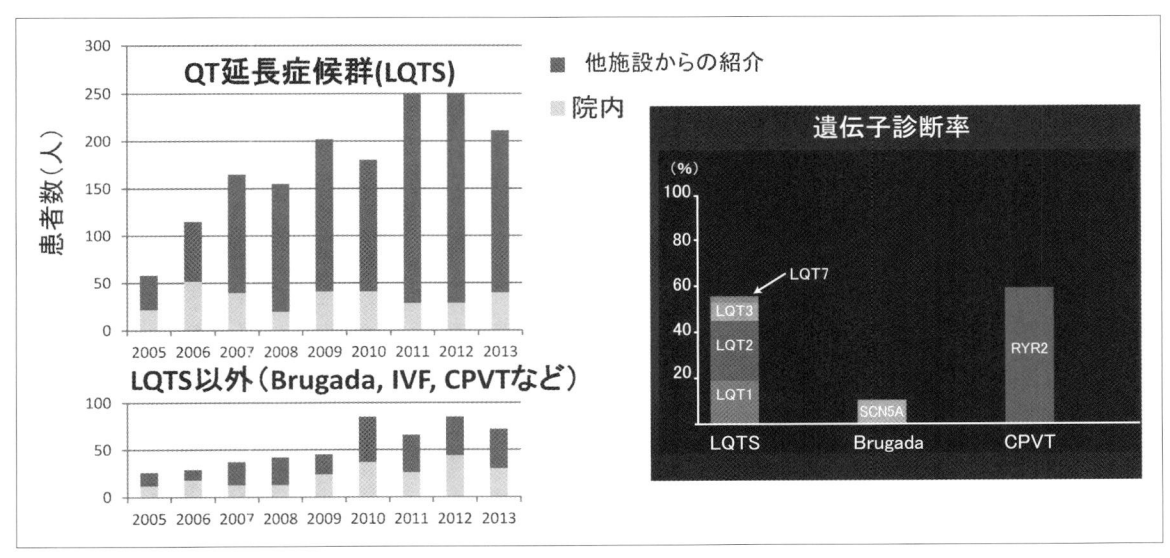

図❷ 遺伝性不整脈疾患の遺伝子検査実施数と診断率（国立循環器病研究センター）

伝導障害（PCCD）や先天性 LQTS3 型（LQT3），特発性心室細動，洞不全症候群（SSS）など様々な遺伝性不整脈の原因遺伝子としても報告されている。このような SCN5A 異常を有する疾患群をまとめて Na チャネル病と呼ぶこともある。

SCN5A 異常があると Na チャネルの機能低下により伝導遅延が生じやすく，したがって心電図の QRS 幅が広がり，電気生理学的検査で VF が誘発されやすく，また心房細動の合併や房室ブロックなど徐脈性不整脈の合併が多いと考えられる。しかしながら SCN5A は様々な遺伝性不整脈疾患に共通する異常であり，それ単独で「Brugada 症候群」の診断や予後にどう関係するかいまだよくわかっておらず，Brugada 症候群における遺伝子異常は LQTS のような遺伝子型と表現型が確立されたものではない。

最近オランダの Bezzina らが Brugada 症候群に関してゲノムワイド関連解析（GWAS）を実施し，SCN5A の他にその近傍にある Na チャネル遺伝子の SCN10A と染色体 6 番にある HEY2 が Brugada 症候群の関連する遺伝子であると報告した[5]。SCN10A は心筋内の神経や伝導系に強く関与する Na チャネル遺伝子であり，一方 HEY2 は SCN5A をコントロールする転写因子の1つであり，SCN5A タンパク発現量に関係すると思われる。近年の遺伝子検査機器や解析コンピュータの進歩により，重症の家族例を含む家系について次世代シーケンサーを用いた網羅的全ゲノム解析や全エクソーム解析などを実施することにより新たな関連遺伝子が見つかる可能性は大いにある。

Ⅲ．カテコラミン誘発性多形性心室頻拍

カテコラミン誘発性多形性心室頻拍（catecholaminergic polymorphic ventricular tachycardia：CPVT）は運動や情動ストレス，カテコラミンの投与で二方向性あるいは多形性の VT が誘発され，VF に移行して失神，突然死に至る可能性がある。現在まで5つの亜型が報告されているが，すべての亜型で RyR2 からの異常な Ca^{2+} 放出が不整脈の原因とされる[6]。CPVT1 は CPVT 全体の約半数を占めるとされ，常染色体優性遺伝でリアノジン受容体（RyR2）異常が原因である。発症年齢は 10 歳前後で，10％程度が突然死すると言われている。CPVT2 の頻度は1％ほどで，カルセクエストリン（CASQ2）が原因であり，常染色体劣性遺伝でホモ接合体のため重症で，発症年齢も7歳と若く，突然死の危険性が高い。その他の CPVT に関連する遺伝子は頻度は1％以

下と極めて稀であるが，TRDN，CALM1 ともに Ca 調節に関係するタンパクである。また興味深いものとして CPVT に関連する遺伝子異常には *KCNJ2*（LQT7），*ANK2*（LQT4）などの QT 延長症候群とオーバーラップするものもあり，最近では *CALM1* についても QT 延長症候群の原因としても報告がある[7]。

Ⅳ. 進行性心臓伝導障害／家族性徐脈

　進行性心臓伝導障害（PCCD）は，器質的心疾患を伴わない 50 歳未満の若年者における原因不明の刺激伝導系の進行性障害であり，骨格筋疾患を有する場合を除くとされる[8]。すなわち現在までに知られている原因遺伝子としては，心筋 Na チャネル（*SCN5A*，*SCN1B*），ペースメーカ電流（If）に関係する *HCN4*，Ca^{2+} 活性化非選択性カチオンチャネル（*TRPM4*），Ca^{2+} ハンドリングに関係する *RyR2*，*CASQ2* や細胞間ギャップ結合に関係するコネキシン 40（*GJA5*）などがある。さらに最近の報告では転写因子の Irx なども注目されている[9]。

　一方，神経筋疾患には心疾患の合併，特に房室伝導障害や心房・心室性不整脈が知られている。核膜の裏打ちタンパクであるラミン A/C（*LMNA*）の異常は，筋ジストロフィーの原因の 1 つに挙げられているが，心臓に異常が発現した場合には中年（40 歳）以後に徐脈（洞機能不全，房室ブロック）にてペースメーカーの植え込みが必要となる。しかし，その後急速に心機能低下をきたし拡張型心筋症に伴う心不全，あるいは致死性不整脈（VF/VF）を合併し突然死することがあるため，LMNA 異常を有する徐脈性不整脈患者に対しては植込み型除細動器（ICD）あるいは両室ペーシング機能付 ICD（CRTD）を適用することが望ましい。

　そのほか伝導障害をきたす類縁疾患として，α ガラクトシダーゼ A 酵素の低下あるいは欠損により先天的にスフィンゴ糖脂質が代謝されずに蓄積する疾患で，様々な臓器に障害を及ぼすが，心臓に発現する（心ファブリー病）と中年以降に心臓肥大や徐脈性不整脈を引き起こしペースメーカーが必要となることがある。また LQT4 型の原因である Ankirin B（ANK2）やグリコーゲン蓄積病（AMPK-γ）なども徐脈や房室ブロックをきたすことが知られている。

Ⅴ. QT 短縮症候群

　QT 短縮症候群（SQTS）は，一般に QT 時間で 280～300ms 以下，QTc 時間で 300～320ms 以下の QT 短縮を認め，VF などの心室性不整脈を原因とする失神発作や突然死を引き起こす。SQTS の頻度は先天性 LQTS に比べてかなり少ないが，現在までに 5 つの遺伝子型が報告されている。このうち，最初に報告された 3 つの遺伝子型（SQT1，SQT2，SQT3）は，先天性 LQTS の LQT2，LQT1，LQT7 の原因遺伝子である *KCNH2*，*KCNQ1*，*KCNJ2* 上に変異を認めるものである。いずれも LQTS では各イオンチャネルの「機能低下」をきたす異常であったのに対して，SQTS では各イオンチャネルの機能亢進によって外向き電流が増加し活動電位持続時間，QT 時間が短縮すると考えられている。

Ⅵ. 早期再分極症候群・特発性心室細動

　心電図上の早期再分極（あるいは J 波）パターンは健常者でも 1～10％に認め，良性の心電図所見と考えられてきた。一方，2008 年 Haissaguerre らが特発性心室細動（IVF）の 1 つとして早期再分極症候群（ERS）を提唱[10]して以後，現在までに早期再分極パターンと心室細動や突然死に関する報告は非常に多い。早期再分極を認める患者は認めない患者に比べて，男性が多く，睡眠中のイベントが多く，VF の再発も多いとしている。下側壁誘導で早期再分極を認める特発性 VF 患者では，ATP 感受性 K^+ 電流（I_{K-ATP}）チャネル遺伝子である *KCNJ8* にミスセンス変異を認めたとの報告もある。現在までに報告がある ERS 関連の遺伝子異常は，すべて Brugada 症候群の遺伝子異常と共通している。臨床的にも心電図の Coved 型 ST 上昇の有無による違いこそあれ，VF 発作のリスクなどに両者の共通点は多い。

まとめ

遺伝性不整脈疾患は近年の遺伝学・分子生物学の進歩により疾患概念やその原因遺伝子や不整脈機序などが次々と明るみになりつつある。今後さらに次世代シーケンサーを用いたゲノムワイド関連解析（GWAS），エクソーム解析などの遺伝子診断技術のめざましい進歩により新たな遺伝子異常や修飾因子の解明が進みつつあり，疾患患者からの iPS 細胞を用いた薬効評価などを駆使して患者ごとのテーラーメイド薬物治療が実現する日も遠くないと考えられる。しかしながら，遺伝子検査から得られた膨大な情報から本当に疾患に関係する遺伝子異常なのか否か，逆に臨床の病態についての正確な情報が大切になりつつある。

参考文献

1) Shimizu W : Circ J 77, 2867-2872, 2013.
2) Shimizu W, Horie M, et al : J Am Coll Cardiol 44, 117-125, 2004.
3) Shimizu W, Moss AJ, et al : J Am Coll Cardiol 54, 2052-2062, 2009.
4) Ackerman MJ, Priori SG, et al : Heart Rhythm 8, 1308-1339, 2011.
5) Bezzina CR, Barc J, et al : Nat Genet 45, 1044-1049, 2013.
6) Leenhardt A, Denjoy I, et al : Circ Arrhythm Electrophysiol 5, 1044-1052, 2012.
7) Crotti L, Johnson CN, et al : Circulation 127, 1009-1017, 2013.
8) Priori SG, Wilde AA, et al : Europace 15, 1389-1406, 2013.
9) Zhang SS, Kim KH, et al : Proc Nat Acad Sci USA 108, 13576-13581, 2011.
10) Haissaguerre M, Derval N, et al : N Engl J Med 358, 2016-2023, 2008.

参考ホームページ

・国立循環器病研究センター心臓血管内科・不整脈科（遺伝性不整脈）
http://hospital.ncvc.go.jp/section/a001/a001-d3.html

相庭武司

1993 年	広島大学医学部卒業 同医学部付属病院内科研修医
1995 年	国立循環器病センター心臓血管内科レジデント
1999 年	同心臓血管内科・不整脈科専門修練医
2001 年	医学博士（広島大学） 国立循環器病センター研究所循環動態機能部研究員
2006 年	米国 Jonhs Hopkins 大学循環器内科リサーチフェロー
2010 年	国立循環器病研究センター心臓血管内科・不整脈科医長

第3章　生殖細胞系列遺伝学的検査の臨床応用

2．各種疾患における診療目的の遺伝学的検査
8）糖尿病

岩﨑直子

遺伝子診断への関心は糖尿病領域においても高まっている。単一遺伝子疾患である MODY やミトコンドリア糖尿病が対象となる場合が多いが，遺伝子診断によって最適な治療選択が可能となり，長期予後が明らかにされている病型もある。糖尿病の総数から考えて遺伝子診断の対象者数は決して少なくはない。個別化医療による患者 QOL の向上や医療経済上のメリットなど，臨床的意義も確立されつつある。本稿では，糖尿病領域における遺伝子診断の現状と臨床診断の進め方ならびに今後の課題について述べる。

I．遺伝学からみた糖尿病

糖尿病はありふれた疾患であり，2012年の国民栄養調査によると「20歳以上の人口のうち，糖尿病もしくはその疑いが強い者を併せると 2050 万人」と推定されている。糖尿病全体の 90％は 2 型糖尿病で，遺伝学的には多因子疾患に属する（表❶）。残りの 10％の一部に単一遺伝子疾患や母系遺伝の糖尿病，および遺伝的症候群のような遺伝疾患としての糖尿病が含まれている。遺伝学的検査の対象となるのは，「III．その他の特定の機序，疾患によるもの」の下位分類「A 遺伝因子として遺伝子異常が同定されたもの」と，「B 他の疾患，条件に伴うもの」の中の「(7) そ

表❶　糖尿病と糖代謝異常の成因分類

I．1型（膵β細胞の破壊，通常は絶対的インスリン欠乏に至る）
　　A　自己免疫性
　　B　特発性
II．2型（インスリン分泌低下を主体とするものと，インスリン抵抗性が主体で，それにインスリンの相対的不足を伴うものなどがある）
III．その他の特定の機序，疾患によるもの
　　A　遺伝因子として遺伝子異常が同定されたもの
　　　(1) 膵β細胞機能にかかわる遺伝子異常
　　　(2) インスリン作用の伝達機構にかかわる遺伝子異常
　　B　他の疾患，条件に伴うもの
　　　(1) 膵外分泌疾患
　　　(2) 内分泌疾患
　　　(3) 肝疾患
　　　(4) 薬剤や化学物質によるもの
　　　(5) 感染症
　　　(6) 免疫機序による稀な病態
　　　(7) その他の遺伝的症候群で糖尿病を伴うことの多いもの
IV．妊娠糖尿病

現時点では上記のいずれにも分類できないものは分類不能とする。

の他の遺伝的症候群で糖尿病を伴うことの多いもの」である[1]。前者はさらに，「膵β細胞機能に

---

key words

糖尿病，2型糖尿病，1型糖尿病，MODY，学校検尿，新生児糖尿病，医療経済，QOL，遺伝子診断，個別化医療，ゲノム構造異常

かかわる遺伝子異常」と，「インスリン作用の伝達機構にかかわる遺伝子異常」に大別されるが，膵β細胞機能にかかわる遺伝子のほうが多く明らかにされている（**表❷**）。頻度の高い病型別に成因のイメージや原因遺伝子/感受性遺伝子が最初に同定された年，診療における検査方法などを**表❸**にまとめた。

II．糖尿病領域における遺伝子診断の現状

東京女子医科大学付属遺伝子医療センターは2004年に開設され，遺伝子医療に特化した診療を行っている。筆者は主に糖尿病領域を担当しているが，2011年のセンターの実績では，新規

表❷ 糖尿病と糖代謝異常の成因分類（続き）

A．遺伝因子として遺伝子異常が同定されたもの
(1) 膵β細胞機能にかかわる遺伝子異常
　　インスリン遺伝子（異常インスリン症，異常プロインスリン症，新生児糖尿病）
　　HNF4α遺伝子（MODY1）
　　グルコキナーゼ遺伝子（MODY2）
　　HNF1α遺伝子（MODY3）
　　IPF-1遺伝子（MODY4）
　　HNF1β遺伝子（MODY5）
　　ミトコンドリアDNA（MIDD）
　　NeuroD1遺伝子（MODY6）
　　Kir6.2遺伝子（新生児糖尿病）
　　SUR1遺伝子（新生児糖尿病）
　　アミリン
　　その他
(2) インスリン作用の伝達機構にかかわる遺伝子異常
　　インスリン受容体遺伝子（インスリン受容体異常症A型妖精症，Rabson-Mendenhall症候群ほか）
　　その他

表❸ 遺伝学からみた糖尿病

遺伝形式	単一遺伝子病	母系遺伝病	多因子遺伝病
代表疾患	MODY	MIDD/MELAS	Type 1 & Type 2 diabetes
成因に占める遺伝子と環境のイメージ図	1種類の遺伝子（環境）	ミトコンドリア遺伝子（ヘテロプラスミー）	多数の遺伝子／環境
原因遺伝子	1種類の遺伝子	ミトコンドリア遺伝子	多数の感受性遺伝子
最初に同定された年	1990	1992	1996
研究方法	パラメトリック連鎖解析 候補遺伝子の変異スクリーニング 全エクソームシークエンス 全ゲノムシークエンス マイクロアレイ	変異スクリーニング	ノンパラメトリック連鎖解析 全ゲノム症例対照関連解析 （genome-wide association study：GWAS）
診療における検査方法	候補遺伝子の変異スクリーニング （エクソームシークエンス） マイクロアレイ	変異スクリーニング	（SNPタイピング） ただし，診療上の有用性は検証されていない

カウンセリング総数 410 件のうち 3％（12 例）が糖尿病関連であった（図❶）。これは神経筋疾患，染色体異常，血液疾患に次いで多く，2012 年には 17 例と増加しており，糖尿病領域においても遺伝子診断のニーズが存在する。臨床診断では MODY（maturity onset diabetes of the young, OMIM #606391） と MIDD/MELAS（maternally inherited diabetes and deafness/ mitochondrial myopathy, encephalopathy, lactic acidosis and stroke-like episodes, OMIM #520000, 540000）で 8 割を占めた。また，Wolfram 症候群（DIDMOAD: diabetes incipidus, diabetes mellitus, optic atrophy and deafness syndrome, OMIM #222300）も 2 例経験している[2]。

本稿では遺伝学的検査が最適な治療選択の手段となる MODY と新生児糖尿病について解説する。

Ⅲ．MODY

1．定義

オリジナルの定義は，①発端者が 25 歳未満で糖尿病を診断され，② 3 世代以上に糖尿病を認め，③同胞の約半数が糖尿病の 3 項目を満たすことであるが，後に家系内に 25 歳未満診断例が 2 名以上認められればよいとされている[3]。実際の症例からは，25 歳未満診断で肥満がなく，優性遺伝が否定できないという条件を満たせば疑うべきと考えられた[2]。家族歴のポイントは，糖尿病の有無は検査データに基づいて判断し，診断時年齢・治療法・肥満の有無を確認することである。最近，家族歴のない MODY（1，2 および 3）が 30 歳未満診断例 150 症例中 11 例に認められたという成績が発表され，孤発例 MODY も稀でないことが明らかにされた[4]。したがって，MODY の中核となる表現型は肥満を伴わない若年発症糖尿病といえる。

2．原因遺伝子

現時点では 13 種類が知られており，頻度が高いのは MODY3 である（表❹）。英国においても MODY3 が MODY 全体の 58％，MODY2 は 22％と報告されており，両病型で 80％を占める[5]。他には MODY1，5 の頻度が高いことから，MODY のスクリーニングではこの 4 種類の解析を行うのが一般的である。原因遺伝子のうち 8 種類が転写因子をコードしていることから MODY

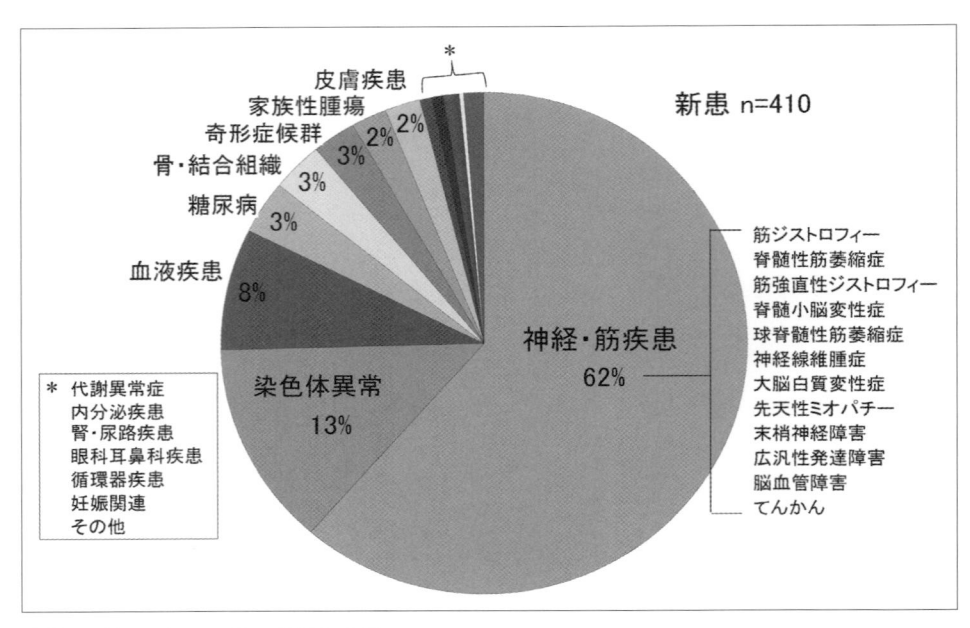

図❶　遺伝カウンセリング対象疾患
遺伝子医療センター長 斎藤加代子教授より提供。

表❹ MODYの原因遺伝子

MODY	遺伝子	機能	臨床的特徴	頻度（％）国外*	頻度（％）自施設**
MODY 1	HNF4A	転写因子	進行性のβ細胞機能障害，巨大児，新生児低血糖，SU薬に対する高感受性，HDL-C, lipoprotein A1, lipoprotein A2 低値	5	2
MODY 2	GCK	解糖系酵素	糖尿病は非進行性で軽症，多くは食事療法で治療可能，合併症稀，出生時から軽症高血糖状態（FPG 100〜148 mg/dL）	10〜80	0
MODY 3	HNF1A	転写因子	進行性のβ細胞機能障害，尿糖排泄閾値が低値，SU薬に対する高感受性，高感度CRP低値，HDL-C高値	20〜50	15
MODY 4	IPF-1	転写因子		<1	
MODY 5	HNF1B	転写因子	進行性のβ細胞機能障害，腎嚢胞を含む泌尿生殖器系の奇形，腎機能障害，高尿酸血症，肝障害，膵の形成異常	〜5	2
MODY 6	NEUROD1	転写因子	稀	<1	0
MODY 7	KLF11	転写因子	稀	<1	?
MODY 8	CEL	脂肪分解酵素	慢性膵炎，膵臓萎縮	<1	?
MODY 9	PAX4	転写因子	稀	<1	?
MODY 10	INS	ホルモン	稀	<1	
MODY 11	BLK	転写因子	稀	<1	
MODY 12	ABCC8	膜輸送体	新生児糖尿病，新生児高インスリン血症性低血糖	?	?
MODY 13	KCNJ11	Kチャネル	新生児糖尿病，新生児高インスリン血症性低血糖	?	?

* Nat Rev Endocrinol 8 : 148-159, 2011, ** 岩﨑直子 その他の MODY 遺伝子 検査値の診かた 改訂第3版 2006

は「転写因子病」とも言われる．他には糖代謝酵素（GCK），脂質代謝酵素（CEL），糖輸送担体（ABCC8）ならびにホルモン（INS）などがある．転写因子は多面的機能を有し，下流には多数の遺伝子群が存在するが全貌は明らかにされてはいないことも多い．1種類の遺伝子の機能異常により糖尿病が発症するという点において，MODYの成因研究は学術的に重要である．

3. 頻度

欧州での頻度は糖尿病の1〜2％とされる[6]。われわれの施設では25歳未満診断糖尿病患者の11.5％であった[7]．また，881万人の学校検尿データによると10万人年あたり2.63名の2型糖尿病が発見されており，家族歴は56.5％に認められ，16.5％は肥満を伴わなかった[8]．この集団にはMODYが高率に含まれている可能性があると考えられるが，果たしてこのような症例79名を検討した結果，約半数（38名/48％）にMODY1, 2, 3 および 5 の遺伝子変異が同定された[9]．一方，MODYの80％は遺伝子診断を受けないまま治療されているという実態が報告されている[10]．

4. 鑑別診断に有用な臨床マーカー

(1) 尿糖排泄閾値の低下（MODY3）

MODY3ではHNF1α遺伝子の下流に存在するSGLT1遺伝子機能の障害により，腎近位尿細管でのグルコース再吸収が低下する．そのため尿糖排泄閾値は一般的な180 mg/dLと比較して約120 mg/dLと低下し，空腹時でも70％で尿糖陽性となる[11]．腎性糖尿と診断されている例も少なくない．

(2) 尿中CPR/Cr比（MODY1, MODY3と1型糖尿病の鑑別）

診断時は1型糖尿病と考えられていても，膵関連自己抗体が陰性で，5年以上の罹病期間にもかかわらず尿中CPRが測定可能な症例はMODY1やMODY3である可能性が高い．感度97％，特異度96％と示されている[12]．

(3) 腎嚢胞，非糖尿病性の腎障害，泌尿生殖器系の異常（MODY5）

MODY5は泌尿生殖器系の形態学的異常（腎嚢胞が特に有名）の合併頻度が高く，さらに膵の体尾部欠損の合併もMODY5の可能性が示唆され

る[13]。症候から MODY5 を疑うことは容易であるが，通常の変異スクリーニングで異常が認められない場合はゲノム構造異常の解析が必要である。われわれの検討では，12 例の MODY5 のうち原因遺伝子を含む 1.3 Mb の領域がヘミアレルとなるゲノム構造異常が 7 例で確認され，孤発例も認められた[14]。

(4) MODY Probability Calculator

MODY 遺伝子診断の事前陽性確率が得られるサイトがオックスフォード大学により公開されている（http://www.diabetesgenes.org/content/mody-probability-calculator）。診断時年齢，性別，現治療法，インスリン治療の場合は開始時期，BMI，HbA1c，現在年齢，片親の糖尿病の有無，の 8 項目を入力すると，最高で 75.5％ 以上というスコアが得られる[15]。日本人においても有用であるが，診断後 6 ヵ月以内にインスリン治療が開始された例ではスコアが極端に低く出るため，その点は注意を要する[16]。

5. 個別化医療の意義

(1) MODY1 と MODY3

MODY3 ではグルコース刺激によるインスリン分泌は障害されているが，SU 薬（スルホニル尿素薬）による感受性は 2 型糖尿病の 5 倍と亢進している[17]。MODY3 は進行性の膵β細胞機能の低下を本質とすることから罹病期間の長期化に伴いインスリン治療が必要となるが，発症初期の段階では経口薬での治療が可能である。MODY3 は診断まではインスリン治療が行われている場合が多いため，インスリンから経口薬への切り換えは，とりわけ年齢の若い患者においては大きな恩恵となる。少量の SU 薬で低血糖が生じる場合には，膵β細胞 SU 受容体への結合が緩やかなグリニド薬への切り替えを行う[18]。MODY1 においても，その遺伝子機能から同様の対処が可能である。

(2) MODY2

MODY2 患者では膵β細胞内のグルコース代謝の第 1 段階であるグルコキナーゼ酵素活性が低下している。そのため，インスリン分泌のトリガーとなるグルコース濃度が正常より高く，100～148 mg/dL に上昇している。ただし，インスリン合成障害はないことから糖尿病は非進行性で，HbA1c が 7％ を超えることは少ない。最近，MODY2 患者の長期予後が報告され，軽症高血糖は出生直後から出現しているが，平均年齢 50 歳の MODY2 患者群は同年齢の正常対照群との比較において動脈硬化性疾患の合併率が同等であっただけでなく，糖尿病網膜症，腎症の合併も正常対照と差がなかった[19]。この成績は MODY2 においては，薬物治療を受けている者の割合は 22％ に過ぎなかったが，長期的予後が 2 型糖尿病と比較して，極めて良好であることを示している。肝でのグルコキナーゼの作用に関しては，マウスの肝臓に臓器特異的にグルコキナーゼを過剰発現させると熱産生が抑制され肥満することが示された[20]。この結果は MODY2 患者に肥満がなく，メタボリックな要素が少ないというヒトの表現型と一致している。

Ⅳ．新生児糖尿病

1. 定義，頻度，原因遺伝子

新生児糖尿病は生後 6 ヵ月未満で診断された糖尿病であり，自己免疫要因が否定的な場合は膵の発生や糖代謝に関与する分子の single gene disorder として，遺伝性・孤発例ともに重要である。海外での頻度は 10 万出生児中 1 名とされ，30～58％ には KCNJ11 遺伝子に，12％ には ABCC8 遺伝子にヘテロ変異が見出されている[21]。

2. 個別化医療の意義

上述の 2 種類のタンパクで形成されるヘテロ 4 量体が膵β細胞の K チャネルであり，機能獲得型変異の場合は K チャネルが開放し続けるため糖尿病を発症する。しかし，SU 薬の結合によりチャネル閉鎖は可能なため変異が同定されればインスリンから SU 薬へ切り替えることができる[22]。実際に，生後 1 ヵ月で新生児糖尿病と診断され，インスリン治療を続けていた 8 歳の女児が，KCNJ11 遺伝子変異の同定を機に自己注射から解放されたニュースが米国の新聞に報道され，広く社会的関心を集めた。なお，両遺伝子とも変異の種類によっては MODY の表現型となる場合

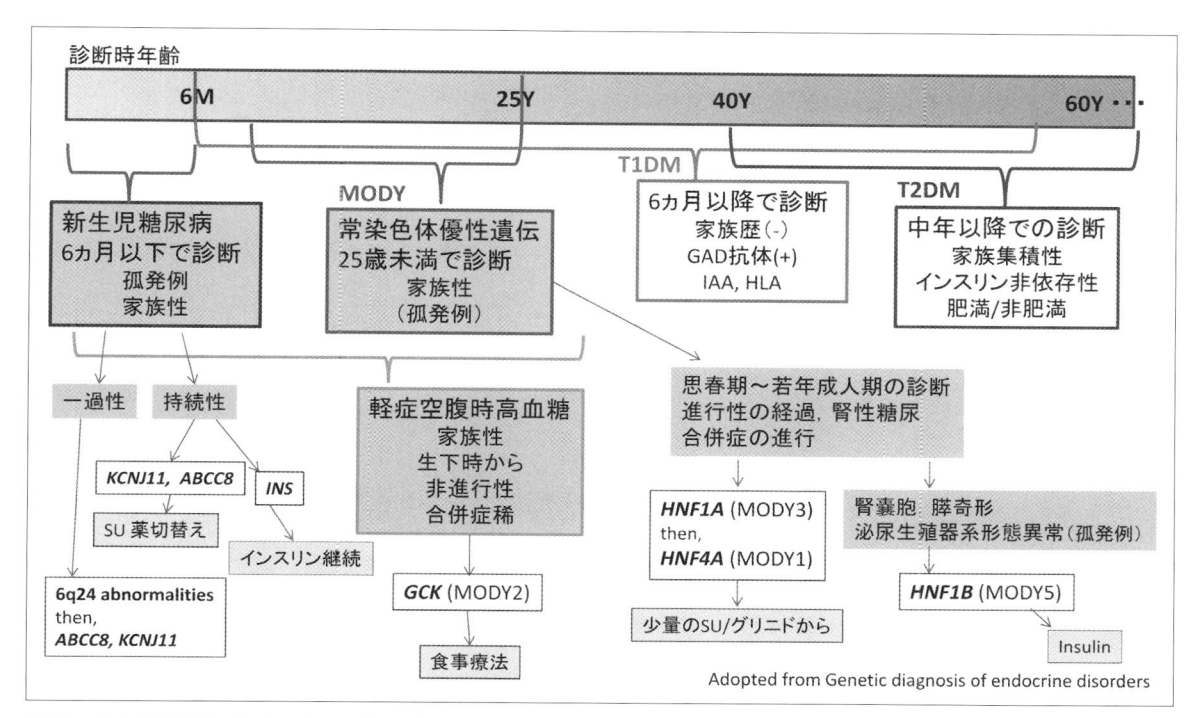

図❷ 遺伝子診断に基づいた個別化医療

もある（表❹）。

V．遺伝子診断の医療経済効果

25歳から40歳未満で糖尿病と診断された者全員にMODY1，2，3の遺伝子診断を行い，MODY1，3の場合はSU薬を投与し，MODY2の場合は投薬を中止するというシナリオと，遺伝子検査をせずに従来どおりの治療を実施するシナリオを比較した場合，医療コストは両者で同等と計算されたが，患者QOLは遺伝子診断シナリオのほうが優れていた[23]。したがって，MODYの可能性が高い集団に絞って遺伝子診断を実施すれば医療コストの削減は確実となり，患者QOL上も望ましいと考えられる。新生児糖尿病においても変異検出率が高い点から遺伝子診断の意義は言うまでもない。糖尿病領域における遺伝子診断から個別化医療へのフローチャートを図❷に示した。

VI．今後の課題

これまで述べてきたように適切な遺伝子検査は究極の個別化医療（personalized medicine）といえる。わが国においてもMODYをはじめとする糖尿病領域の遺伝子診断ニーズが存在する。社会の要請に応えられるように，遺伝カウンセリングの重要性の啓発とともに，糖尿病領域における遺伝子診断支援システムを構築して医療現場に明示し，患者が最新で最適な医療が享受できるような整備が急がれる。

参考文献

1) 清野 裕，南條輝志男，他：糖尿病 55, 485-504, 2012.
2) 岩﨑直子，滝澤美保，他：医学のあゆみ 244, 1030-1034, 2013.
3) Tattersall RB, Fajans SS : Diabetes 24, 44-53, 1975.
4) Stanik J, Dusatkova P, et al : Diabetologia 57, 480-484, 2014.
5) Fajans SS, Bell GI : Diabetes Care 34, 1878-1884, 2011.
6) Frayling TM, Evans JC, et al : Diabetes 50（Supple 1），S94-100, 2001.
7) 大谷敏嘉，八尾健史，他：糖尿病 30, 739-746, 1987.

8) Urakami T, Kubota S, et al : Diabetes Care 28, 1876-1881, 2005.
9) Yorifuji T, Fujimaru R, et al : Pediatr Diabetes 13, 26-32, 2012.
10) Shields BM, Hicks S, et al : Diabetologia 53, 2504-2508, 2010.
11) Stride A, Ellard, et al : Diabetes Care 28, 1751-1756, 2005.
12) Besser R, Shepherd M, et al : Diabetes Care 34, 286-291, 2011.
13) Horikawa Y, Iwasaki N, et al : Nat Genet 17, 384-385, 1997.
14) Iwasaki N, Takizawa M, et al : Diabetologia 56 (Supple 1), S151, 2013.
15) Shields BM, McDonald TJ, et al : Diabetologia 55, 1265-1272, 2012.
16) Iwasaki N, Takizawa M, et al : Diabetes 62 (Supple), A436, 2013.
17) Pearson ER, Starkey BJ, et al : Lancet 362, 1275-1281, 2003.
18) Tuomi T, Honkanen EH, et al : Diabetes Care 29, 189-194, 2006.
19) Steele AM, Shields BM, et al : JAMA 311, 279-286, 2014.
20) Tsukita S, Yamada T, et al : Cell Metab 16, 825-832, 2012.
21) Greeley STW, Tucker SE, et al : Trends Endocrinol Metab 21, 464-472, 2010.
22) Sperling MA : N Engl J Med 355, 507-510, 2006.
23) Naylor RN, John PM, et al : Diabetes Care 37, 202-209, 2014.

岩﨑直子
1982年　東京女子医科大学卒業
　　　　同第3内科学教室（平田幸正教授）入局
1991年　米国シカゴ大学ハワードヒューズ医学研究所
1998年　東京女子医科大学第3内科講師
2004年　同附属遺伝子医療センター（兼任）
2005年　同大学院先端生命医科学系遺伝子医学分野（兼任）
2007年　同第3内科准教授

第3章 生殖細胞系列遺伝学的検査の臨床応用

3. 出生前診断の現状と課題
1）わが国における出生前診断の概要

平原史樹

出生前診断は，従来の羊水染色体・母体血清マーカー検査の時代から遺伝子検査，母体血中胎児由来DNAの検査などの新技術による検査へと発展している。一方，超音波診断においても解像能の進歩，画像解析ソフトの開発により様々な形態学的異常が指摘される時代へと推移している。これらの急速な技術進歩と遺伝学的解析情報に関しては生命倫理的視点での国民的世論・社会の議論が起こり，より適切な検査前・検査後の遺伝カウンセリングと慎重な対応が求められている。

はじめに

出生前診断については，あたかも妊娠の継続の可否を決定するための診断と誤解されて捉えられがちであるが，日本産科婦人科学会の「出生前に行われる遺伝学的検査および診断に関する見解」（2013年6月改訂）で次のように定義づけされている。すなわち「妊娠中に胎児が何らかの疾患に罹患していると思われる場合に，その正確な病態を知る目的で前項の検査を実施し，診断を行うことが出生前に行われる遺伝学的検査および診断の基本的な概念である」とされており，近年の遺伝医学の急速な進歩，検査の精緻化に伴い，その対応・運用には特段社会的倫理的にも多くの問題がある点から慎重さが求められている。これらの観点から，本稿では出生前診断において，新たな展開をむかえている現状を解説する。

I. 近年における出生前診断法の歴史

ヒトの染色体の数が明らかになったのが1956年であり，その後まもなくダウン症が染色体の数的異常によるものであることが示され，1960年代初めには羊水検査による胎児染色体診断が研究機関を中心に開始されている（表❶）。1970年代後半にはリアルタイム超音波画像診断法が登場し，1980年代後半には経腟超音波診断法が発達し，あたかも聴診器のごとくありふれた診断技法としてほぼすべての産科施設に高精度な超音波診断法が普及した。一方で絨毛検査，羊水検査は現在に至るまで本邦においては全妊婦のうちほぼ2～3％程度の実施率にとどまっているものと推定されている[1]。母体血清マーカー検査は，本邦に海外から導入された折に，一部で通院妊婦に説明書面を配布して十分な遺伝カウンセリングが行われないままにマススクリーニング検査的に展開されたことがあったため，多くの論議が起こり，国レ

---

key words

出生前診断，羊水検査，絨毛検査，NIPT（新型出生前診断），超音波診断，画像診断，遺伝カウンセリング，遺伝子解析，生命倫理

ベルの審議会で討議の結果，1999年の厚生省見解が発表されるに至った．すなわち，妊婦へは「積極的に知らせたり，検査を受けるよう勧めるべきではない」ものとして位置づけられた．母体血清マーカー検査はその後も本邦では1～2％前後の施行率と報告されている[1]．一方，多くの社会的論議を経たのちに2004年からは本邦でも「着床前診断」が日本産科婦人科学会から認可され，爾後，均衡型染色体構造異常に伴う習慣流産・反復流産での申請例を中心に現在は全国で年間50～60件前後の着床前診断が申請されている．

2011年からは米国で次世代シーケンサーによる遺伝子解析法を応用し母体血での胎児診断（NIPT検査：non-invasive prenatal testing，いわゆる「新型出生前診断」）が実用化され，診療現場で実施される状況に至った．本邦でも同年から臨床遺伝専門医のグループが本邦に導入される逼迫した事態を前に診療コンソーシアムを結成し，その臨床研究としての準備を進めていた．しかしながら，2012年秋には当該臨床トライアルがセンセーショナルに大きくマスメディアで報道されたことから世論が沸騰し，日本産科婦人科学会をはじめ遺伝学関係，日本医学会，また患者当事者，マスメディアなども含めて，その在り方に関する議論がまさに国民的規模で起こった．日本産科婦人科学会も公開シンポジウム，パブリックコメントなどを求め，2013年3月9日には「母体血を用いた新しい出生前遺伝学的検査に関する指針」を発表し，2013年4月からNIPT検査が日本でも開始の運びとなった．

II．出生前診断の概要

1．出生前診断の種類

本来，出生前診断は妊娠成立時以降（着床以降）に行われる胎芽・胎児に対する診断を指すが，現在は技術の革新に伴って体外受精によって成立した受精卵に対する診断も広く出生前診断に含むという考え方が一般的である．したがって，出生前診断を解説するには受精直後から分娩直前での超音波診断などによって診断されるまでの領域を対象にした診断に関する内容に触れることとなる．

これらの出生前検査および診断については表❷に示したとおり，様々な視点から分類することができる．

表❶ 出生前診断法の歴史

1960年代	X線検査，羊水染色体
1970年代	胎児鏡，皮膚生検，胎児採血 超音波診断法の発展
1980年代	超音波リアルタイム画像診断
1988年	日本産科婦人科学会「先天異常の胎児診断，特に妊娠絨毛検査に関する見解」にて本邦初の出生前診断に関する方向性を示した
1998年	日本産科婦人科学会「着床前診断に関する見解」にて容認
1999年	厚生省「母体血清マーカーに関する見解」
2004年	日本産科婦人科学会「着床前診断」実施申請症例許可
2007年	日本産科婦人科学会「出生前に行われる検査および診断に関する見解」
2011年	同上改訂
2013年	母体血による胎児染色体異常の診断法（NIPT）国内実施

表❷ 出生前診断の種類

■確定的な出生前診断検査（確定診断に近い）
・クライアントの意思による出生前診断（意図的・能動的選択）
・リスクを伴うことが多い（流産，死産など）
・厳密な倫理規定，検査前・後の遺伝カウンセリングが必須
【手技】羊水・絨毛診断，胎児採血，胎児試料（組織）採取
母体血中胎児由来細胞診断，着床前診断
■非確定的な出生前診断検査
・日常検査，スクリーニングとして実施されているケースが多い
・受動的な立場で出生前診断が実施される（いわゆる「みえてしまう」検査）
・リスク（流産，死産など）は伴わないことが多い
【手技】超音波診断，画像診断（MRIなど），母体血清マーカー検査
母体血を用いた胎児染色体検査（いわゆる新型出生前診断）

2. 出生前診断の対象疾患とその実施

　出生前診断法を行う対象となる疾患病態の概要については表❸に示したとおり広範囲にわたる。しかしながら，これらの対象疾患のすべてが適応として行われているわけではなく，実施にあたっては日本産科婦人科学会「出生前に行われる遺伝学的検査および診断に関する見解」(2013年6月)，日本医学会「医療における遺伝学的検査・診断に関するガイドライン」(2011年2月)による基準に照らし合わせて実施する必要がある。

　また出生前診断の実施時期については，表❹に示したとおりであるが，本邦においては妊娠早期・中期の出生前診断に関しては妊娠22週の母体保護法による人工妊娠中絶の限界時期を境にして，その前と後では結果判明後の選択肢が異なることとなり，妊婦側としては実施時期・結果判明時期に関しては時に切実かつ現実的な問題となる。

3. 出生前診断の対象となる妊娠中の検査検体と課題

　これらの遺伝学的検査の検査対象になりうる検体は表❺に示したとおりである。とりわけ羊水・絨毛診断，胎児採血，胎児試料（組織），母体血中胎児由来細胞，受精卵（着床前診断）などが該当し，多くは限られた施設で，限られた受診対象者に実施される場合が大半である。これらの検体の採取に際しては，リスクは胎児にまで及びうることとなり，流産などのリスクに関する情報提供は必須である。したがって厳密な倫理規定，検査前・後の遺伝カウンセリングが重要である[2]。

　一方で，日常ルーチン検査，スクリーニングとして実施されている，いわゆる広義の出生前診断には受動的な立場で出生前診断が実施される（いわゆる「みえてしまう」）検査として，超音波診断，画像診断（MRIなど）などが該当するが，胎児異常が確度高く指摘されるにいたった場合には遺伝学的検査としての位置づけに切り替わることに

表❸　出生前診断の対象疾患

A. 適応疾患などによる分類
　1. 染色体異常
　2. 遺伝性疾患（遺伝子診断）
　3. 先天性形態形成異常診断（形態学的胎児診断）
　　：構造的異常（形態形成異常，臓器奇形など）
　4. 胎児病態診断（酵素・生化学，内分泌学的異常，免疫学的異常，血液・凝血学的異常，薬物動態測定など）
　5. 胎児感染症（風疹，サイトメガロウイルス，パルボウイルス，他）

表❹　出生前診断の検査施行時期

■妊娠早期（前半期）出生前診断
　概ね妊娠22週未満までに診断結果が得られるもの
　　：妊娠の継続にかかわる判断，選択が行われる
■妊娠中後期（後半期）出生前診断
　妊娠22週以降に診断結果が出る，もしくは22週以降の検査
　　：胎児の罹患診断，胎児治療，分娩時期の選択，分娩後の治療・ケア—準備

表❺　検査検体，検査対象

1. 受精卵，絨毛細胞，羊水細胞，胎児組織など：染色体・遺伝子診断
2. 羊水，羊水細胞，胎児細胞，胎児血など：酵素・生化学，内分泌学，血液学の診断
3. 胎児画像，超音波—（3次元診断法も含む）：先天形態形成異常，機能的異常（循環動態など）
4. 母体血清マーカー：先天異常（染色体異常，神経管閉鎖障害など）
5. 母体血液中胎児・胎盤由来細胞，DNA/RNA：先天異常，染色体異常ほか

なる．さらに，児へのリスクなしに施行できる母体血での検査は現在母体血清マーカー検査が主流となっているが，本検査の結果として得られるのは非確定的な確率のみであるほか，本邦では高額な自費検査として行われていることから，欧米のように広く妊婦が受けるという状況にはない．

Ⅲ．母体血胎児由来DNAによる非侵襲性出生前診断（NIPT）

近年もっとも目新しく開始されたいわゆる「新型」出生前診断については，その検査の内容は表❻，❼に掲げたとおりで[3,4]，簡便に検査が可能なことから安易に検査がマススクリーニング的に実施される懸念があり，さらには採血での検査とあって出生前診断に深くかかわらない医療者でも扱えてしまうという大きな問題点を投げかけた．現時点では3種類の染色体数的異常（ダウン症，13，18トリソミーなど）のみをその診断対象としているが，今後は解析手法のさらなる進歩により，胎児に関するあらゆる遺伝子解析情報が目の前に提示され，その取捨選別が行われかねないことも新たな倫理的課題として提議されている．採血という容易な方法で検体が採取されるものの，検査前，検査結果の情報提供は遺伝学的診療であり，診断は患者と対峙する医師以外には許されない医療行為である．現在日本医学会の「医療における遺伝学的検査・診断に関するガイドライン」において，すべての医師が従うべきルールとして本邦における指針が設定されている．この中には「日本産科婦人科学会の出生前診断の見解」を遵守することとの文言が含まれており，そこには従前からも「母体血液中の胎児由来細胞や母体血清中の細胞フリー胎児DNA，その他の胎児の細胞や組織を用いた出生前診断」に関しては十分な遺伝カウンセリングが求められていることが述べられている（表❽）．

Ⅳ．遺伝学的進歩と出生前診断

出生前診断については，日本産科婦人科学会の「出生前に行われる遺伝学的検査および診断に関する見解」の中では「妊娠の管理の目標は，妊娠が安全に経過し，分娩に至ることであるが，同時に児の健康の向上や，適切な養育環境を提供すること」であり，「基本的な理念として出生前に行われる検査および診断はこのような目的をもって実施されるもの」としている．妊娠中に胎児が何らかの疾患に罹患していると思われる場合や，胎児の異常は明らかでないが何らかの理由で胎児が疾患を有する可能性が高くなっていると考えられる場合に，その正確な病態を知る目的で検査を行うことは出生前診断の中でも特段の役割を担ったものとして，「出生前に行われる"遺伝学的"検査および診断」と呼ぶべきカテゴリーにおくこと

表❻ 検査の内容

検体：母体血中胎児・胎盤細胞由来浮遊DNA
時期：妊娠早期（10週前後以降）
分析対象（判明する異常）：各染色体由来DNAの量的情報の分析　染色体異常
費用：数万円〜20万円程度（現地実施費用額）

表❼ 新旧検査の比較

旧来の遺伝学的出生前診断	"新型"母体血出生前診断
限られた施設	どの施設でも可能
専門技術を要する	採血できれば誰でも
母児への侵襲がある	母児いずれにも非侵襲，（児には無侵襲）
流産のリスクあり	流産リスクなし
リスクを認識したうえで選ぶ	安易に行われる

表❽ 日本産科婦人科学会緊急検討委員会「母体血を用いた新しい出生前遺伝学的検査"NIPT"に関する指針」（2013年3月）骨子

1. マススクリーニングにすべきではない
2. ハイリスク妊婦への検査
3. 非確定検査で，確定には羊水検査が必須
4. 臨床遺伝専門医・認定遺伝カウンラーによる遺伝カウンセリングを行う
   ⇒認定登録施設（一般診療ではない）
5. トリソミー13，18，21（ダウン症）の検査

表❾ 日本産科婦人科学会「出生前に行われる遺伝学的検査および診断に関する見解」2013年6月　抜粋

新たな分子遺伝学的技術を用いた検査の実施について：
　従来の侵襲的な検査方法（羊水検査や絨毛検査）により得られた胎児細胞を用いる場合であっても，母体血液中などに存在する胎児・胎盤由来細胞やDNA/RNAなどの非侵襲的に採取された検体を用いる場合であってもマイクロアレイ染色体検査法（アレイCGH法，SNPアレイ法など）や全ゲノムを対象とした網羅的な分子遺伝学的解析・検査手法を用いた診断については**表1**（「出生前に行われる遺伝学的検査および診断に関する見解」2013年6月での表＝下記参照）の各号のいずれかに該当する場合の妊娠について夫婦から希望があった場合に十分な遺伝医学的専門知識を備えた専門職（原則として臨床遺伝専門医，認定遺伝カウンセラー，遺伝専門看護職）が検査前に適切な遺伝カウンセリングを行った上で，インフォームドコンセントを得て実施する。

（表1）「出生前に行われる遺伝学的検査および診断に関する見解」2013年6月
侵襲的な検査や新たな分子遺伝学的技術を用いた検査の実施要件
1. 夫婦のいずれかが，染色体異常の保因者である場合
2. 染色体異常症に罹患した児を妊娠，分娩した既往を有する場合
3. 高齢妊娠の場合
4. 妊婦が新生児期もしくは小児期に発症する重篤なX連鎖遺伝病のヘテロ接合体の場合
5. 夫婦の両者が，新生児期もしくは小児期に発症する重篤な常染色体劣性遺伝病のヘテロ接合体の場合
6. 夫婦の一方もしくは両者が，新生児期もしくは小児期に発症する重篤な常染色体優性遺伝病のヘテロ接合体の場合
7. その他，胎児が重篤な疾患に罹患する可能性のある場合

が適切であろう。したがって，最近話題となっている出生前診断の議論の中では妊婦検診での超音波検査や胎児精査超音波なども出生前検査には属するものの，通常検査に位置づけられるものと，特定の胎児異常の診断・検査目的で行う遺伝学的出生前診断検査とは切り離して区別して議論することが必要となっている。また，遺伝子解析技術の革新はいわゆる次世代シーケンサーの出現で高速かつ大量に遺伝子情報が処理される時代を迎え，出生前診断法にもいままでには想定されなかった新たな診断法が応用されはじめてきた。このことから日本産科婦人科学会は**表❾**に示した見解をもって新たな出生前遺伝学的診断の時代に備えている。

　従来，出生前診断は一般に羊水検査，絨毛検査，母体血清マーカーテストなどの検査を指すものとされていた。一方，産科でのルーチン検査である胎児超音波検査も胎児の形態的異常を明確に描出することが可能となり，羊水検査とは異なるカテゴリーとしての出生前診断法として発展を遂げている。これらの多岐多様出生前診断には多くの生命倫理上の課題が含まれており，これらの倫理的基準，ガイドラインを厳に遵守して行うことが重要となってきている。

最後に

　胎児情報は母体血での遺伝子診断，超音波診断による詳細・仔細な遺伝学的・形態学的診断などによってさらなる進展が想定され，科学技術の進歩と，社会・世論がなお乖離が進む社会環境がある。胎児情報をめぐる生命倫理的論議が社会の中で進まなければ，多くの恩恵をもたらすであろう科学的成果も最先端の技術革新も極めて不適切な形で乱用されることになりかねず，今後のなお一層の一般への遺伝学的な基礎知識の普及と生物の自然の摂理を家庭教育や義務教育の履修過程で学ぶことが求められている。

参考文献
1) Sasaki A, Sawai H, et al : Prenat Diagn 31, 1007-1009, 2011.
2) 平原史樹：日産婦会誌 60, N31-34, 2008.
3) 平原史樹：臨婦産 66, 1048-1052, 2012.
4) 関沢明彦, 四元淳子, 他：周産期医 43, 305-311, 2013.

参考ホームページ

- 「母体血を用いた新しい出生前遺伝学的検査に関する指針」公益社団法人日本産科婦人科学会倫理委員会，母体血を用いた出生前遺伝学的検査に関する検討委員会 2013年3月
  http://www.jsog.or.jp/news/pdf/guidelineForNIPT_20130309.pdf

- 「出生前に行われる遺伝学的検査および診断に関する見解」公益社団法人日本産科婦人科学会倫理委員会 2013年6月
  http://www.jsog.or.jp/ethic/H25_6_shusseimae-idengakutekikensa.html

- 日本医学会「医療における遺伝学的検査・診断に関するガイドライン」
  http://jams.med.or.jp/guideline/genetics-diagnosis.pdf

平原史樹

1977年	横浜市立大学医学部卒業
	横浜市立大学附属病院研修医
1978年	国立国際医療センター研修医
1979年	横浜市立大学医学部産婦人科学教室入局
1984年	米国メイヨークリニック・メイヨー医科大学免疫遺伝学教室留学
1986年	横浜市立大学医学部産婦人科助手
1989年	同医局長
1991年	同講師
1998年	同産婦人科学講座教授，遺伝子診療部長（併任）
2000年	横浜市立大学附属病院副病院長（併任）
2012年	同病院長

専門：産婦人科学，臨床遺伝学，先天異常モニタリング

第3章 生殖細胞系列遺伝学的検査の臨床応用

3．出生前診断の現状と課題
2）わが国における母体血胎児染色体検査の現状と課題

左合治彦

　非侵襲的出生前遺伝学的検査（NIPT）は，母体血中の胎児 cell-free DNA を解析するもので，染色体を検査するものは「母体血胎児染色体検査」で，21トリソミー（ダウン症候群），18トリソミー，13トリソミーの3つの染色体疾患かどうかをみる非確定的検査である．感度・特異度は高く，陰性的中率は99.9％だが，陽性的中率は罹患率に依存し約80％である．検査の対象はハイリスク妊婦に限られ，検査の実施は，まず臨床研究として，認定・登録された施設において慎重に開始されるべきとの指針が示された．2013年4月から遺伝カウンセリングに関する臨床研究として始まり，1年で約7700件が施行された．本検査への取り組みは，日本の出生前診断に関する遺伝カウンセリング体制を確立する契機となる．

はじめに

　「母体血を用いた新しい出生前遺伝学的検査」は，母体血漿中の胎児に由来する cell-free DNA（cfDNA）を用いて行う遺伝学的検査で，母体採血のみで可能なため非侵襲的出生前遺伝学的検査（non-invasive prenatal genetic testing：NIPT）といわれる．そのうち染色体を検査するものを「母体血胎児染色体検査」という．現在は3つの染色体疾患〔21トリソミー（ダウン症候群），18トリソミー，13トリソミー〕であるかどうかを判定する検査である．
　ヒトの全ゲノム解析が完了したことと，次世代シークエンサーの登場により可能になった新しい技術である．子宮への穿刺や挿入などの侵襲的な操作が不要なため，検査に伴う流産などの合併症が回避でき，臨床的な有用性が期待される一方，いままで日本の社会では避けられてきた出生前診断の倫理的な問題が浮き彫りとなってきた．ここでは母体血胎児染色体検査について概説するとともに，日本における検査実施の現状と課題について解説する．

I．検査の概要

1．検査の原理

　通常 DNA は細胞内の核に存在する．そのため血漿中に存在する DNA は cfDNA と呼ばれる．アポトーシスした細胞から血液中に放出されたと考えられる DNA 断片で，約150bp と非常に短い．1997年 Lo らが母体血漿中に胎児由来の cfDNA が存在することを報告し[1]，その後，胎児由来の cfDNA は母体血漿中にある程度含まれ（約10％），分娩後すみやかに消失することが判明した．母体血漿中の胎児由来 cfDNA はアポトーシ

key words
母体血胎児染色体検査，非侵襲的出生前遺伝学的検査，NIPT，21トリソミー，ダウン症候群，遺伝カウンセリング

スした絨毛組織に由来すると考えられているが，cfDNAが母体由来か胎児由来かを鑑別することは難しい。DNA断片である母体血漿中のcfDNA（母体由来＋胎児由来）を網羅的にシークエンスすることにより，各々のDNA断片が何番染色体に由来しているかを同定することが可能となり，各染色体に由来するDNA断片量の全体に占める割合が推定できる。母体血漿中cfDNAのうち胎児由来が10％とすると，胎児が21トリソミーの場合，21番染色体に由来するDNA断片量は約5％増加する（図❶）。21番染色体に由来するDNA断片量は全体の1.3％であり，胎児が21トリソミーの場合は1.4％に増加する。各染色体のDNA断片量の全体に占める割合の変化から胎児の21トリソミー，18トリソミー，13トリソミーの罹患の有無の判定を行う（massively parallel sequencing法）。この検査方法は2008年に米国で開発され[2,3]，2011年に臨床応用された。

2. 検査精度と陽性的中率

検査の特性（精度）を示し罹患率に依存しない指標である感度・特異度と，検査の解釈に用いて罹患率に依存する指標である陽性的中率・陰性的中率について正しく理解することが検査を使用する際には重要である。Palomakiらの21トリソミーにおける研究[4]では，感度は21トリソミーのうち陽性と出たもので99.1％（210/212），また特異度は非21トリソミーのうち陰性と出たもので99.9％（1687/1688）となる。これらは検査の特性そのものに関する指標であり，罹患率（検査集団における21トリソミーの割合）には依存しない。一方，陽性的中率とは検査が陽性と出た場合に実際に21トリソミーである確率であり，陰性的中率とは検査が陰性と出た場合に実際に非21トリソミーである確率である。これらの指標は検査を受ける集団の罹患率（21トリソミーの割合）に影響を受ける。特に陽性的中率は罹患率が低くなると著明に低下する（表❶）。21トリソミーの罹患率が1/50では陽性的中率は約95％であるが，罹患率1/250では陽性的中率は約80％となり，陽性と出ても5〜20％は21トリソミーではない。陰性的中率は罹患率が高いほど低下するが軽微であり，21トリソミーの罹患率が1/10でも99.9％である。

母体血胎児染色体検査は，感度が高く陰性的中

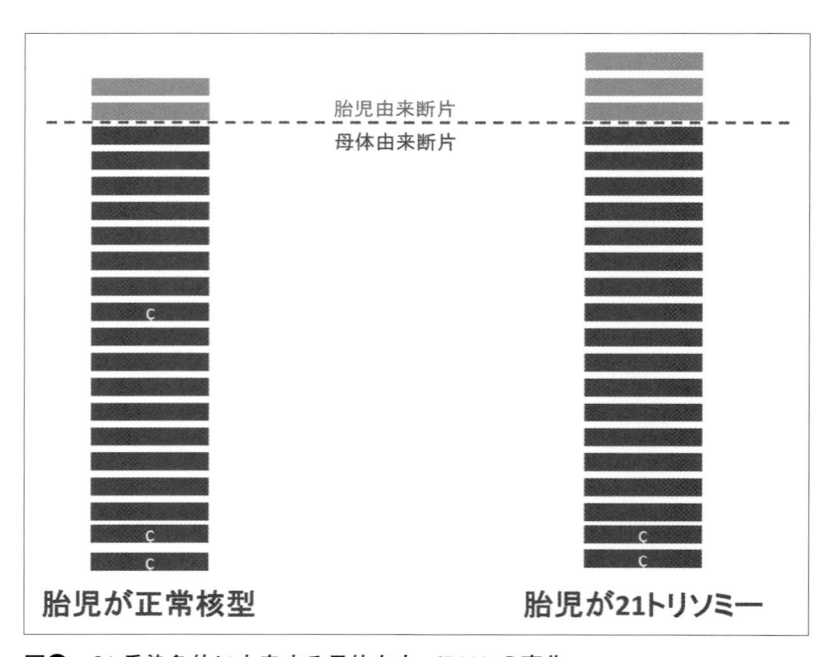

図❶ 21番染色体に由来する母体血中cfDNAの変化

表❶ 陽性的中率と陰性的中率の罹患率による検査：21トリソミー検査において

罹患率	陽性的中率	陰性的中率
1/10	99.1%	99.9%
1/50	95.3%（86.9%）	99.98%（99.92%）
1/250	79.9%（56.4%）	99.996%（99.986%）
1/1000	49.8%	99.9999%

感度99.1%，特異度99.9%として計算
陽性的中率の（ ）は，感度99.1%（95% CI，96.6～99.9%）のため96.6%で計算
陰性的中率の（ ）は，特異度99.9%（95% CI，99.7～99.9%）のため96.7%で計算
罹患率　1/50：羊水検査を一般に受ける妊婦における罹患率
罹患率　1/250：高齢妊娠35歳の妊娠中期における罹患率

率が高いが，あくまで非確定的検査である。陽性と出た場合には必ず羊水検査などの確定検査が必要である。

Ⅱ．臨床研究に至る経緯

2011年10月より米国において検査会社が臨床検査としてサービスを開始した。日本への導入が不可避の状況にあり，このまま導入されると種々の問題が起きることが危惧された。採血だけと安易にできるため，妊婦が十分な認識をもたずに検査が行われて，マススクリーニング検査として行われる可能性がある。非確定的検査であるが精度が高いため，検査結果に対して妊婦が誤解する可能性（安易な妊娠中絶）がある。そこで不適切な使用を排除し，適切な遺伝カウンセリングが受けられる体制の下で行うためには，臨床研究として開始するのが最善と考えられた。そこで出生前診断に精通する医療者が自主的に集まり，NIPTコンソーシアムを組織して多施設臨床共同研究を企画した。研究の大きな目的は，検査を適切に運用するための体制を確立することであり，そのために今回の研究では，まず遺伝カウンセリングの基礎資料（検査実態，カウンセリング内容など）を作成することとした。このNIPTコンソーシアムの臨床研究は，「母体血を用いた新しい出生前遺伝学的検査に関する指針」を待って実施に至った[5]。

Ⅲ．検査に関する指針

この検査に関しては国民から大きな関心が寄せられ，日本産科婦人科学会の中に検討委員会が設置され，公開シンポジウム，パブリックコメントの収集などを経て2013年3月9日に「母体血を用いた新しい出生前遺伝学的検査に関する指針」が公表された[6]。また同日，日本医師会，日本医学会，日本産科婦人科学会，日本産婦人科医会および日本人類遺伝学会の共同声明が発表された[7]。

検査に対する基本的な考え方の要点は，①遺伝カウンセリングを適切に行う体制が整うまでは，広く一般産婦人科臨床に導入すべきではない。②対象は客観的理由を有する妊婦に限り，マススクリーニングとしては行わない。③十分な遺伝カウンセリングの提供が可能な限られた施設において，限定的に行われるにとどめるべきである。

検査を行う場合に求められる要件として，行う施設が備えるべき要件（V-1），対象となる妊婦（V-2），検査を行う前に説明し理解を得るべきこと（V-3），検査を行った後に説明し理解を得るべきこと（V-4），検査会社に求められる要件（V-5）を細かく定めた。

現在のところ検査の対象は染色体異常に関するハイリスク妊婦に限られる。
①胎児超音波検査で，胎児が染色体数的異常を有する可能性が示唆された者
②母体血清マーカー検査で，胎児が染色体数的異常を有する可能性が示唆された者
③染色体数的異常を有する児を妊娠した既往のある者
④高齢妊娠の者
⑤両親のいずれかが均衡型ロバートソン転座を有していて，胎児が13トリソミーまたは21トリソミーとなる可能性が示唆される者

すなわち，現在羊水検査や絨毛検査による染色体検査の適応となる妊婦である[8]。

医師の基本的な姿勢は，検査について積極的に

知らせる必要はなく，妊婦が検査の説明を求めた場合に情報提供をするとどめ，検査を安易に勧めるべきではないとされている．本検査の実施は，まず臨床研究として，認定・登録された施設において慎重に開始されるべきであり，施設の認定・登録については臨床研究の形態をとったもののみ審査の対象とすると提示された．共同声明において，施設の認定・登録は日本医学会臨床部会運営委員会「遺伝子・健康・社会」検討委員会の下に設置する「母体血を用いた出生前遺伝学的検査」施設認定・登録部会で行うという方針が示された．

IV．臨床研究

臨床研究の骨子は，検査に際する遺伝カウンセリングの評価と検査後の妊娠帰結を含めた実態の把握である．まず適切と考えられる遺伝カウンセリング資料を作成して，検査の前と検査を希望した場合は検査の後にその資料を用いて遺伝カウンセリングを行い，各遺伝カウンセリングの後にアンケート調査を行う．アンケート調査の解析ならびに検査実態を調査して，遺伝カウンセリングの妥当性を評価し，適切な遺伝カウンセリングを行うために必要な基礎資料を作成することである．

「母体血を用いた新しい出生前遺伝学的検査に関する指針」が公表された後，NIPT コンソーシアムの全国 15 施設が認可を受けて 2013 年 4 月より臨床研究が始まった[5]．施設数は次第に増加し，2013 年 9 月には 25 施設，2014 年 3 月には 37 施設となった．2013 年 4 月から 9 月までの 6 ヵ月間の検査総数は 3514 件であった．検査理由は高齢妊娠が 94.2％と最も多く，次いで染色体疾患児の出産既往 2.4％であった．検査結果の判定保留は 9 件（0.26％）と極めて少なかった．陰性が 3438 件（97.9％）で，陽性は 67 件（1.9％）であった．その内訳は 21 トリソミー 39 件（1.1％），18 トリソミー 23 件（0.7％），13 トリソミー 5 件（0.1％）であった．検査数は 2014 年 3 月までの 1 年間で約 7700 件となった．遺伝カウンセリングの時間は 70％が 20 分以上で，ほとんどの人はカウンセリングの時間は十分であったと答えた．遺伝カウンセリングにおける説明内容の理解度は高かったが，ダウン症の特徴や成長，染色体数的異常症，検査でわからない疾患についての理解がやや劣っていた．

V．課題と展望

NIPT の問題点は大きく 3 つに分けられる．①出生前診断のかかえる倫理的問題，②新しい技術に関する科学技術の問題，③商業主義に関する経済問題である．

①出生前診断のかかえる倫理的問題には，出生前診断が中絶につながる，障害者の抹殺につながるという NIPT に限らず出生前診断そのものがかかえる問題がある．また採血のみという安易にできるためにマススクリーニング化する懸念という NIPT 独自の問題がある．

②新しい技術に関する科学技術の問題には，「精度 99％問題」といわれ，感度 99％イコール陽性的中率 99％と誤解されたように，検査の高度化により一般の理解を得ることが難しくなっていることがある．また技術の進歩により微小欠失症候群をはじめいろいろな疾患が診断可能となるなど，どこまでもわかることへの不安がある．

③商業主義に関する経済問題は，現在検査は約 20 万円と高価であり，利益は米国の会社すなわち一握りの株主のものとなっている．現在数社が参入しているが，どれも高利益の投資先と思われており，倫理的問題がある出生前診断検査が商業主義の下で進んでいる．

これらの問題を解決または合意することは容易ではない．特に倫理的問題については国民 1 人 1 人が自分の問題としてとらえ，どのような社会を望むかを考えて議論を重ねる以外に方法はないと思われる．そのためには現在行われていることを正確に把握し，公正に公表していくことが不可欠である．NIPT コンソーシアムの臨床研究の意図もそこにある．もっと希望者が検査を受けやすくすべきという意見がある一方で，このような検査は禁止や制限すべきとの意見もある．日本において NIPT を受けた 7700 人すべてが遺伝カウンセリングを受けた，すなわち検査の意義や命の重み

を考えた，またその転帰も明らかになるということは画期的であり，日本において出生前診断を考える貴重な契機となる。

おわりに

本検査は，母体から採血するだけと安易にできるため簡単な検査と考えられやすく，出生前にほとんどの先天性疾患が診断できるという誤解も少なくない。本検査は染色体疾患の約 3/4 を占める 21 トリソミー（ダウン症候群），18 トリソミー，13 トリソミーの 3 つの疾患かどうかをみる感度の高い非確定的検査にすぎない。本検査は出生前診断検査の 1 つであり，遺伝カウンセリングによって，検査の内容や対象となる疾患，適応と限界，検査の重みについて十分理解して検査を受けることが必要である。本検査の実施は，まず臨床研究として，認定・登録された施設において慎重に開始されるべきとの指針が示され，実際に NIPT コンソーシアムを中心に臨床研究が始まった。本検査への取り組みは，日本の出生前診断について議論し，方向性を決める契機となることが期待される。

参考文献

1) Lo YM, Corbetta N, et al : Lancet 350, 485-487, 1997.
2) Chiu RW, Chan KC, et al : Proc Natl Acad Sci USA 105, 20458-20463, 2008.
3) Fan HC, Blumenfeld YJ, et al : Proc Natl Acad Sci USA 105, 16266-16271, 2008.
4) Palomaki GE, Deciu C, et al : Genet Med 14, 296-305, 2012.
5) NIPT コンソーシアム　http://www.fetusjapan.jp/nipt/
6) 日本産科婦人科学会「母体血を用いた新しい出生前遺伝学的検査に関する指針」2013 年 3 月
http://www.jsog.or.jp/news/pdf/guidelineForNIPT_20130309.pdf
7) 「母体血を用いた新しい出生前遺伝学的検査」についての共同声明　2013 年 3 月 9 日
http://www.jsog.or.jp/statement/joint-communique_20130309.html
8) 日本産科婦人科学会「出生前に行われる検査および診断に関する見解」2011 年 6 月
http://www.jsog.or.jp/ethic/H23_6_shusseimae.html

左合治彦

1982 年	東京慈恵会医科大学卒業　三井記念病院外科
1987 年	東京慈恵会医科大学産婦人科助手
1993 年	米国南カルフォルニア大学医学部留学
1994 年	米国カルフォルニア大学サンフランシスコ校医学部留学
1999 年	東京慈恵会医科大学産婦人科講師
2002 年	国立成育医療センター周産期診療部胎児診療科医長
2008 年	同周産期診療部長
2011 年	国立成育医療研究センター周産期センター長
2013 年	同副院長，周産期・母性診療センター長　東京慈恵会医科大学客員教授

第3章 生殖細胞系列遺伝学的検査の臨床応用

4．生活習慣病の遺伝学的検査・DTC
1）生活習慣改善のための遺伝子検査サービスの可能性

山﨑義光

　生活習慣病に関連した遺伝因子（感受性遺伝子多型）が多数明らかになってきている。しかし，個々の遺伝因子は疾患発症への寄与率は小さく，複数個の総合的判定が必要である。生活習慣病発症に及ぼす遺伝因子の寄与は生活習慣よりも少ないが，逆にその働きが理解しやすく，かつ介入手段を有する遺伝因子を生活改善指導に用いると持続的な改善効果が期待でき，生活習慣病に関連する遺伝子検査がその発症予防に有効である可能性を示している。

はじめに

　複数の遺伝子が関連すると想定される疾患に，一度に極めて多数の「網羅的」遺伝因子（遺伝子多型）解析（GWAS）が適応され，遺伝因子と疾患との関連性情報が急速に集積されつつある。生活習慣病は頻度の高い疾患であり，従来疾患と関連することが知られていた遺伝子（候補遺伝子）多型の解析（疾患関連性遺伝子多型）から，有力な遺伝子多型が同定されていた。さらにGWASの適用により，種々の以前まったく想定されていなかった疾患関連性遺伝子多型が見つかりつつある。

　本稿では，生活習慣病関連遺伝子検査の実際と，生活習慣改善のための遺伝子検査サービスの可能性・問題点について現状ならびに将来展望を述べてみたい。

I．生活習慣病関連遺伝子検査の実際

1．疾患感受性遺伝子多型が既存の生活習慣病遺伝子検査で用いられている

　生活習慣病関連で行われている遺伝子検査は，一般的にSNPといわれる遺伝子多型である。遺伝子多型は疾患発症と強く関連するが極めて稀な疾患原因遺伝子多型と，疾患発症リスクを軽度に高めかつ高頻度にみられる疾患感受性遺伝子多型に分かれる。生活習慣病のような頻度の高い疾患においては，極めて稀な多数の疾患原因遺伝子多型が見つかってはいるが，これらだけでは疾患の少数例しか説明できず，残りの大部分は疾患感受性遺伝子多型で説明できると考えられている。実際の生活習慣病の遺伝子検査サービスにおいては頻度の高い疾患感受性遺伝子多型が検査されることが一般的である。逆に疾患原因遺伝子はごく一部がサービスとして検査会社が受託しているものもあるが，ほとんどは研究室レベルでのみ解析可

---

key words

GWAS，候補遺伝子，疾患関連性遺伝子多型，倹約遺伝子，β3アドレナリン受容体遺伝子多型，β2アドレナリン受容体遺伝子多型，UCP-1，口腔内細胞，オッズ比，酸化ストレス，内膜中膜肥厚度（IMT），8-OHdG値，保健指導，個別化保健指導

能であり，通常は解析不能である。

2. 肥満遺伝子検査では，脂肪からの熱産生に関与する遺伝子多型が調べられている

アメリカ，日本，韓国などのダイエットニーズが高い国で，最初の頃から最も需要の多いのが肥満遺伝子検査である。日本でもすでに数十万の検体数の遺伝子検査サービスがなされている。肥満の成因として，①過度のエネルギー量の摂取，②摂取されたエネルギー消費の低下（運動不足）が関連する。これらのことから，外的要因として生活習慣そのものが肥満に関連することを示しているが，内的要因として，脂肪からのエネルギー消費が少なくなる遺伝体質が，肥満者が多いピーマインディアンで初めて同定された。すなわち，アドレナリンが惹起する脂肪分解-熱産生が遺伝的に低下する倹約遺伝子（β3アドレナリン受容体遺伝子多型）の存在がまず報告され，肥満・糖尿病発症と関連することが認められた。引き続いて，脂肪分解・脂肪燃焼に関連する遺伝子（候補遺伝子）の多型の解析から，β2アドレナリン受容体遺伝子多型，UCP-1（uncouppling protein-1）遺伝子多型などが同定され，これらが「りんご型肥満遺伝子」，「洋ナシ型肥満遺伝子」，「バナナ型肥満遺伝子」と称せられ，5000円程度の比較的安価な価格で提供される遺伝子検査として定着しており，遺伝子検査そのものを誰でも気楽に試すことができるものとなっている。

検査の実際は，サービス会社に申し込むと，細胞採取用のキットが送付され，綿棒で口腔内細胞をさっかし，同意書とともにサービス会社に郵送すると，数週後，結果が報告書として返却されるシステムとなっている。前述の3つの遺伝子多型では，総計3の3乗個，27通りの組み合わせが想定されるが，大別して3つの代表的パターンに分類して判定されていることが多い。また，その遺伝子多型のエビデンスには肥満遺伝子多型に関しての研究の第一人者の吉田俊秀博士の研究成果が使用されていることが多い。

3. 現在ゲノムワイド関連解析で発見された遺伝子多型に検査が移行している

現在，ヒトの全ゲノム領域における疾患感受性遺伝子の検索ゲノムワイド関連解析（GWAS）が多国共同研究により広範囲に行われ，生活習慣病をはじめ比較的頻度の高い疾患に関して多数の疾患関連性遺伝子多型（ほとんどが感受性遺伝子多型，中には原因遺伝子多型）の報告が相次いでいる。しかしながら，GWASにより同定される動脈硬化性疾患関連遺伝子（多型）のオッズ比は1.1〜1.5がほとんどであり，単独で疾患発症に及ぼす影響は小さいと推測される。すなわち，生活習慣病あるいは動脈硬化症にどのように遺伝因子が関連するのかいまだ不明な点が多い。

GWASで検索・同定された疾患関連遺伝子多型は，従来の候補遺伝子に見つかった多型と異なり，その遺伝子と疾患との関連性が不明なものが少なくない。また，ゲノム上には遺伝子をコードしない領域が全ゲノム領域の90％と圧倒的に多く，したがってこの領域で疾患との関連性が示されたものはほとんどないのが現状である。したがって生活習慣病の指導には，これらの関連性不明な遺伝子多型を用いても被験者の納得が得られないことが多い。

4. 遺伝因子と生活習慣病の病態との関連性は明らかである

候補遺伝子の検索から同定した疾患関連性遺伝子多型は，疾患発症との関連性が明らかなことが多く，臨床上有用なものが多い。以下に著者らの酸化ストレス関連遺伝子多型と酸化ストレス，動脈硬化との関連性を検討した結果を例示として述べたい。

動脈硬化の一成因として酸化ストレス亢進との関連性が示されている。酸化ストレスは，肥満や糖尿病状態で亢進し，動脈硬化や糖尿病合併症，発がんなどの基礎病態として重要視されている。著者らは，酸化ストレスに関連する4つの遺伝子の遺伝子多型（GCLM C-588T，MPO G-463A，PON1 Gln192Arg，CYBA C242T）と，糖尿病患者における血中の酸化ストレスのマーカーとの関連性およびアテローム性動脈硬化症との関係を調べた[1]。なお，アテローム性動脈硬化症の評価には，頸動脈の内膜中膜肥厚度（IMT）を用いた。

酸化促進アレルの数と酸化ストレスのマーカー

である血清 8-OHdG 値との関連性を調べた。4つの酸化ストレス関連遺伝子の酸化促進アレル（GCLM-588T, MPO-463G, PON1 192Gln, NAD(P)H oxidase p22phox 242C）の数に応じて分類した6つグループについて, 各グループの血清 8-OHdG 値の平均値を求めた。酸化促進アレル総数が 7-8 の被験者は血清 8-OHdG 値が最も高く, また酸化促進アレル総数が 1-2 の被験者は血清 8-OHdG 値が最も低く（p= 0.0074）, 酸化促進アレルの総数と血清 8-OHdG 値との間には正の相関関係があることが認められた[1]。

次に酸化ストレスは動脈硬化と関連することから, これら酸化ストレス関連遺伝子多型と動脈硬化との関連性を検討した。被験者（n=1746）を, 4つの酸化ストレス関連遺伝子の酸化促進アレル（GCLM -588T, MPO-463G, PON1 192Gln, CYBA 242C）の数に基づいて, 分類した合計6つのグループ（1と2, 3, 4, 5, 6, 7と8）の被験者について統計解析を行った。Tukey-Kramer's 検定の後, 一方向 ANOVA を行うことにより, 酸化促進アレル数が 7-8 の被験者とアレル数が 1-2, 3 または 4 の被験者とのそれぞれの間, ならびに酸化促進アレル数が 3 の被験者とアレル数が 6 の被験者との間に, IMT に有意な差（p<0.05）があることが確認された。Pearson's 相関係数検定では, 酸化促進アレルの数と IMT の間に有意な相関関係があることが認められた（r=0.108, p<0.0001）。

さらに, これら酸化ストレス関連遺伝子多型と心筋梗塞との関連性を検討した。被験者(n=2561)を, 4つの酸化ストレス関連遺伝子の酸化促進アレル（GCLM -588T, MPO-463G, PON1 192Gln, CYBA 242C）の数に基づいて2つのグループに分けた。酸化促進アレルの総数が 5 以上の被験者(n=731)の有病率は, 酸化促進アレルの総数が 4 以下の被験者（n=1830）の有病率よりも有意に高かった[2]。多変量回帰解析の結果からも, 酸化促進アレルの総数が 5 以上の被験者の心筋梗塞の発症する確率が高いことが示された〔オッズ比 1.50（95％ CI：1.04 ～ 2.16）, p=0.0296〕。性別, 年齢, 罹患期間, 喫煙状態, BMI, 血圧, HbA1c レベル, 脂質のプロファイルと有病率との間に有意な相関はなかった。

以上のことから, 酸化促進アレルの集積は, 2型糖尿病患者の酸化ストレス, アテローム性動脈硬化の発症や進行のみならず心筋梗塞の発症に相関関係があり, 当該患者の動脈硬化性疾患の罹患リスクの指標になることと考えられる。

II. 生活習慣病改善のため遺伝子検査サービスの現状ならびに将来展望

1. 生活習慣病では, 生活習慣が遺伝因子より重要である

現在, GWAS のアプローチなどにより, 同定した複数個の 2 型糖尿病関連遺伝子多型においても, 糖尿病関連アレルの集積と 2 型糖尿病発症とには有意な相関関係が示された。複数個の遺伝因子が発症に関わることが想定される生活習慣病でも, 遺伝因子は相加的に作用し, 疾患発症の危険因子になりうる仮説が有力となりつつある。しかし, 2 型糖尿病説明因子と複合糖尿病感受性遺伝子多型の寄与率は, 生活習慣よりも少ないことが示されており, 糖尿病をはじめとした生活習慣病の発症においては, 遺伝因子よりも生活習慣がより重要と考えられている。

また他方, 生活習慣病のような極めて頻度の高い疾患においては, 疾患原因遺伝子多型は数的には多数のものが見つかってはいるが, これらだけで疾患の少なくない部分を説明可能との仮説も依然として存在する。

2. 肥満に対する遺伝子検査を用いた個別化保健指導は有効である

従来型の保健指導は, 集団を対象に疾患の成り立ちや健康維持のための方法を説明した後に, 個別面談で個人の健診データや生活習慣問診票を使用して指導する方法が一般的に行われてきた。したがって, 従来型の保健指導は対象者を一括りにしてしまい, 概して大雑把かつ画一的な説得力に乏しい指導に陥りやすく, 効果・効率の観点から見ても問題があった。個別化保健指導とは, 上述のように対象者に対して画一的に指導するのではなく, 対象者の日常生活に加えて肥満感受性遺

伝子多型に応じて保健指導を行うことで効果的で効率的な保健指導が可能となる．肥満になりやすい体質，糖尿病になりやすい体質などが明らかになれば，その体質に焦点を絞った保健指導，例えば太りやすい体質ならばカロリー制限を説明し，具体的な必要カロリー数を明示した栄養指導を行うなどの明確な保健指導ができる．以下に著者らが関わった個別化保健指導の実施例を述べたい．

ある地域の健診において本研究は開始された．遺伝子多型の検査を口頭と書面で十分に説明を行い，インフォームドコンセントを得た後に遺伝子多型の採血が実施された．健診データで空腹時血糖が110〜125mg/dL，またはHbA1cが5.2％以上の境界型血糖値を示す糖尿病予備群を対象者にした．保健指導プログラムの参加についてもインフォームドコンセントを得た．

保健指導プログラムの参加者の肥満とインスリン抵抗性に関連する遺伝子多型として以下のものを判定した．肥満遺伝子として，①β3アドレナリン受容体遺伝子多型β3AR（Trp64Arg）：リスク有（TC,CC），②β2アドレナリン受容体遺伝子多型β2AR（Arg16Gly）：リスク有（AG,GG），③UCP1（A-3826G）：リスク有（AG,GG），の3つの遺伝子多型を判定した．インスリン抵抗性関連遺伝子として，①アディポネクチン遺伝子多型adiponectin（G-276T）：リスク有（GG），②アディポネクチン遺伝子多型adiponectin（T94G）：リスク有（TT），③CD14遺伝子多型（T-159C）：リスク有（CC），の3つを判定した．これらの遺伝子多型を複数持ち合わせていると肥満や糖尿病に陥りやすい体質とした．

明らかになった体質および健診データ，生活習慣，健康観に基づいて約6ヵ月間のオーダーメイド栄養指導および運動指導を実施した．具体的には，医師・保健師・管理栄養士により個別指導とグループ指導を組み合わせて月1回程度の頻度で介入した．

肥満遺伝子を多くもつ対象者には，栄養指導の基本は摂取エネルギーを少な目にすることを説明した．最初の個別面談で「太りやすい体質」であることを理解させた．確立した食事調査票および問診により対象者の摂取エネルギーを同定した．本人の食事記録表と食事写真を使用して高カロリーの主菜（脂身の多い肉や魚など）や間食（洋菓子や菓子パンなど）を避けることと，副菜（野菜や海草，きのこなど）を多く摂取することを指導した．同時に，積極的に有酸素運動をするように促し，基礎代謝率を低下させないように指導した．本人が定量的に運動量を把握できるように歩数計を貸与し，少なくとも概ね8000歩から10000歩の距離を歩くように指導した．

以上の指導を1年間行ったところ，体重，血圧，HbA1c値などの指標の有意な改善が遺伝子検査結果を用いた積極的介入群に認められ，生活習慣病への遺伝子検査結果を用いた生活習慣介入が一定の効果を有することが初めて明らかとなった[3]．

3. 生活習慣病と関連遺伝子検査結果とは乖離することがある

著者らは，8つの体質（肥満，酸化ストレス，血圧・血管障害，コレステロール，メタボ・糖尿病，血栓，免疫，骨粗鬆症）に関連する総計62の遺伝子多型に基づいた生活習慣指導（食事指導，運動指導）を行っているが，遺伝的体質と実際の表現型に乖離がみられることが多い．肥満遺伝子を有する若い女性では，逆にやせていることが多く，太りやすい体質を自覚していることが多いことをよく経験する．このような非肥満の肥満遺伝子を有する症例に過度の摂取エネルギー制限は，逆に必要なタンパク質の摂取が少なくなる危惧があり，過度な食事制限よりも運動を行うことにより食事摂取カロリーを保つよう指導する．中年男性では肥満遺伝子の個数が少ない人に逆に太っている人が多いことをよく経験する．このような症例には，運動すればやせやすい遺伝因子を有していることが多く，積極的な運動により効果的にやせることが可能であることを指導し，やせさせる生活指導を行う．

4. 生活習慣病遺伝子検査結果で改善への強い動機づけ・行動変容が可能である

一般的に変動することを自覚していることが多い血液検査や血圧値と異なり，遺伝子検査結果は

全くなじみのない検査であり，「遺伝子－親から受け継いだ変わりようのない体質」との思い込みから，「病気になりやすい」よりもあたかも「病気になる」と宣告されたようなイメージを被検者に与えることを経験する．したがって，必ず病気（生活習慣病）になるのは遺伝因子と生活習慣が合わさった場合に起こることを繰り返し説明する必要がある．この体質と生活習慣の関連性が正しく理解されると，検査以降，明らかな生活習慣ことに食生活が劇的に改善することをよく経験する．例えば，自分が「血栓ができやすい体質」を親から受け継いでおり，脳梗塞などの危険性が高いことが理解されると，積極的に納豆を毎日摂るような食生活の変容が可能となった．また，酸化ストレスが高まりやすい体質に対してトマトがいい食物であることが理解できると，「清涼飲料水の代わりにトマトジュースを飲用するようになった」など，自分にとって正しい食生活や行動変容が可能となる．

5. 遺伝子検査結果の説明方法・生活習慣改善へのわかりやすい指導が喫緊の課題である

全ゲノムが同定されても，ここの遺伝子の役割，遺伝因子（遺伝子多型）が疾患発症にどの程度関与するのかなど，いまだに十分解明されたとは言いがたいのが現状である．まず第一に，生活習慣感受性遺伝子多型を被検者に正しく理解させ，行動変容を起こさせるような指導法を確立する必要がある．また指導にあたっては，医者以外の保健師・管理栄養士などが指導できることが望ましい．実際の遺伝子検査結果返却と生活指導においては，まず集団の場で結果を返却し，遺伝因子に個人差があることを理解してもらうことが重要である．これが理解できると，遺伝子検査結果に基づく個別生活指導が被検者にとって必要かつ重要なものであることがたやすく了解でき，行動変容を起こす強い動機づけとなりうる．

おわりに

生活習慣病関連遺伝子多型に基づく指導はやっと端緒についたばかりである．自覚的徴候と遺伝子検査結果がマッチした症例や遺伝子検査結果に納得された症例では，劇的な改善がみられることを経験しており，従来の血液検査より効果的な指導を行える「ポテンシャル」の高い検査になる可能性を秘めている．遺伝子検査は，一生に1回検査をすればよいため，「コストパフォーマンス」に優れた「エコ」な検査でもある．検査結果に対するエビデンスが集積され，さらに検査結果に基づく「効率的かつ効果的な」指導法が確立されれば，生活習慣病になりやすい日本人のQOLを長期にわたり維持する「ツール」として広く実地診療に使用されることを強く希求している．

参考文献

1) Katakami N, et al : Biochem Biophys Res Commun 379, 861-865, 2009.
2) Katakami N, et al : Diabetes Care 33, 390-395, 2010.
3) 中尾博之，他：肥満と糖尿病 8（Supp 8），82-85, 2009.

山崎義光
1976年　大阪大学医学部卒業
1979年　トロント大学 research fellow
1994年　大阪大学医学部第一内科講師
1999年　同大学院医学系研究科助教授
2004年　同医学部附属病院栄養マネジメント部副部長
　　　　株式会社サインポスト（大阪大学発ベンチャー）取締役
2006年　大阪大学医学部附属病院教授
　　　　大阪大学先端科学イノベーションセンター招聘教授
　　　　株式会社サインポスト代表取締役

第3章 生殖細胞系列遺伝学的検査の臨床応用

4．生活習慣病の遺伝学的検査・DTC
2）多因子疾患の遺伝子多型告知による生活習慣改善動機づけの成果

香川靖雄

　生活習慣病予防には生活習慣の行動変容は不可欠であるが，それは困難で患者は激増している。しかし，発症リスクのある遺伝子多型を告知すると，生涯の行動変容の強い動機づけとなる。本稿では，循環器疾患などのリスクであるメチレンテトラヒドロ葉酸還元酵素のrs1801133のTT型（日本人の15％）を告知して，緑葉野菜と葉酸の摂取と良い生活習慣を指導した。他の遺伝子型に比して，TT型ではこれら摂取量と血清葉酸の増加，循環器疾患の代理指標で活性酸素源の血清ホモシステインの減少，それに伴う血圧・肥満の改善を約1000名の坂戸市民で実証し，医療介護費を削減した。

はじめに

　遺伝子対応医療（テーラーメイド医療）が提案されて久しいが，単一遺伝子疾患の治療と異なり，国民の多数が罹患するcommon diseasesの生活習慣病の分野ではいまだ成果は乏しい。しかし，本書第1章の多型検査が32andMe社のように安価にできるようになり，日本医師会第Ⅶ次生命倫理懇談会でも2002年3月「遺伝子医学と地域医療」の報告で「遺伝医療においても，遺伝学的検査・診断，治療などが普遍化，一般化する日は近い」と述べている。第2章の分子標的治療と発がん前摘除や，第3章のファーマコゲノミクスの遺伝子対応副作用予防の成果がある。しかし，肥満，糖尿病，循環器疾患，認知症などの予防に科学的根拠をもって多数のガイドラインが提案されているが，健康日本21の成果報告書ではこれらが激増している。その理由は，生活習慣病の予防には個人の毎日の行動変容が不可欠で，変容には絶えざる動機づけが不可欠だからである。しかし，もしも本人が特定の疾患を起こしやすい遺伝子多型を告知された場合に，生涯にわたってその事を想起して生活習慣を変える大きな動機づけになると想定される（図❶）[1,2]。上述の「遺伝子医学と地域医療」の成功例の1つとして葉酸欠乏を伴う循環器疾患，認知症などのリスクとなる多型の告知による遺伝子対応医療を紹介する[1,2]。

Ⅰ．多因子疾患の遺伝子対応医療の成功例

　生活習慣病の遺伝子対応医療を標榜する研究に成果がほとんどなかった理由の1つは，淘汰が著

key words
告知，行動変容，遺伝子多型，遺伝子対応医療，メチレンテトラヒドロ葉酸還元酵素，脳梗塞，心筋梗塞，葉酸，ホモシステイン，医療費

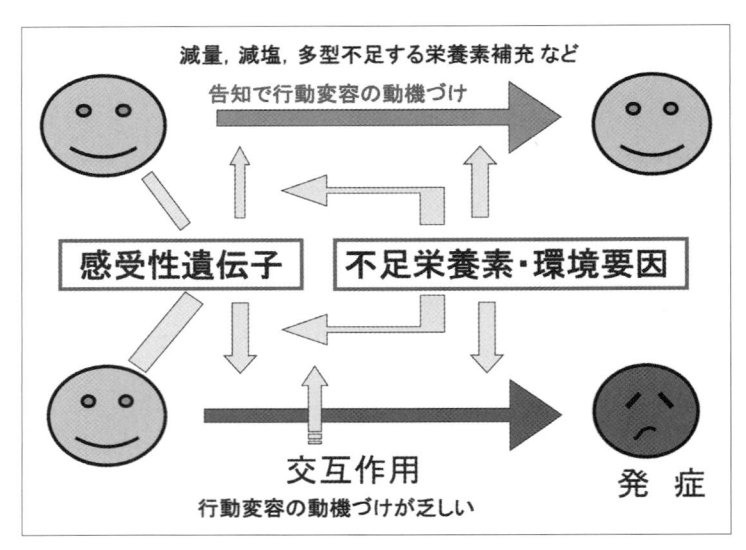

図❶ 感受性遺伝子告知による生活習慣病予防

しい単一遺伝子病と異なり，人口の1％以上と定義される遺伝子多型は発症や経過に影響が少ない多型が大部分を占め，遺伝子対応医療の効果は少ない。しかしながら，現代の食生活の変動と高齢化によって，過去には顕在化しなかった多型が大きく影響する例がある。葉酸関連多型は緑黄野菜摂取量減少により，またドコサヘキサエン酸（DHA）合成の脂肪酸不飽和化酵素多型は魚類摂取量減少により，いずれも高齢化時代の循環器疾患・認知症のリスクとなった。葉酸の推奨量は米国400μg/日であり，日本の摂取量282μgを上回るが，米国はじめ世界76ヵ国（2013年現在）は法的な穀類葉酸添加を断行して，心筋梗塞をはじめ多くの疾患を予防して医療費を大幅に削減した[3]。しかし，日本ではこのような政策をとらず，ただ葉酸推奨量が倍の妊婦についてのみ葉酸サプリメントの服用を勧めている[2]。DHA + EPA の日本の目標量は1g/日で，日本の摂取量はこの約半分であるが，特に牛乳にはDHAが皆無なので調整乳にはDHAを加えて知能発達遅延を予防している。このように政策的投与で予防できたことは，日本での遺伝子対応医療の成功を保障している[1)2)]。

Ⅱ．メチレンテトラヒドロ葉酸還元酵素の多型

日本人の約15％はメチレンテトラヒドロ葉酸還元酵素[用解1]（*MTHFR*）遺伝子のrs1801133（C/T variation，第1染色体）のTT多型である（図❷）[1)2)]。MTHFRには多数の多型が知られているが，臨床的に意味のある多型はrs1801133に限られることを日本人について確認した[4]。葉酸欠乏とそれに伴う脳梗塞などを3.3倍も起こしやすい（図❸）[1)5)-7)]。特に重要なのは血清葉酸が平均値11.1nmol/L以下に欠乏したときにのみ，このTT多型が他の遺伝子型（CC型，CT型）に比して循環器疾患発症の有意なリスクとなることが症例・対照の各1万人を超えるメタ解析で確認されている[5]。特に日本の血清値はこの国際平均を遥かに下回る平均7nmol/Lである。TT多型ではCC型，CT型に較べて血清葉酸が有意に低く[4]，血清ホモシステイン濃度が有意に高い[4]。しかし葉酸を400μg摂取すれば，血清葉酸濃度をCC型，CT型と同じ程度に高め，有害なホモシステイン濃度を他の遺伝子型と同水準に下げることを300名の予備試験，100名の葉酸負荷実験で確立した（図❹）[2)4)]。ホモシステインは循環器疾患や認知

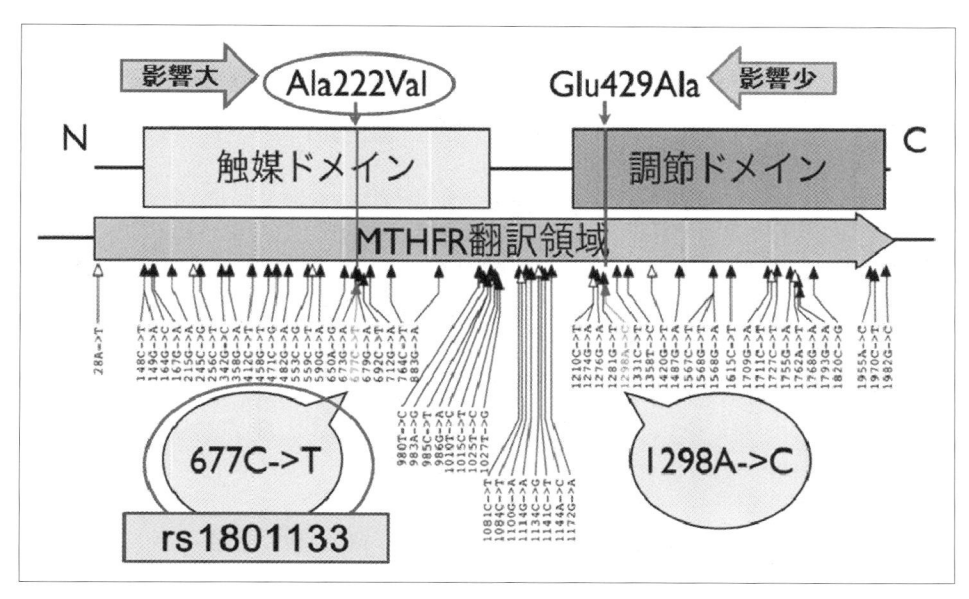

図❷ MTHFRのTT多型

メチレンテトラヒドロ葉酸還元酵素（MTHFR）の65多型の中で臨床的に意味のあるSNPはexon 4にあるcodon 677C > T. 1p 36.3（11 exons and 10 introns）。

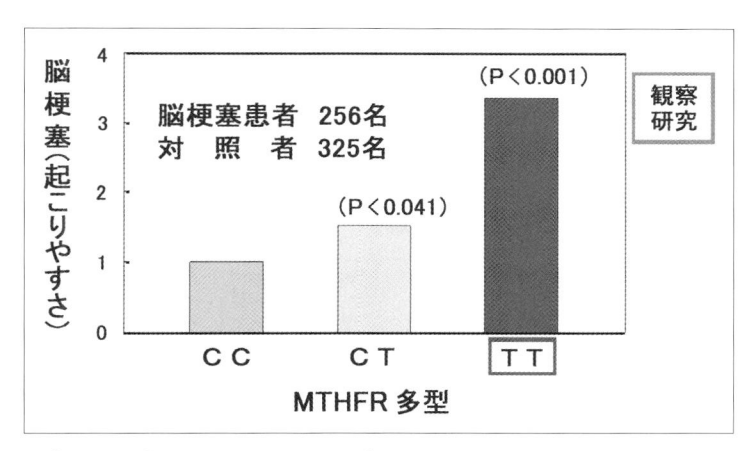

図❸ 脳梗塞にかかりやすいTT多型（文献6より）

脳梗塞にかかりやすい体質（TT型）の人が15％。葉酸を400μg摂れば予防できるが日本では考慮しない。

症発症の重要な中間指標であるが、ホモシステイン濃度自体に影響する遺伝子多型は、シスタチオニンβ合成酵素、メチオニン合成酵素、モノグルタミル葉酸輸送体などにも存在しうるが、これらの多型を検討してもホモシステイン濃度に大きい影響は与えなかった[4]。したがって、葉酸代謝異常ではMTHFR多型に対応する医療を考えればよい。MTHFRのTT多型の日本での頻度15％は国際的に見て中程度であり（図❺）[8]、国際的には穀類の葉酸添加の対象国の範囲に入る。しかし、日本ではこの多型を知らせず、葉酸強化の予定もない。

Ⅲ．MTHFR遺伝子TT多型告知による行動変容

日本では葉酸の推奨量は240μgと米国の400μgよりも低く策定しているので、TT多型脳卒中、認知症、心筋梗塞などのリスクとなる[4)6)7]。そこで坂戸市と女子栄養大学医化学教室が協力して、「さかど葉酸プロジェクト」で推奨量400μgを採用し、上記の諸疾患の予防を企画した[2)9]。同プロジェクトでは、葉酸と栄養に関する講義後、血液検査、遺伝子検査、栄養調査に基づき栄養・運動指導を行った。MTHFRの多型は筆者らが開発した簡易・迅速・安価な全自動遺伝子多型分析装置（Beads in Straw Tip法）を用いて解析した[10]。

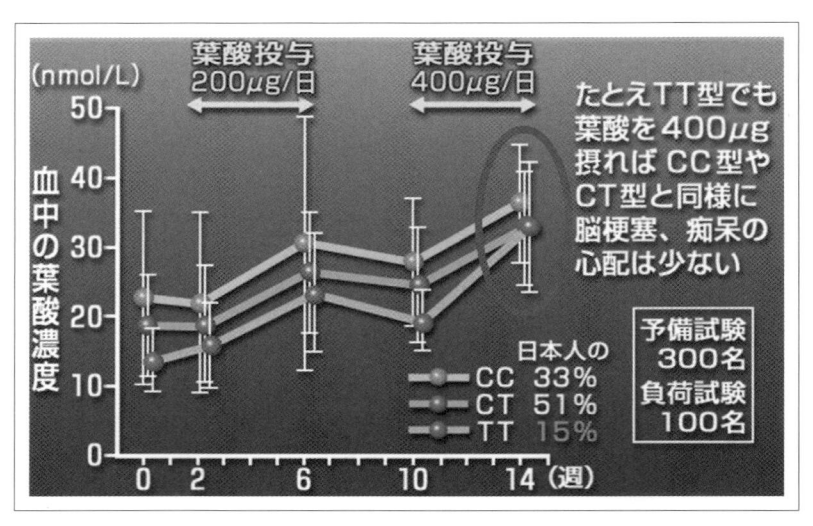

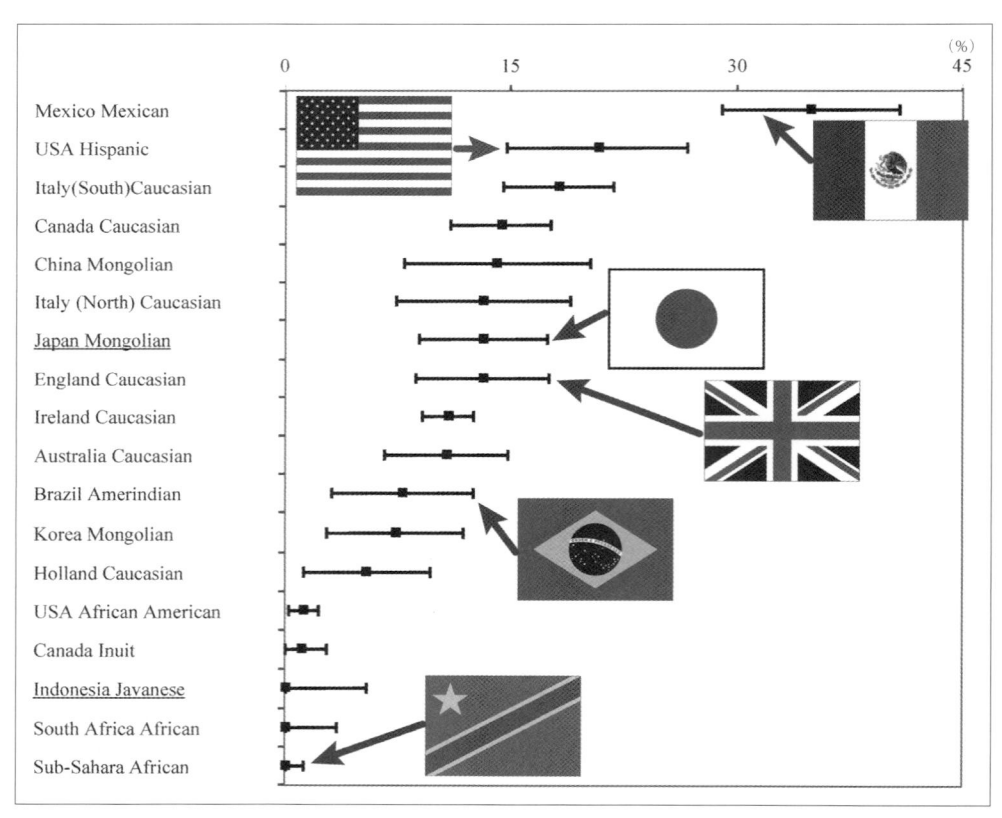

第3章 生殖細胞系列遺伝学的検査の臨床応用　4. 生活習慣病の遺伝学的検査・DTC

図❹　遺伝子多型と葉酸血中濃度（文献4より）

図❺　葉酸が不足しやすく，脳卒中，認知症，心筋梗塞になりやすい体質の人の各国の頻度
（文献8より）

日本人の中で遺伝的に葉酸不足になりやすい遺伝子の保持者の頻度は15%と世界でもやや高い。このような諸国は健康を守るために，穀類の葉酸添加を法的に決めている。

指導の基本は多型に基づく遺伝子対応栄養教育であった[1)4)9)]。具体的には TT 型の人に「貴方の遺伝子型は脳梗塞，心筋梗塞，認知症などに罹りやすいのですが，毎日 400μg の葉酸を摂れば一般人と同じ葉酸濃度になって安心です。緑黄野菜や葉酸米などを積極的に摂ってください」と告知したのである。野菜にはホモシステインから大量に発生する活性酸素を除去する抗酸化物質やビタミン C，E，カロテンが多いからである。そして，その約 3 ヵ月後，再び採血・検診・栄養調査を行って，その結果を解析した。他の遺伝子型の人にも同様な指導をしたのであるが，TT 型でのみ緑黄色野菜摂取量（図❻ A）と食物由来葉酸摂取量（図❻ B）が有意に増加したのである[2)]。精密な血液検査の結果，すべての遺伝子型で指導後に有意に血清葉酸は増加し（図❼ A），血清ホモシステインは減少したが（図❼ B），遺伝子告知によって TT 型では葉酸濃度は 5ng/mL 以上も増加し（p<0.001），ホモシステインも減少が最大であった（p<0.001）。図❻で緑黄野菜や食物由来葉酸が

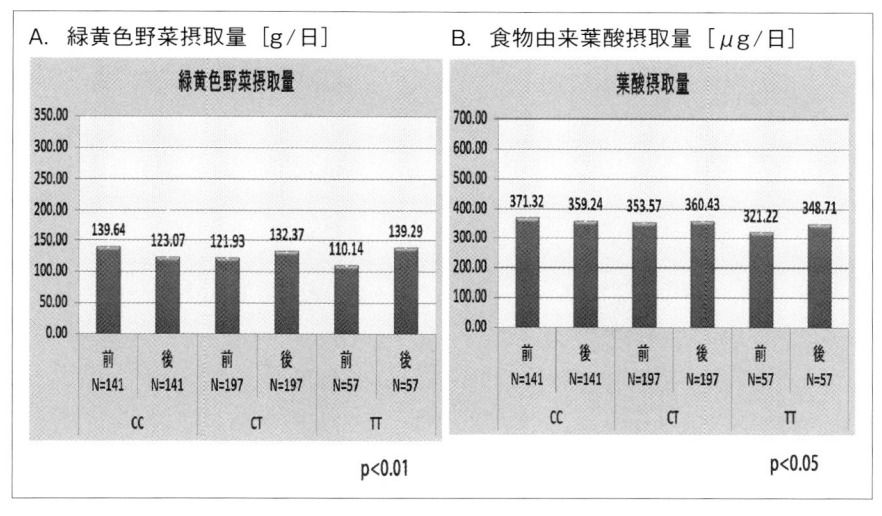

図❻ 市民への多型告知後の緑黄野菜と葉酸の摂取量増加（N = 395）

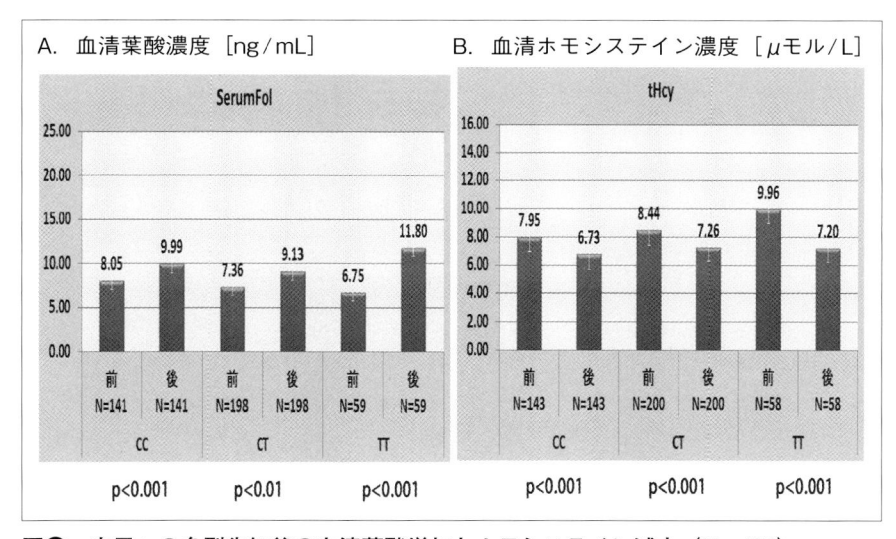

図❼ 市民への多型告知後の血清葉酸増加とホモシステイン減少（N = 404）

TC, CC型で有意でないのに図❼の血液成分の改善が著しいのは，食物栄養調査で計算しない葉酸米などに含まれる非食品葉酸摂取が多いことによる．TT型の被験者が告知による動機づけによって行動変容を行った根拠の1つは，認知症患者への葉酸米の補給である．図❽に示すように血清葉酸は上昇したが，TT型は介入の前後とも3つの遺伝子型中で最低であり[9]，告知の場合（図❼A）のようにTT型が最高値ではなかった．

Ⅳ．医療介護費の削減実績

以上の結果を模範として10万市民全体に対しては「葉酸米」などの普及と栄養・運動指導を行った．本プロジェクトの最終目標である脳卒中，心筋梗塞，認知症，骨折などを減らし毎年約10億円の医療費（図❾），介護費を節減した[2]．平成19年（2007年）の例をとると医療費8.6億円，介護給付費4.2億円，合計12.8億円の節約である．埼玉県内の医療費地域差指数は平成11年（1999年）の92市町村中68位から19年（2007年）に3位に躍進した．成果は第28回日本医学会総会で公開され，食育ボランティアは平成22年（2010年）の内閣表彰を受けた．

坂戸市民は10万人であるが，人口3億人の米国では全穀類への強制的葉酸添加によって，まず脳卒中は激減し[11]，心筋梗塞

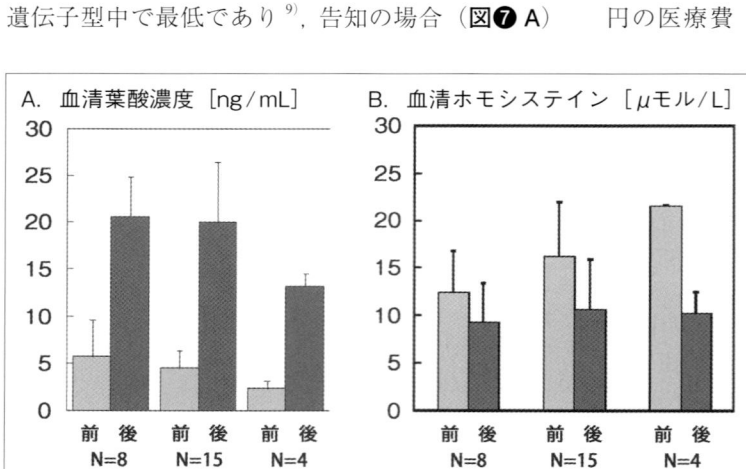

図❽　認知症患者に対する葉酸摂取増加の効果（N＝28）

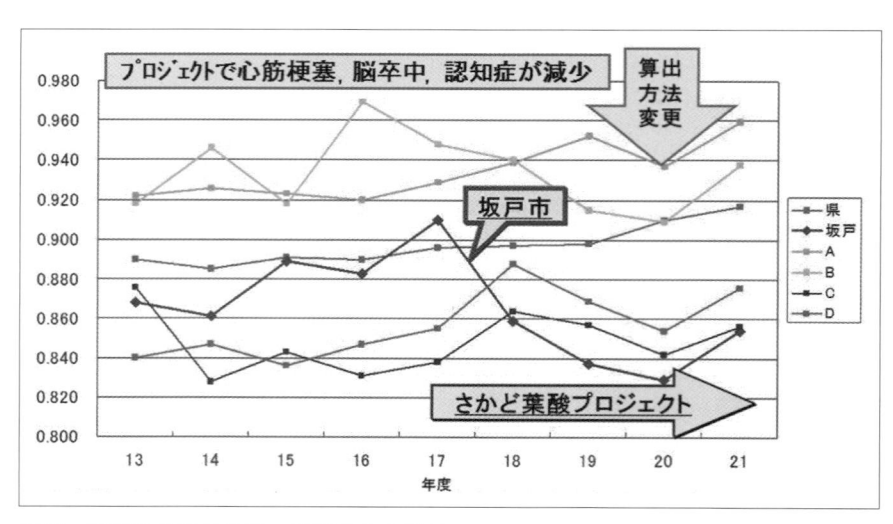

図❾　医療費地域差指数，近隣市との比較
全国平均を1とした場合，坂戸市は0.86．
※厚生労働省HP（医療費マップ）http://www.mhlw.go.jp/topics/bukyoku/hoken/iryomap/
※H20より給付費ベースではなく，医療費ベースで作成されているため，H19以前と単純比較はできない．

2）多因子疾患の遺伝子多型告知による生活習慣改善動機づけの成果

表❶　葉酸強化による質調整余命（QALY）と医療費を疾患－葉酸用量関数より試算（文献3より）

添加政策	質調整余命（QALY）の増加					年間医療費
	二分脊椎症	心筋梗塞	大腸がん	B$_{12}$欠乏	正味QALY増	（単位100万ドル）
無添加	0	0	0	0	0	$0
140 μg/100g	15,842	114,532	17,402	− 5	147,770	− $2,154
350 μg/100g	28,445	193,457	57,403	− 57	279,267	− $3,958
700 μg/100g	32,268	224,325	112,146	− 254	369,485	− $5,078 *

医療費の大幅削減は米国の他，豪州，チリでも確認．
＊$1＝¥120の為替レートで換算すると，年間50億780万ドルは6094億円の節減．
質調整余命の延長は36万9485年．

をはじめ循環器疾患やがんや奇形が予防され，国民の健康寿命が毎年36万年延長し，医療費が年間6094億円（1ドル120円として）も節約されたと試算されている（表❶）[3]．

おわりに

単一遺伝子病のように因果関係が明白でないという理由で，多型の診断，指導を避けるのは予防の可能性を否定し倫理に反する．MTHFR多型の一般市民に対する検査施行と告知による予防の倫理性を日本人類遺伝学会倫理委員会が検討した．担当の鎌谷直之が，①分析的妥当性は多型検査法が確立しており，②臨床的妥当性も多くの研究で虚血性脳障害，心筋梗塞，二分脊椎で有意性があり，感度，特異度，PPV，NPVも推定可能で問題ない．③臨床的有用性も葉酸摂取が疾患予防に有用であるので問題ない．④ELSIも遺伝病などに関係せず，遺伝子検査結果の開示によって被検者や家族が不利益を被る可能性は低い．葉酸投与でも大きな副作用は知られていない．倫理審査委員会の正当な手続きを踏み，ガイドラインに準拠すれば問題ないと結論された．本プロジェクトは経済産業省産業クラスター計画に認定され（第287号），2002年も文部科学省基盤研究Cとして研究が続行されている．

用語解説

1. **メチレンテトラヒドロ葉酸還元酵素**：5,10-メチレンテトラヒドロ葉酸を非可逆的に5-メチルテトラヒドロ葉酸にNAD(P)Hを用いて還元する酵素（EC番号1.5.1.20）で，MTHFRと略記．補因子としてフラビンをもつ．MTHFRの多型で酵素活性が低下すると，血清葉酸は低下し，血清のホモシステインが増加する．5-メチルテトラヒドロ葉酸は血清葉酸の主要成分であり，またメチオニン合成酵素によってホモシステインをメチオニンに変えるためである．この酵素活性の極度に失われる単一遺伝子病がホモシステイン血症である．

参考文献

1) 香川靖雄，四童子好廣：ゲノムビタミン学，1-222，建帛社，2008．
2) 香川靖雄：臨床栄養120，398-400，2012．
3) Bentley TG, et al：Public Health Nutr 12, 455-467, 2009．
4) Hiraoka M. Kato K, et al：Biochem Biophys Res Commun 316, 1210-1216, 2004．
5) Klerk M, Verhoef P, et al：JAMA 288, 2023-2031, 2002．
6) Morita H, et al：Arterioscler Thromb Vasc Biol 18, 1465-1469, 1998．
7) Hiltunen MO, et al：Vascular Med 7, 5-11, 2002．
8) Sadewa AH, et al：Kobe J Med Sci 48, 137-144, 2002．
9) 香川靖雄：日本病態栄養学会誌12，311-335，2009．
10) Kagawa Y, Hiraoka M, et al：J Biosci Bioeng 111, 505-508, 2010．
11) Yang Q, Botto LD, et al：Circulation 113, 1335-1343, 2006．

香川靖雄
1957年　東京大学医学部医学科卒業
1962年　同大学院生物系研究科博士課程修了，医学博士
1965年　同医学部生化学助手
1970年　米国Cornell大学生化学分子生物学客員教授
1972年　自治医科大学生化学教授
1999年　女子栄養大学副学長

4. 生活習慣病の遺伝学的検査・DTC
3）パーソナルゲノムサービスの科学的吟味

鎌谷直之・城戸　隆

　パーソナルゲノムサービスにはゲノム配列や遺伝型の正確性に加え，表現型予測の科学的妥当性が重要である。表現型予測について，効果サイズの小さな座位の遺伝型を用いた場合，効果サイズが大きく発症が年齢に依存する場合，不確実性を伴う頻度の低い形質の場合に分けて解説した。日本社会は確率的判断が極めて不得手で，100％確実ではない場合，意味がないと無視するか，100％であると誤って信じることがしばしばある。これを克服するためには「確率」の意味を正しく理解し，それを現実世界の対象物に応用することが重要である。

はじめに

　いわゆるパーソナルゲノムサービスが米国や日本で盛んに行われている。例えば，疾患予測，薬物反応性予測，出生前診断などがある。親子鑑定や能力診断など問題のある遺伝子診断を行う業者もいる。米国ではGoogleの出資を受けた23andMe社が極めて大規模なSNP情報を用いたサービスを行っているが，FDAからサービス停止の指示を受けている。日本では検索する遺伝子やSNPの数が少数の場合が多い。

　いずれの場合も個人の遺伝型（出生前診断の場合は胎児のゲノム）を決定し，それに基づいて疾患へのかかりやすさや，薬物反応性（効果や副作用）に関する予測を行い，クライアントに結果を返すサービスを行う。23andMe社はそれ以外にも，人種に関する情報（どの人種の遺伝的要因を何％もつか），血縁者の紹介，ネアンデルタール人のゲノムの割合などのデータも報告する。これらの検査サービスは科学的根拠のあるものであろうか。以下に解説する。

I．効果サイズの小さな座位の遺伝型を用いた個人の表現型

　効果サイズとは，疾患の場合のオッズ比や，QTL（量的形質座位）で用いられるβ値（回帰係数）などで表される，1つの座位の遺伝型の違いによる表現型に対する効果の大きさをいう。例えば遺伝病では極めて大きく，多因子疾患では小さい。薬物反応性の場合，その中間である場合が多い。

　遺伝型決定の精度はテクノロジーの進歩により向上してきた。しかし，遺伝型データに問題がないとしても，遺伝型に基づいて表現型を予測するステップを科学的に行う必要がある。効果サイズの小さな座位の遺伝型を用いた個人の表現型予測の場合に必要なデータは，集団の平均リスク，オッズ比，遺伝型である。

---

key words

オッズ比，浸透率，遺伝型，表現型，無侵襲性出生前診断，NIPT，感度，特異度，陽性的中率，陰性的中率，公理的確率論

まず，オッズ比について説明する．特定の表現型を発現する確率を，発現しない確率で除した値をオッズという．発現する確率を P とすると，$P/(1-P)$ がオッズである．1つの集団におけるオッズを別の集団のオッズで除した値をオッズ比という．第1集団で特定の表現型を発現する確率を P_1，第2集団で特定の表現型を発現する確率を P_2 とすると，オッズ比は $[P_1/(1-P_1)]/[P_2/(1-P_2)]$ である．遺伝統計学などでオッズ比は確率の比であるリスク比（P_1/P_2）よりしばしば用いられる．オッズ比が好んで用いられる理由の1つは，症例・対照研究から求めやすいことである．なぜなら，特定の表現型を発現しやすい遺伝型集団と発現しにくい遺伝型集団の間の表現型に関するオッズ比は，発現した集団と発現しなかった集団の遺伝型に関するオッズ比と一致するからである．第2の理由はロジスティックモデルなどと相性が良いからである．ロジスティック関数を変形すると，オッズの対数はリスクに関与する要因効果の線形結合で表されるとする次のロジット関数が求められる．

$$\log [P/(1-P)] = X+Y+Z+\cdots$$

右辺は中心極限定理などから正規分布に従うことが仮定されるので，オッズの対数が正規分布に従うと仮定することができる．オッズ比の対数はオッズの対数の差になるので，オッズ比の対数も正規分布に従うと仮定できる．これは極めて好ましい仮定であり，検定やパラメータの点推定や区間推定，さらには結果の予測にしばしば有効に用いられる．

ここで A をリスクアレルとし aa，aA，AA の遺伝型について，d_1，d_2，d_3 をそれぞれの遺伝型の個体の浸透率（発症確率）とする．次の2つのオッズ比が定義できる．ただし，A の効果について相加性を認めた場合，2つのオッズ比は一致する．

$$r_1 = [d_2/(1-d_2)]/[d_1/(1-d_1)] \quad (1)$$
$$r_2 = [d_3/(1-d_3)]/[d_2/(1-d_2)] \quad (2)$$

集団における遺伝型 aa，aA，AA の頻度を p_1，p_2，p_3 とし，集団の平均リスク q を次のような式で表す．

$$q = p_1 d_1 + p_2 d_2 + p_3 d_3 \quad (3)$$

q は有病率と考えることもできるし，罹患率と考えることもできる．それに応じて d_i の定義を変える必要がある．ここではそれらを「リスク」と呼ぶことにし，q を平均リスクと呼ぶ．前述のとおり，症例・対照研究などからオッズ比は求めることが可能である．q は症例・対照研究からは求めることが困難であり，コホート研究や横断的全例調査などを参考にする必要がある．r_1，r_2，q が求まれば，(1)，(2)，(3) より d_1，d_2，d_3 を求めることができる．すなわち，それぞれの個体の遺伝型 aa，aA，AA に応じてリスクが求まる．

複数の座位について統合的なリスクを計算するには，まず各座位について個人の遺伝型から求められた浸透率からオッズを計算し，それと平均リスクを用いたオッズとのオッズ比を計算する．複数の座位についてこのオッズ比を乗じ，これを統合的発症確率についてのオッズと平均リスクを用いたオッズとのオッズ比とする．これから統合的発症確率を計算する．以上の手法は遺伝学に沿った妥当な計算方法だと考えられるが，必ずしも多くの遺伝子検査会社で用いられているわけではない．23andMe 社は上記のようなリスク計算法を用いているようであるが，異なった検査会社は異なった計算方法を用いているのが現状である．

実際に，現在の疾患のリスク予測は予測精度の信頼性や結果の解釈が大きな課題で，先行研究でも示されているように様々な不整合もある[1]．**表❶**は，パーソナルゲノムサービス3社（23andMe，Navigenics，deCODEme）の22疾患について，われわれが日本人3名の疾患リスク予測結果を比較した結果である[2]．22のうち6疾患ではリスク予測は完全に一致（例えば Alzheimer's disease），7疾患ではほぼ一致（例えば Heart Attack）しているものの，8疾患ではリスクが逆転している（例えば Type 2 diabetes）．23andMe 社と Navigenics 社の予測一致率（リスクの逆転が生じない率）は 0.827，23andMe 社と deCODEme 社は 0.913，deCODEme 社と Navigenics 社は 0.815 であり，23andMe 社と deCODEme 社との一致率が最も高かった．各社の予測結果の Fisher's exact test によ

―――――――――――――――――――――――――――――― 3) パーソナルゲノムサービスの科学的吟味

る各社の独立性の検定では，独立性は棄却され，各社の予測結果には関連性が認められた．κ統計による解析においても，各社のリスク予測の全体の傾向は一致している（kappa=0.58）ものの，一致率がかなり高いとまでは言えない．予測結果に不整合が生じる主な要因は，①SNP選択，②平均疾患リスクの推定，③疾患リスク予測アルゴリズム，④人種差の影響推定の影響が大きい．22

表❶ 3社による22疾患のリスク予測の結果 （文献2より）

	A 23	A N	A D	B 23	B N	B D	C 23	C N	C D	Ethnicity
Type 2 diabetes	↑	↓	↑	↑	↓	↑	↑	↓	↑	23andME, deCODEme are customized for East Asian
Rheumatoid arthritis	↓	↓	↓	↓	↓	↓	↓	↓	↓	23andME, deCODEme are customized for East Asian
Restless legs syndrome	↓	↓	↓	↑	↓	↓	↓	↓	↓	
Psoriasis	↓	↓	↓	↓	↓	↓	↓	↓	↓	deCODEme is customized for East Asian
Prostate cancer	=	↑	↑	NA	NA	↑	=	↓	↓	23andME, deCODEme are customized for East Asian
Multiple sclerosis	↓	↑	↓	↓	↓	↓	↓	↑	↓	
Lupus (systemic lupus erythematosus)	NA	↑	↑	↓	↓	↓	NA	↓	↓	
Heart attack	↓	↓	=	↓	↑	↑	↓	↓	↓	deCODEme is customized for East Asian
Crohn's disease	↓	↓	↓	↓	↓	↓	↓	↓	↓	
Celiac disease	↓	↓	↓	↓	↓	↓	↓	↑	↓	
Breast cancer	NA	NA	NA	=	↓	↓	NA	NA	NA	
Osteoarthritis	NA	↑	NA	NA	↑	NA	NA	↑	NA	
Atrial fibrillation	↑	↑	↓	↑	↑	↑	↑	↑	↑	deCODEme is customized for East Asian
Obesity	↓	↓	↓	↓	=	↓	↓	↓	↓	
Lung cancer	↓	↓	=	↓	↓	↓	↓	↓	↑	deCODEme is customized for East Asian
Abdominal aortic aneurysm	NA	=	↓	NA	↑	↑	NA	↓	↓	
Melanoma	↓	↓	NA	↓	↓	NA	↓	↓	NA	
Stomach cancer, diffuse	↓	=	NA	=	↑	NA	↑	↓	NA	23andME is customized for East Asian
Brain aneurysm	NA	=	↓	NA	↑	↑	NA	↓	↓	deCODEme is customized for East Asian
Age-related macular degeneration	↓	↑	↓	↓	↓	↑	↓	↑	↓	deCODEme is customized for East Asian
Colorectal cancer	↑	↑	↓	↓	↓	↓	=	↓	↓	23andME, deCODEme are customized for East Asian
Alzheimer's disease	↑	↑	↑	↑	↑	↑	↑	↑	↑	deCODEme is customized for East Asian

上矢印（↑）は相対リスクが1.05を超えるもの，下矢印（↓）は相対リスクが0.95未満のもの，統合（=）は相対リスクがほぼ等しいものを表している．

疾患において，3社で共通して用いられたSNPは7.1%のみで，少数のコアSNPsが予測に大きな影響を与えている。日本人の疾患リスク予測精度を高めるうえには，特に東アジア人のコアSNPsを整備していくことが重要である。

II. 効果サイズが大きく，発症が年齢に依存する場合

浸透率100%の遺伝病でphenocopyがない場合は遺伝型が決まれば表現型が決まる。しかし，それ以外の場合は確率的考察が不可欠である。また，家族性腫瘍のように年齢とともに浸透率が上昇する場合もある。性別ごとの遺伝型ごとの累積罹患率のデータがあれば理想的であり，これを基に現時点で罹患していない個人が特定の年齢までに罹患する確率を計算できる。現時点では罹患していない個人が，特定の年齢までに罹患する確率は，一般的に出生後その年齢までに罹患する確率より低い。phenocopyは特定の座位にmutationがなくても同じ疾患を発症する場合をいう。例えば，*BRCA1*, *2*に変異がなくても乳がん，卵巣がんを発症する場合などである。この場合，特定の座位について非リスク遺伝型の場合も発症する確率はゼロではない。このような様々な要因を考慮して個人のリスクを推定する必要がある。

III. 頻度の低い形質の予測の不確実性の指標

例えば無侵襲性出生前診断（NIPT：non-invasive prenatal testing）や薬物反応性予測の場合，遺伝子検査に関するオッズ比は極めて高いにもかかわらず，遺伝子診断による予測が必ずしも正確ではない場合が多い。それは集団内の特定の表現型の頻度が極めて小さいからである。

そのような場合，感度（sensitivity），特異度（specificity），陽性的中率（PPV：positive predictive value），陰性的中率（NPV：negative predictive value）の概念が有効である。表現型を疾患とした場合，感度は疾患の中での陽性の割合，特異度は非疾患の中での陰性の割合，PPVは陽性の中での疾患の割合，NPVは陰性の中での非疾患の割合である。例えば，あるNIPTの感度が99.5%，特異度が99.5%であったとする。胎児の特定の染色体異常の確率を0.5%とすると（事前確率），PPV，NPVは次のように計算される。

PPV = 0.005×0.995／(0.005×0.995＋0.995×0.005)
 = 50%
NPV = 0.995×0.995／(0.995×0.995＋0.005×0.005)
 = 99.997%

以上のように感度・特異度から想像されるよりPPVは低い。実際に検査陽性の妊婦に関係するのは感度ではなくPPVなので，このことは十分考慮すべきである。かといって，PPV，NPVの値を最も信頼すべきかというとそうではない。それは，PPV，NPVは事前リスクによって変化するからである。例えばNIPTの場合，年齢などにより事前リスクは大きく異なる。したがって，対象とする妊婦の事前リスクによりPPV，NPVは変化する。あくまで信頼すべき数値は感度・特異度である。しかし，個人にとって重要なのはPPV，NPVである。

さらに注意すべきなのは，感度・特異度の推定値の正確度である。感度・特異度が100%に近い場合にも，その微妙な違いがPPV，NPVに大きな影響を与えることがある。しかし，正確な感度・特異度の推定のためには大きなサイズの標本が必要である。その場合，区間推定の値が参考になる。例えば95%推定区間を見れば，感度・特異度がそれほど100%に近くはない可能性もあることがわかる。例えば200例の重症副作用陰性例の中で1例だけ陽性の結果が出て，この結果，特異度を99.5%に推定しているとすると，95%信頼区間は97.25～99.99%となる（Clopper-Pearson法）。もし特異度が信頼区間の下限97.25%だと仮定し，感度は前回と同じ99.5%とすると，前述の副作用予測の場合，PPVは15.4%，NPVは99.99%になる。このように特異度の極めてわずかな変化（99.5%から97.25%への変化）でPPVは大きく変化する。

IV. 「確率」を正しく理解するには

日本社会は確率の理解が不得意である。何でも「あるか，ないか」で判断しがちである。対象が「モ

ノ」である場合，それでもよいが，対象が「情報」である場合，100％か0％かの判断では不十分な場合が多い．DNAやゲノム配列は「モノ」あるいはその直接の表現である「データ」と解釈してよいが，表現型との関連は「情報」であり，「確率」などの概念を理解する必要がある．確率を正しく理解するには，公理的確率論の理解が必要である．今後，教育の中で多くの人々が確率を正しく理解できるようにすべきである．さもないと，パーソナルゲノムサービスは日本では過度の不安や混乱をもたらす可能性もある．

おわりに

パーソナルゲノム解析サービスの重点はゲノム配列や遺伝型データの正確性にあるだけではなく，それを基に発症確率などの表現型を予測する過程の妥当性にもある．前者は0か1かで判断できるが，後者には確率的判断が必要である．日本社会は確率的判断が極めて不得手で，100％ではない場合，意味がないと無視するか，逆に100％であると誤って信じることがしばしばある．これを克服するためには「確率」の意味を正しく理解し，それを現実世界の対象物に応用することが重要である．

参考文献

1) Ng PC, Murray SS, et al : Nature 461, 724-726, 2009.
2) Kido T, Kawashima M, et al : J Hum Genet 58, 734-741, 2013.

鎌谷直之
1973年　東京大学医学部卒業
　　　　東京大学医学部付属病院，日立総合病院
1979年　米国カリフォルニア州スクリプス研究所
1982年　東京大学医学部物療内科助手
1983年　医学博士（東京大学）
1984年　東京女子医科大学リウマチ痛風センター講師
1985年　同助教授
1989年　米国ミシガン大学内科客員教授兼任（～1990年）
1996年　東京女子医科大学膠原病リウマチ痛風センター教授
1998年　同所長
2008年　株式会社スタージェン情報解析研究所所長
　　　　東京女子医科大学膠原病リウマチ痛風センター客員教授
2009年　理化学研究所ゲノム医科学研究センター副センター長
2010年　同センター長
2011年　株式会社スタージェン会長

遺伝子医学MOOK 別冊

最新創薬インフォマティクス活用マニュアル

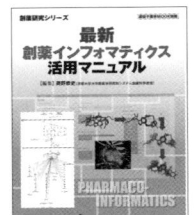

編　集：奥野恭史
　　　　（京都大学大学院薬学研究科教授）
定　価：本体 4,286円＋税
型・頁：A4変型判、168頁

遺伝カウンセリングハンドブック

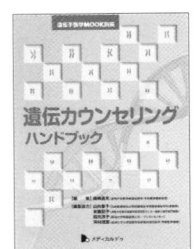

編　集：福嶋義光
　　　　（信州大学医学部教授）
編集協力：山内泰子・安藤記子・
　　　　四元淳子・河村理恵
定　価：本体 7,429円＋税
型・頁：B5判、440頁

ペプチド・タンパク性医薬品の新規DDS製剤の開発と応用

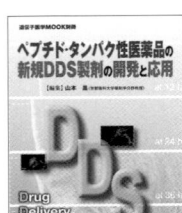

編　集：山本　昌
　　　　（京都薬科大学教授）
定　価：本体 5,333円＋税
型・頁：B5判、288頁

はじめての臨床応用研究
本邦初!! よくわかるアカデミアのための臨床応用研究実施マニュアル

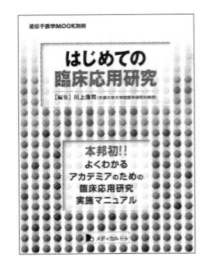

編　集：川上浩司
　　　　（京都大学大学院医学研究科教授）
定　価：本体 3,143円＋税
型・頁：B5判、156頁

ますます重要になる細胞周辺環境（細胞ニッチ）の最新科学技術
細胞の生存,増殖,機能のコントロールから創薬研究,再生医療まで

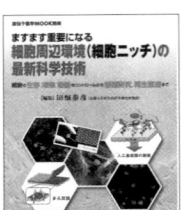

編　集：田畑泰彦
　　　　（京都大学再生医科学研究所教授）
定　価：本体 5,571円＋税
型・頁：A4変型判、376頁

絵で見てわかるナノDDS
マテリアルから見た治療・診断・予後・予防,ヘルスケア技術の最先端

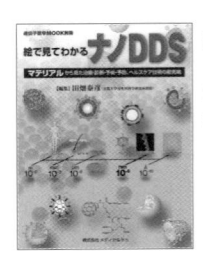

編　集：田畑泰彦
　　　　（京都大学再生医科学研究所教授）
定　価：本体 5,333円＋税
型・頁：A4変型判、252頁

お求めは医学書販売店、大学生協もしくは弊社購読係まで

発行／直接のご注文は

株式会社 メディカルドゥ

〒550-0004
大阪市西区靱本町 1-6-6　大阪華東ビル 5F
TEL.06-6441-2231　FAX.06-6441-3227
E-mail　home@medicaldo.co.jp
URL　http://www.medicaldo.co.jp

第4章

遺伝カウンセリングとその周辺

第4章　遺伝カウンセリングとその周辺

1．遺伝学的検査を扱う際に知っておくべきガイドラインの概要

渡邉　淳・武田（岡崎）恵利・佐々木元子

　遺伝子研究の成果により，診療において遺伝情報を活用する場面が増えてきている。遺伝学的検査で得られる生殖細胞系列における遺伝情報は生涯変化せず，さらに血縁者も一部共有する特性がある。遺伝学的検査の目的として，単一遺伝子病の診断（確定，発症前・出生前）だけでなく，薬理遺伝学や易罹患性など様々あり，それぞれの場面により倫理的・法的・社会的・心理的課題は異なっている。近年，遺伝情報を診療に適切に活用するために，日本医学会「医療における遺伝学的検査・診断に関するガイドライン」を中心に様々なガイドラインが発表されている。本稿では，遺伝学的検査に関わるガイドラインを整理する。

はじめに

　遺伝子研究の進歩は，単一遺伝子病において責任遺伝子の同定に基づく病態解明や治療法開発へと発展し，さらに多因子疾患の発症に関わる遺伝要因の解明や薬物応答に関係する個体差の解明と，幅広く医学・医療の分野に応用可能な成果をもたらしている。近年，診療において遺伝情報を活用する場面が増えてきている。そのうち，生殖細胞系列における遺伝情報は生涯変化せず，さらに血縁者も一部共有する特性があり，この生殖細胞系列の遺伝情報を明らかにする検査を遺伝学的検査という。遺伝学的検査は，2008年度診療報酬改定で初めて6種類が保険収載され，2014年度診療報酬改定では36種類に増えている。遺伝学的検査で得られた情報は，すべての診療科の医師にとって活用できる医療情報になりつつある一方で，その特性に十分配慮した対応が求められる。21世紀になり，本邦においても遺伝学的検査を活用するために多くのガイドラインが作成され，重要性が認識されつつある。本稿では，遺伝学的検査を実施する際のガイドラインを整理する。

I．遺伝学的検査で得られる生殖細胞系列の遺伝情報とは

　疾患を引き起こす遺伝子変異には生殖細胞系列変異と体細胞変異がある。前者は個体を形成するすべての細胞に共通して存在し，遺伝情報として子孫に受け継がれうる変異である（表❶）。この変異を同定するには，末梢血，皮膚線維芽細胞，毛髪，爪，口腔粘膜など，人体を構成するどの細胞も検査対象になりうる。後者は受精後もしくは出生後の一部の体細胞において後天的に獲得される遺伝子変異であり，主として悪性腫瘍などにみ

---

key words

遺伝学的検査，生殖細胞系列，体細胞遺伝子検査，倫理的・法的・社会的・心理的課題，
単一遺伝子病，確定診断，発症前診断，出生前診断，薬理遺伝学（ファーマコゲノミクス：PGx），
消費者直結型（direct-to-consumer：DTC）遺伝学的検査，遺伝子研究，incidental findings

られ，原則として次世代に受け継がれることはない．この変異を同定するには直接その腫瘍化した細胞もしくは組織を用いて検査することが必要である．体細胞変異や遺伝子発現情報を扱う体細胞遺伝子検査は，特別な倫理問題は存在せず通常の臨床検査と同じように扱われる（**表❷**）．

遺伝学的検査で得られた生殖細胞系列の遺伝情報が不適切に扱われた場合には，被検者および被検者の血縁者に社会的不利益がもたらされる可能性があり，倫理的・法的・社会的・心理的課題を有している．遺伝学的検査およびその結果に基づいてなされる診断を行う際には，これらの特性を十分考慮する必要がある．

1. 遺伝学的検査で得られる遺伝情報には様々ある

遺伝学的検査の目的には，単一遺伝子病の診断だけでなく，薬理遺伝学検査や易罹患性診断など様々ある（**表❸**）．それぞれの検査について，本人だけでなく，家系内にどのように関わるかを考慮した遺伝情報の取り扱いが有用となる．

次に，これまでに発表されている遺伝学的検査に関わるガイドラインをそれぞれの場面に分類して解説する（**表❹**）．

表❶ 生殖細胞系列遺伝子変異の特徴

1) 不変性（一生変わらない）— 個人において遺伝情報は生涯不変である
   ・検査は1度でよい
   ・未来を予測する可能性がある
2) 共有性（家系内で）— 遺伝情報は家系内で一部共有する
   ・血縁関係にある親族の遺伝型や表現型が比較的正確な確率で予測できる
   ・もし遺伝子変異があれば，家系内で変異部位は同一である
         家系の中で1人の情報がわかれば検査は容易になる
            （発症前診断・出生前診断）

表❷ 遺伝情報の様々

	生殖細胞系列変異・多様性情報	体細胞変異情報	遺伝子発現情報
遺伝子変化を認める細胞	すべての細胞	一部の（主としてがん）細胞	一部（がん）細胞
解析対象（ヒト検体）	血液（白血球）で可能	（主として）がん細胞	（主として）がん細胞
解析対象（核酸）	ゲノムDNA	ゲノムDNA	RNA
変化期間	一生変化しない（不変性）	その対象細胞のみ	
次世代との情報共有	共有する（共有性）	共有しない	
	⇒遺伝学的検査	⇒体細胞遺伝子検査	

表❸ 生殖細胞系列遺伝学的検査の様々

	遺伝病の診断	個別化（オーダーメイド）医療		血液型	遺伝子研究
		薬剤反応性	疾患感受性		
遺伝学的検査の検査目的	確定診断 発症前診断 出生前診断	薬剤反応性	疾患感受性	輸血療法	研究
対象疾患	単一遺伝子病	すべて（多因子疾患）		様々	すべて
検査依頼者	本人，家族	本人，担当医	本人	担当医	研究者
結果開示	本人	本人，担当医	本人，担当医	担当医，本人	原則しない
本人の利益	＋（確定診断）	＋（治療）	＋（予防）	＋（治療）	−
本人の不利益	時に＋	小	小	小	−
家系内への影響	＋（発症リスク）	小	？	小	−
ガイドライン	日本医学会，厚労省	日本医学会，PGx	日本医学会		3省指針

第4章 遺伝カウンセリングとその周辺

表❹ ガイドラインの概要

ガイドライン名	作成団体	制定・改定	URL等
1. 遺伝学的検査・診断全般			
医療における遺伝学的検査・診断に関するガイドライン	日本医学会	2011年2月	1)
遺伝学的検査に関するガイドライン	遺伝医学関連10学会	2003年8月	2)
遺伝性疾患の遺伝子診断に関するガイドライン	日本人類遺伝学会	1995年9月	3)
医療・介護関係事業者における個人情報の適切な取扱いのためのガイドライン	厚生労働省	2004年12月 2010年9月一部改正	4)
WHO PROPOSED INTERNATIONAL GUIDELINES ON ETHICAL ISSUES IN MEDICAL GENETICS AND GENETIC SERVICES (邦訳) 遺伝医学と遺伝サービスにおける倫理的諸問題に関して提案された国際的ガイドライン	WHO (World Health Organization) Meeting on Ethical Issues in Medical Genetics	1998年	5)
2. 検査実施者の注意点			
稀少遺伝性疾患の分子遺伝学的検査を実施する際のベストプラクティス・ガイドライン	日本人類遺伝学会遺伝学的検査標準化準備委員会	2010年9月	6)
遺伝子関連検査に関する日本版 ベストプラクティスガイドライン(暫定文書)	日本臨床検査標準協議会 遺伝子関連検査標準化専門委員会	2010年12月	7)
遺伝学的検査としての染色体検査ガイドライン	日本人類遺伝学会遺伝学的検査標準化準備委員会	2006年10月	8)
遺伝学的検査受託に関する倫理指針	日本衛生検査所協会	2011年10月	9)
経済産業分野のうち個人遺伝情報を用いた事業分野における個人情報保護ガイドライン	経済産業省	2004年12月	10)
3. 各学会における分野別ガイドライン			
家族性腫瘍における遺伝子診断の研究とこれを応用した診療に関するガイドライン	家族性腫瘍研究会	2000年6月	11)
遺伝性大腸癌診療ガイドライン 2012年版	大腸癌研究会	2012年	12)
神経疾患の遺伝子診断ガイドライン＜2009＞	日本神経学会	2009年10月	13)
心臓血管疾患における遺伝学的検査と遺伝カウンセリングに関するガイドライン (2011年改訂版)	日本循環器学会	2006年11月 2011年改訂	14)
保険収載されたライソゾーム病5疾患の遺伝病学的検査および遺伝カウンセリングの実施に関するガイドライン	日本先天代謝異常学会	2009年5月	15)
皮膚疾患遺伝子診断ガイドライン (第1版)	日本皮膚科学会	2012年3月	16)
「着床前診断」に関する見解	日本産科婦人科学会	2010年6月	17)
母体血を用いた新しい出生前遺伝学的検査に関する指針	日本産科婦人科学会	2013年3月	18)
出生前に行われる遺伝学的検査および診断に関する見解	日本産科婦人科学会	2013年6月	19)
4. ゲノム薬理学			
ファーマコゲノミクス検査の運用指針	日本人類遺伝学会 日本臨床検査医学会 日本臨床検査標準協議会	2009年3月 2009年11月 2010年12月 2012年7月改定	20)
ゲノム薬理学を適用する臨床研究と検査に関するガイドライン	日本人類遺伝学会 日本臨床検査医学会 日本臨床薬理学会 日本TDM学会 日本臨床検査標準協議会	2010年12月	21)
5. direct-to-consumer			
DTC遺伝学的検査に関する見解	日本人類遺伝学会	2008年10月	22)
一般市民を対象とした遺伝学的検査(遺伝子検査)に関する見解	日本人類遺伝学会	2010年10月	23)

6. 遺伝子研究			
ヒトゲノム・遺伝子解析研究に関する倫理指針	文部科学省 厚生労働省 経済産業省	2001年3月 2008年12月 2013年2月改正	24)
臨床検査を終了した検体の業務，教育，研究のための使用について－日本臨床検査医学会の見解－	日本臨床検査医学会	2002年5月 2009年12月改訂	25)
7. 体細胞変異			
大腸がん患者におけるRAS遺伝子（KRAS/NRAS遺伝子）変異の測定に関するガイダンス 第2版	日本臨床腫瘍学会	2014年4月	26)
肺癌患者におけるEGFR遺伝子変異検査の手引き 第2版	日本肺癌学会 バイオマーカー委員会	2014年4月	27)

URL等（平成26年5月19日現在）
1) http://www.dermatol.or.jp/ckfinder/userfiles/files/news_110310_2-2.pdf
2) http://jshg.jp/e/resources/data/10academies.pdf
3) http://jshg.jp/introduction/notifications/19950900.html
4) http://www.mhlw.go.jp/houdou/2004/12/dl/h1227-6a.pdf
5) http://www.who.int/genomics/publications/en/ethicalguidelines1998.pdf
   http://jshg.jp/resources/data/WHOguideline.pdf
6) http://sph.med.kyoto-u.ac.jp/gccrc/pdf/2010_2.pdf
7) http://www.jccls.org/techreport/bestpractice_guideline.pdf
8) http://jshg.jp/pubboard/ChAxGuideline.doc
9) http://www.jrcla.or.jp/info/info/dna.pdf
10) http://www.meti.go.jp/policy/mono_info_service/mono/bio/Seimeirinnri/keisanshoguideline.pdf
11) http://idennet.kuhp.kyoto-u.ac.jp/dl/guideline/familial.pdf
12) 遺伝性大腸癌診療ガイドライン 2012年版，金原出版，2012.
13) http://www.neurology-jp.org/guidelinem/gdgl/sinkei_gdgl_2009_01.pdf
    神経疾患の遺伝子診断ガイドライン 2009, 医学書院, 2009.
14) http://www.j-circ.or.jp/guideline/pdf/JCS2011_nagai_h.pdf
15) 日本小児科学会雑誌 113巻4号, 789-790, 2009.
16) http://www.dermatol.or.jp/upfile/1372912645_1.pdf
17) http://www.jsog.or.jp/ethic/chakushouzen_20110226.html
18) http://www.jsog.or.jp/news/pdf/guidelineForNIPT_20130309.pdf
19) http://www.jsog.or.jp/ethic/H25_6_shusseimae-idengakutekikensa.html
20) http://jshg.jp/resources/data/120702PGx.pdf
21) http://www.jslm.org/others/news/genomics21001203.pdf
22) http://jshg.jp/dtc/
23) http://jshg.jp/news/data/Statement_101029_DTC.pdf
24) http://www.mhlw.go.jp/general/seido/kousei/i-kenkyu/genome/0504sisin.html
25) http://www.jslm.org/committees/ethic/kaikoku201002.pdf
26) http://www.jsmo.or.jp/file/dl/newsj/1288.pdf
27) http://www.haigan.gr.jp/uploads/photos/800.pdf

II．医療における遺伝学的検査・診断

　遺伝学的検査全般のガイドラインとして，日本人類遺伝学会は1995年に「遺伝性疾患の遺伝子診断に関するガイドライン」を提案した．それらは2000年，遺伝関連8学会，10学会により改定されている．また，2011年に日本医学会から「医療における遺伝学的検査・診断に関するガイドライン」が発表された（表❹-1）．
　日本医学会のガイドラインでは，遺伝学的検査を単一遺伝子病の確定診断（すでに発症している患者の診断）と薬理遺伝学検査とそれ以外（単一遺伝子病の発症前診断，出生前診断など）とに分類している（表❺）．遺伝学的検査の結果は，一連の診療の流れの中でわかりやすく説明される必要がある．単一遺伝子病の確定診断や薬理遺伝学検査の遺伝学的検査結果は，原則として他の臨床検査の結果と同様に，患者の診療に関係する医療者が共有する情報として診療録に記載する必要がある．また，必要に応じて専門家による遺伝カウ

ンセリングや意思決定のための支援を受けられるように配慮する。

遺伝学的検査に対して，検査実施者を対象にしたガイドライン（表❹-2）やそれぞれの疾患の特性を考慮したガイドライン（表❹-3）が各領域から作成されている。

1. 薬理遺伝学（ファーマコゲノミクス）

治療薬の副作用予測や投与量調節にも遺伝情報が利用可能となり，薬物代謝などに関係した遺伝子の解析に基づく検査システムが開発され，ファーマコゲノミクス（pharmacogenomics：PGx，薬理遺伝学）検査の利用が拡大しつつある。PGx検査として，2008年6月に抗がん剤イリノテカンによる副作用の可能性を調べるヒト遺伝子診断薬〔UDP-グルクロン酸転移酵素をコードする遺伝子（*UGT1A1*）多型検査〕が初めて厚生労働省から製造販売承認を取得し，11月には保険適用となった。同じ遺伝学的検査であっても，PGx検査の目的は薬物の効果や副作用の予測補助であり，単一遺伝子疾患における診断とは異なる。このため，PGx検査の利用において診療現場の実情に即した内容の運用指針が策定された。ゲノム薬理学は検査だけでなく，臨床研究や治験，製造販売後臨床試験（GCP適用）が行われており，全体を見渡したガイドラインも作成されている（表❹-4）。

表❺ 遺伝学的検査実施時に考慮される説明事項の例（URL 1 より抜粋）

1) 疾患名
2) 疫学的事項：（有病率，罹患率，性比，人種差）
3) 病態生理
4) 疾患説明：正確な自然歴
5) 治療法
6) 遺伝学的事項
    ・遺伝形式
    ・浸透率，新規突然変異率，性腺モザイク等により生じる確率
    ・再発（確）率：（同胞ならびに子）
    ・遺伝学的影響：（血縁者が罹患する可能性）
7) 遺伝学的検査
    ・遺伝学的検査の目的（発症者における遺伝学検査の意義），検査対象遺伝子名
    ・遺伝学的検査の方法：検体の採取法，遺伝子解析技術
    ・遺伝学的検査により診断が確定する確率：（検査精度や検査法による検出率の差）
    ・遺伝学的検査によりさらに詳しくわかること：遺伝型と表現型の関係
    ・遺伝学的検査結果の開示法：結果開示の方法やその対象者
    ・発症者の遺伝学検査の情報に基づいた，血縁者の非発症保因者診断，発症前診断，出生前診断の可能性，その概要と意義
8) 社会資源に関する情報
9) 遺伝カウンセリングの提供について
10) 遺伝情報の特性
    ・遺伝学的情報が血縁者間で一部共有されていること
    ・発症者の確定診断の目的で行われる遺伝学的検査においても，得られた個人の遺伝学的情報が血縁者のために有用である可能性があるときは，積極的に血縁者への開示を考慮すべきであること
11) 被検者の権利
    ・検査を受けること，受けないこと，あるいは検査の中断を申し出ることについては自由であり，結果の開示を拒否することも可能であること
    ・検査拒否，中断の申し出，結果の開示拒否を行っても，以後の医療に不利益を受けないこと
    ・検査前後に被検者が取りうる選択肢が提示され，選択肢ごとのメリット・デメリットが平易に説明されること

注：ここに掲げた事項は，これらすべてを遺伝学的検査実施前に説明しなければならないということではなく，被検者の理解や疾患の特性に応じた説明を行う際の参考として例示したものである。

2. 消費者直結型遺伝学的検査

医療機関を介さずに直接消費者に対する「遺伝子検査」サービス消費者直結型（direct-to-consumer：DTC）遺伝学的検査が，体質遺伝子検査と呼ばれている易罹患性検査を中心に実施されつつある。遺伝学的検査サービスとして実施する意義があるか，消費者に遺伝学的検査の分析的妥当性・臨床的有用性などの科学的根拠や結果解釈およびそれらの限界について正確な情報が伝えられているかなど，医療機関を介さないために明らかでない。さらに，遺伝学的検査の精度に関する質的保証，明らかにされた個人の遺伝情報の保護や，使用されたあとのサンプルの処理が適切かどうかも重要となる。今後，DTCとして行われた結果を，後日医療機関に持ってくる際の対応も求められるだろう（表❹-5）。

3. 遺伝子研究

近年の遺伝子研究は，次世代シークエンサーによる高速・大量解読技術が進展している。研究の成果として同定された疾病あるいはオーダーメイド医療に関連する遺伝情報を，実際に診療に活用する機会が増えてきている。2013年に改定された「ヒトゲノム・遺伝子解析研究に関する倫理指針」では，匿名化などによる遺伝情報の適正な取り扱いを確保しつつ，長期的な追跡研究（コホート研究など）を推進できるよう，外部機関で保存している試料・情報の更新が可能（現状では追加情報の取得が困難）となった。さらに，研究により得られた結果・発見には，本来の研究計画で目的とされた結果・発見（pertinent findings）だけでなく，想定外の結果・発見（incidental findings）への対応も記載されている。遺伝情報を開示する場合には，遺伝カウンセリングの機会を必要に応じ提供するため，遺伝カウンセリング体制の整備が求められる（表❹-6）。

4. 体細胞変異

体細胞変異として同定される個々の遺伝子についても，ガイドラインが策定されつつある（表❹-7）。

おわりに

遺伝学的検査を扱う際に知っておくべきガイドラインの概要について報告した。この10年間に，遺伝情報を扱うガイドラインの数が増えてきている。この間，遺伝学的検査の遺伝情報を扱う際の医療機関内での担当者や対応方法も変わりつつある。遺伝学的検査で得られる遺伝情報を診療に活用するためには，遺伝学的検査を実施したことがゴールではなく，遺伝学的検査の結果を本人へはフォローアップを含む一生にわたる支援体制に基づくケアに結びつけ，また家系内においてもどのように活用するかとした今後に向けた配慮が求められる。そのためには，関連するガイドラインを周知するのみならず，遺伝カウンセリングや個々のケースについて検討できる場や関連医療者によるチーム医療体制の構築が求められる。

渡邉　淳
1988年　日本医科大学医学部医学科卒業
1995年　米国 NIH NIDCD（国立聴覚・コミュニケーション障害研究所）Visiting fellow
1996年　日本医科大学大学院医学研究科修了
2011年　日本医科大学生化学・分子生物学（分子遺伝学）准教授
2012年　独立行政法人国立がん研究センター東病院非常勤
2013年　日本医科大学付属病院遺伝診療科部長
2014年　同付属病院ゲノム先端医療部部長

第4章 遺伝カウンセリングとその周辺

2．遺伝学的検査と遺伝カウンセリング
1）遺伝学的検査における遺伝カウンセリング概論

山内泰子

　遺伝情報をベースにする遺伝医療は，各診療科で実施され，特殊なことではなくなった。ヒトゲノム情報は，解析だけでなく，その結果を解釈することが必要で，被験者やその家族（クライエント）に理解いただけるように伝えることが重要である。結果による将来の選択は，被検者自身の意思決定に委ねられるからである。また，高度に倫理的問題を含む場合もある。遺伝カウンセリングの目的は，クライエントが検査結果を誤解なく正しく理解し，判断に必要な情報を得て納得のできる意思決定ができるように支援をすることである。

I．遺伝カウンセリング

　「遺伝カウンセリングは，情報提供と疾患リスクの計算にその役割を限られたものではなく，むしろ説明とコミュニケーションのプロセスであるといえよう。遺伝性疾患によりもたらされる，込み入った心理社会的な問題を明らかにし，具体的に提示することが遺伝カウンセリングの最も大切な機能であるといえる。遺伝専門医や遺伝カウンセラーは予防や治療・マネージメントのやり方を指導し，専門家を紹介する役割を担い，患者が家族の中で病気によるショックや問題点を受け入れて適応していくために，心理的側面を重視したカウンセリングを行い支援するのである。医学的あるいは社会的な問題が，生活に密接にかかわってくる家族に対し，遺伝カウンセリングは時間をかけて繰り返し行われるのが最も効果的であるといえるだろう」[1]と記載されている。

　遺伝カウンセリングを最初（1947年）に用いたのは遺伝学者（米国）のScheldon C. Reedと言われ[2]，遺伝カウンセリングは「a kind of genetic social work without eugenic connotations」であると述べている[2]。心理相談ではなく医療である。1950年代当時，アメリカ人類遺伝学会は「遺伝カウンセリング」という新しい概念を提唱した。戦前の優生学の過ちを反省しながら，染色体の核型決定やDNAの構造決定に代表される近代遺伝学の成果を人類の幸福のために役立てたいとの人類遺伝学者たちの願いが生んだといえる。新しく提唱された遺伝カウンセリングは選択や決定をクライエントの意思にまかせ，対話過程による科学的な情報提供という方法論を採用した。かつての未熟な優生学を根拠に制定されていた法律を背景とした婚姻を禁じたり，断種手術を行った優性相談とは一線を画していた[3]。

　遺伝カウンセリングの特徴は，クライエントに対するrespect（敬意），genuineness（純粋性），empathy（共感）である。クライエントの話を傾

---

key words

遺伝情報，遺伝カウンセリング，クライエント，意思決定，遺伝学的検査，倫理問題，認定遺伝カウンセラー，臨床遺伝専門医

聴し，受容的態度（悩む問題は正当なもので注釈を加えずにそのまま受け入れること）と共感的理解をもって対応することが肝要とされる[2]。これには「自分の気持ちを理解してくれる」「自分の話を聞いてくれる」など親近感と信頼性が必要とされる一方で，遺伝カウンセリング担当者には専門家としての資質や思いやりが求められる。さらに，椅子の配置状況や話し声が漏れない個室など，クライエントのプライバシーが守られ，安心して話せる，意思決定が許される温かい環境づくりが必要とされる。

II. 遺伝学的検査[用解1]における遺伝カウンセリングの必要性

「医療における遺伝学的検査・診断に関するガイドライン，日本医学会（2011年）」には，遺伝学的検査に際しては，必要に応じて適切な時期に遺伝カウンセリングを実施すると記載されている。さらに，遺伝カウンセリングは情報提供だけでなく，患者・被検者の自律的選択が可能となるように心理的社会的支援が重要であることから，当該疾患の経験豊富な医師と遺伝カウンセリングの習熟した者が協力し，チーム医療として実施することが望ましい。遺伝カウンセリングの内容について，記載内容がプライバシーなどを損なうおそれのある場合には，通常の診療録と切り離して記載・保存するなど，慎重な対応が求められるとある[4]。なお，遺伝カウンセリングの習熟した者とは，臨床遺伝専門医や認定遺伝カウンセラーが該当する。

III. 遺伝カウンセリングを必要とする人と遺伝学的検査

遺伝カウンセリングを必要とする人（クライエント）は，①遺伝性疾患であるかその可能性がある子どもの親，②自身の病気を心配している大人，③遺伝性疾患の血縁者が挙げられる[1]。考慮される遺伝学的検査の目的には，①確定診断，②出生前診断，③発症前診断，④保因者診断，⑤易罹患性診断がある。診断の目的に応じた遺伝カウンセリング体制の留意点が「医療における遺伝学的検査・診断に関するガイドライン」[4]に記載されている。クライエントが何の目的で遺伝学的検査を希望しているのか明確にすることは，遺伝カウンセリングにおいて重要である。遺伝カウンセリングは自主的に受けることが基本だが，クライエントには積極的に遺伝カウンセリングに望んでいる人がいる一方で，不安や気持ちが切迫している場合や気が進まない場合，来談理由があいまいな場合，混乱している場合があることを考慮する[2]。

多くのクライエントは突然に遺伝に関わる問題に直面する。主治医から突然，遺伝学的検査を提示されることもある。遺伝学的検査の結果により，家族の1人にでも変異が見つかれば，家系内の他メンバーも強制的に遺伝の問題に引き込まれる。遺伝学的検査によって明確にしたい人もいれば，検査結果を知りたくない人もいる。遺伝学的検査の実施にあたっては被検者の同意が求められるが，子どもや判断が困難な人が被検者になる場合がある。さらに，クライエントが希望し技術的に可能でも，実施することが望ましくない遺伝学的検査もある。各領域のガイドラインを遵守とともに，倫理委員会の判断を得ることが必要な場合もある。

IV. 遺伝学的検査に伴う倫理問題と対応

遺伝医療の領域では倫理的ジレンマが生じる。①出生前診断，②病気と直接関係のない形質の診断あるいは性別，③診断無症状の成人を対象とした遅発性疾患の罹患に関する遺伝型の発症前診断，④無症状の小児を対象とした成人発症の罹患に関する遺伝型の発症前診断が挙げられる。特に，治療ができず乳幼児期に致死に至る疾患ではない場合の出生前診断は慎重に対応する必要がある[1]。かつて重篤な疾患であっても医学の進歩により予後が改善される場合もある。倫理的問題を考える際には4つの基本原則（自立尊重，善行，無危害，正義）に基づくことが重要である。遺伝学的検査を受けるか否かの決定は，クライエント1人で孤立して行うべきではない。罹患のリスク，疾患の重症度，予防的処置や治療法の有無および検査を受けることでの有害性などの情報を十分に

得て理解したうえで判断すべきである。この過程も遺伝カウンセリングの1つである。被検者やその家族が遺伝型による差別や社会的不利益を受けないように配慮しなければならない。

V. 遺伝カウンセリングの主な流れ[5)6)]

遺伝カウンセリングは来談日をあらかじめ予約いただくことが多い。事前にクライエントに関わる疾患の情報を収集し，最新の医療情報が提供できるように準備するためである。目的とする遺伝学的検査を行っている施設を探すこともある。クライエントの理解を確認しながら進めることが大切で，説明資料を準備することもある。また，1人で来談するとは限らないので，同行者についても尋ねておきたい。

①受診目的を聴く
　……心配の対象，相談したい内容など
②疾患・家族の状況を聴く
　……家系図や家系構成員の症状など
③遺伝医学的な診断
④診断のプロセスの説明
⑤来談者の目的に合わせた情報提供
　……リスク，説明など
⑥必要に応じた遺伝学的検査実施の検討（実施・結果説明）
⑦必要に応じた他診療科や他院へのコンサルテーション
⑧今後の計画
　……健康管理の方法，次回の受診予定など

VI. 遺伝学的検査に関わる遺伝カウンセリングの留意点

医療上，遺伝学的検査が必要と考えられる場合やクライエントの希望がある場合に遺伝学的検査の実施が検討される。対象者と検査目的により留意点が異なる。いずれの場合も実施前に遺伝学的検査の特性〔①検査の目的，②検査の方法，③検査の限界（検査実施後，検査を追加する場合があること）－検査によってわかること・わからないこと，④検査のベネフィットとリスク，⑤予想される結果と結果に伴う医療管理の選択肢や将来予測，⑥判断が難しい・曖昧な結果が出る可能性〕についてクライエントが理解していることが前提である。また，検査結果が出る前に希望する医療管理や将来に対するクライエントの意思決定を支援することが肝要である。遺伝学的検査を受けるか否かはクライエント自身が決定し，検査結果を聴くかどうかについては結果開示前にクライエントの意思が確認されるべきである。クライエントがどのような意思決定をしても遺伝カウンセリングではクライエントを支援する。クライエントばかりでなく関係者が必要だと思うときに，遺伝カウンセリングが実施できることが望ましい。

1. 遺伝学的検査の留意点[4)]
（1）確定診断，鑑別診断
すでに発症している患者を対象とした検査。

検査実施前の適切な時期に，検査の意義や目的とともに，結果が得られた後の状況や血縁者に影響を及ぼす可能性があることを説明し，クライエントが理解したうえで検査を実施する。検査を受けるか受けないか被検者が自律的に意思決定できるように支援する。事前の検査説明と同意・了解は原則として主治医が行うが，必要に応じて専門家による遺伝カウンセリングを受けられるように配慮する。

（2）非発症保因者診断
通常は該当疾患を発症せず治療の必要ない者が対象。

事前に適切な遺伝カウンセリングを行った後，実施する。

→出生前診断を目的としている場合がある。クライエントの非発症保因者についての理解と検査の目的を確認することが肝要である。

（3）発症前診断
発症前に将来の発症をほぼ確実に予測可能とする検査。

遺伝学的検査の実施前に，被検者による疾患の予防法や治療法の理解が前提である。遺伝カウンセリングを通じて，疾患の特性や自然歴を十分に説明して健康維持に必要な適切な医療情報を提供する。検査は可能であっても，発症前の予防法や発症後の治療法が確立されていない場合は，特に

検査前後の被検者への心理への配慮と支援が必須である。
→結果開示にあたっては，支える同伴者も考慮する。

(4) 出生前診断

羊水・絨毛，その他の胎児試料を用いた細胞遺伝学的検査，遺伝生化学検査，分子遺伝学的検査，細胞・病理学的方法，着床前診断や超音波検査を用いた画像診断などがある。

検査，診断を行う場合は，日本産科婦人科学会の見解を遵守し，適宜，遺伝カウンセリングを行ったうえで実施する。医学的・社会的・倫理的に留意すべき課題を抱えているからである。
→判断の時間は限られている。検査の目的をクライエントとともに考える。スクリーニングと確定診断の区別や結果解釈が難しい場合があることの理解が必要となる。価値観は人によって異なることに留意する。

(5) 未成年など同意能力がない者を対象とする遺伝学的検査

すでに発症している疾患の診断目的であれば，本人に代わって承諾することのできる立場にある者による代諾を得る。未成年期に発症する疾患での発症前診断も同様。ただし，未成年者に対する非発症保因者診断や成年期以降に発症する疾患の発症前診断は原則として本人が成人し，自律的に判断できるまで実施を延期すべきである。

(6) 薬理遺伝学的検査

ゲノム薬理学検査に含まれるため，診療の場においてはガイドライン[7)8)]を参照したうえで，通常の診療情報と同様に扱うことができる。

(7) 易罹患性診断

多因子疾患の遺伝学的検査。

必要に応じて遺伝カウンセリングの提供方法について考慮したうえで実施する。遺伝学検査を実施するには，当該検査の分析的妥当性，臨床的妥当性，臨床的有用性などの科学的根拠を明確にする必要がある。

Ⅶ. 結果をどう解釈して，クライエントに伝えるか

被検者やその家族が遺伝学的検査の結果に基づいて医療の選択ができるようにするには，医療者は結果をどのように解釈してクライエントに伝えたらよいのだろうか。遺伝学的検査の結果開示に関するガイドラインに，考慮すべき基本的事項の記載を挙げる（表❶）[9)]。結果をクライエントに伝えるには，遺伝学的検査の目的に応じた解釈が必要となる。遺伝学の知識の伝達ばかりでなく，遺伝情報の特性を含め，得られた結果の意味から考えられる将来の見通しまで解説して伝えることが望まれる。さらに心理社会的な支援とともにク

表❶　遺伝医学関連10学会：遺伝学的検査に関するガイドライン2003（文献9より）

Ⅲ　遺伝学的検査の結果の開示
1. 被検者は，検査の結果を「知る権利」および「知らないでいる権利」を有し，いずれの権利も尊重されなければならない。
2. 検査結果を開示するにあたっては，開示を希望するか否かについて被検者の意思を尊重しなければならない。得られた個人に関する遺伝学的情報は守秘義務の対象になり，被験者本人の承諾がない限り，基本的に血縁者を含む第三者に開示することは許されない。また仮に被検者の承諾があった場合でも，雇用者，保険会社，学校から検査結果にアクセスするようなことがあってはならない。
3. 検査結果の開示にあたっては，担当医師は被検者が理解できる平易な言葉で説明しなければならない。検査が不成功であった場合にはその旨を，また診断が確定しない場合には判明した結果と診断不可能である旨を被検者に伝えなければならない。
4. 遺伝学的検査に従事する者は，検査の結果が何らかの差別に利用されることのないように，常に慎重かつ特別な配慮を払わなければならない。
5. 担当医師は，検査結果の開示と説明に関して，被験者単独であるよりも被検者が信頼する人物の同席が望ましいと判断する場合はこれを勧めるべきである。
6. 検査結果は被検者の同意を得て，血縁者に開示することができる。被検者の同意が得られない場合，以下の条件をすべて満たす場合に限り，被験者の検査結果を開示することが可能である。但し，被験者の同意が得られない場合の開示の可否は，担当医師の判断のみによるのではなく，所轄の倫理委員会などの判断に委ねるべきである。

ライエントが抱える問題や不安，倫理的問題への対応を考慮した遺伝カウンセリングの対応が求められる。

Ⅷ．今後

確定診断のため複数の遺伝子解析が求められ，次世代シークエンサー遺伝学的検査の応用が始まった。網羅的なゲノム配列解析も始まり，得ることを目的とした結果の他に，得られた偶発的所見には健康管理に役立つと思われる変異が含まれる可能性があるという。医療者はこれらの結果開示について方針を立てる必要がある[10]。

まとめ

遺伝学的検査の特性を踏まえた検査とその結果の説明がクライエントに理解されていることが必須である。遺伝カウンセリングは，①何のための検査か，②検査の結果，どのようなことがわかったか，③結果に基づいた医療管理や将来はどのようになるのかをクライエントが理解し，判断に必要な情報を得て，自身で意思決定できることを目標としている。遺伝医学や臨床遺伝の急速な進展に伴い，遺伝学的検査も複雑になってきた。遺伝情報の解析結果を解釈してクライエントが理解できるように伝えることは遺伝カウンセリングの大きな要素である。専門家による遺伝カウンセリングが必要とされ，クライエントが主治医から離れる場合でも，遺伝カウンセリング担当者と主治医との連携が大切である。ガイドラインの遵守は基本と云える。

遺伝学的検査の急速な進歩により，検査はいっそう複雑になり種類はいっそう多くなるため，解釈には領域の専門家の知識と技術が必要になるだろう[10]。クライエントにとってより良い遺伝カウンセリングを行うには，検査の解釈について相談できる人材を確保したうえで，チーム医療としての実施を考慮すべきと思われる。

用語解説

1. **遺伝学的検査**：ヒト生殖細胞系列における遺伝子変異もしくは染色体異常に関する検査，およびそれらに関連する検査〔分子遺伝学的検査（DNA/RNA検査），染色体検査，遺伝生化学的検査など〕。ゲノムおよびミトコンドリア内の原則的に生涯変化しない，その個体が生来的に保有する遺伝学的情報（生殖細胞系列の遺伝子解析により明らかにされる情報）を明らかにする検査[4]。

参考文献

1) 福嶋義光 監訳：トンプソン＆トンプソン 遺伝医学，541，メディカルサイエンスインターナショナル，2009.
2) Uhlmann ER, Schuette JL, et al ed：A Guide to Genetic Counseling, 2nd ed, Wiley-Blackwell, 2009.
3) 野村文夫，羽田 明 編：チーム医療のための遺伝カウンセリング入門，51-52，中外医学社，2007.
4) 医療における遺伝学的検査・診断に関するガイドライン，日本医学会，2011.
http://jams.med.or.jp/guideline/genetics-diagnosis.pdf
5) 新川詔夫 監，福嶋義光 編，遺伝カウンセリングマニュアル 改訂第2版，南江堂，2003.
6) Bennett RL：The Practical Guide to the Genetic Family History 2nd, Wiley-Blackwell, 2010.
7) ファーマコゲノミクス検査の運用指針
http://jshg.jp/resources/data/120702PGx.pdf
8) ゲノム薬理学を適用する臨床研究と検査に関するガイドライン
http://www.jslm.org/others/news/genomics21001203.pdf
9) 遺伝学関連10学会「遺伝学的検査に関するガイドライン（2003）」
http://jshg.jp/e/resources/data/10academies.pdf
10) 増井 徹，斉藤加代子，他 編：遺伝子診断の未来と罠，48-52，日本評論社，2014.

山内泰子
1992年　帝京大学医学部衛生学講座助手
1993年　同衛生学公衆衛生学講座助手
2006年　信州大学大学院医学研究科医科学専攻修士課程修了
　　　　財団法人ヒューマンサイエンス振興財団研究支援員
2007年　お茶の水女子大学大学院特任講師
2009年　川崎医療福祉大学医療福祉学部医療福祉学科准教授
　　　　同大学院医療福祉学研究科医療福祉学専攻指導教員補佐

第4章　遺伝カウンセリングとその周辺

2. 遺伝学的検査と遺伝カウンセリング
2）神経内科領域の発症前診断と遺伝カウンセリング

澤井　摂・野村文夫

　遺伝子解析技術の進歩により，これまで医療の枠組みになかった発症前診断の希望が増えてきているが，遺伝性神経・筋疾患の多くは治療法や予防法がないため，その適応は遺伝カウンセリングを通して慎重に検討する必要がある。当院では発症前診断の検査の前に最低4回の遺伝カウンセリングを必須とし，疾患の理解や発症前診断後の将来設計の熟考を促している。今後，発症前診断の希望は増加することが予想されるが，遺伝カウンセリングを適切に受けられるように遺伝医療体制を整備していく必要がある。

はじめに

　近年，遺伝子解析技術の進歩で多くの遺伝性神経・筋疾患の原因遺伝子が同定されるようになり，迅速で正確な診断がもたらされるようになってきた。これらは発症者の確定診断には大きく貢献したが，一方で結婚や仕事における遺伝子差別などのような倫理的・社会的問題を引き起こす可能性が出てきた。
　ハンチントン病，脊髄小脳変性症，筋強直性ジストロフィーなどの遺伝性神経・筋疾患は，50歳代前後の中高年での発症が多いため，発症の時点ですでに下の世代が生まれており，遺伝的なリスクが生じている。また常染色体優性遺伝形式を示す疾患が多いため，家族内に多くの発症者が存在している。そのため，未発症の at risk の家族は発症者の介護を通して疾患について理解する反面，将来の自分と重ね合わせて思い悩むことがある。

　未発症の at risk の家族が，自身の将来の発症の可能性を知るために行う遺伝学的検査を「発症前診断」と呼ぶ。発症前診断は，これまでの医療の枠組みにはなかったが，遺伝子解析技術の進歩が新たなニーズを生み，就職や結婚・出産などの将来設計などを理由として検査の希望が増えてきている。しかし，多くの遺伝性神経・筋疾患には根治的な予防法や治療法が確立されていないことから，発症前診断を受けて将来発症するかを知っても医学的な面での利点は得られず，発症前診断の是非には大きな議論がある。
　発症前診断の問題として，検査結果が陽性であった場合，その結果を心理的に受け入れられるかという点が挙げられる。この検査では，症状の出現時期や重症度をはっきりとは予測できないため，結果が陽性の場合，いつ症状が現れるかわからないという不安を抱え続けることになる。最悪のシナリオは検査結果を悲観して自殺してしまうことであるが，ハンチントン病の発症前診断に関

---

key words

遺伝性神経・筋疾患，発症前診断，医療における遺伝学的検査・診断に関するガイドライン，遺伝カウンセリング，遺伝学的検査に関するガイドライン，神経疾患の遺伝子診断ガイドライン

する欧米諸国での研究では、発症前診断を受けた4527名のうち、自殺5名、自殺未遂21名、心理的苦痛による入院18名と報告されている[1]。また、検査の結果が陰性であれば心理的問題はないのかというとそうではなく、家系内の発症者や検査陽性の未発症者に対して家族を見捨てたような気になって思い悩むことが指摘されている。発症前診断の実施に際しては心理的支援が非常に重要である。

I. 遺伝性神経・筋疾患の発症前診断に関連するガイドライン

遺伝性神経・筋疾患における発症前診断は、その倫理的・社会的な問題から慎重に対応する必要がある。現在、発症前診断を希望するクライエントへの対応として、日本医学会、遺伝医学関連10学会（日本人類遺伝学会、日本遺伝カウンセリング学会、日本遺伝子診療学会、日本家族性腫瘍学会、日本産科婦人科学会、日本小児遺伝学会、日本先天異常学会、日本先天代謝異常学会、日本マス・スクリーニング学会、日本臨床検査医学会）、日本神経学会より、ガイドラインが提言されている。

1. 医療における遺伝学的検査・診断に関するガイドライン（日本医学会、2011年）[2]

本ガイドラインでは、「すでに発症している患者を対象とした遺伝学的検査については、原則として主治医が、検査の有用性の検討、事前の説明、検査の実施を行い、必要に応じて専門家による遺伝カウンセリングを受けられるように配慮する」とされる。一方、「非発症保因者診断、発症前診断、出生前診断を目的に行われる遺伝学的検査については、事前に適切な遺伝カウンセリングを行った後に実施する」とされ、未発症者の遺伝学的検査における検査前後の心理への配慮および支援が強調されている。

2. 遺伝学的検査に関するガイドライン（遺伝医学関連学会、2003年）[3]

本ガイドラインでは、「有効な治療法および予防法の確立されていない疾患」に対する発症前診断のための要件が示されている。遺伝性神経・筋疾患の多くがこの「有効な治療法および予防法の確立されていない疾患」に当てはまり、家族性腫瘍のように未発症の検査陽性者に対して予防的な治療介入が可能な疾患とは区別されている。

発症前診断を行うために満たすべき条件として、①被検者は判断能力のある成人で、自発的に検査を希望していること、②同一家系内の罹患者の遺伝子変異が判明していること、③当該疾患の理解が十分されていることと、結果が陽性または陰性であった場合の将来設計を熟考していること、④検査後の心理的・社会的支援を行う医療機関が利用できること、が挙げられている。

3. 神経疾患の遺伝子診断ガイドライン（日本神経学会、2009年）[4]

本ガイドラインでは、神経疾患の中で発症前診断の対象となりうるものとして、①単一遺伝子疾患であること、②成人発症であること、③浸透率がほぼ100％と考えられること、の要件を満たす場合と明記されている。ハンチントン病、脊髄小脳変性症、筋強直性ジストロフィーなどがその例である。また、診断結果の告知後においても継続的な心理的支援の必要性が書かれている。

II. 当院における発症前診断に対する遺伝カウンセリングの実際

千葉大学医学部附属病院遺伝子診療部では、遺伝性神経・筋疾患の発症前診断に対する遺伝カウンセリングを、これまでに36例経験した（図❶）。当院では、発症前診断を希望するクライエントに対して、臨床遺伝専門医、神経内科医師、認定遺伝カウンセラー、臨床心理士、ソーシャルワーカーなどのチームによる遺伝カウンセリングを行っている。

前述のガイドラインに従って発症前診断前の遺伝カウンセリングを行っているが、特に遺伝医学関連学会の「遺伝学的検査に関するガイドライン[3]」にある「当該疾患の理解が十分されていることと、結果が陽性または陰性であった場合の将来設計を熟考していること」を満たすためには、検査の前に十分な遺伝カウンセリングが必要と考えている。発症前診断を希望するクライエントの

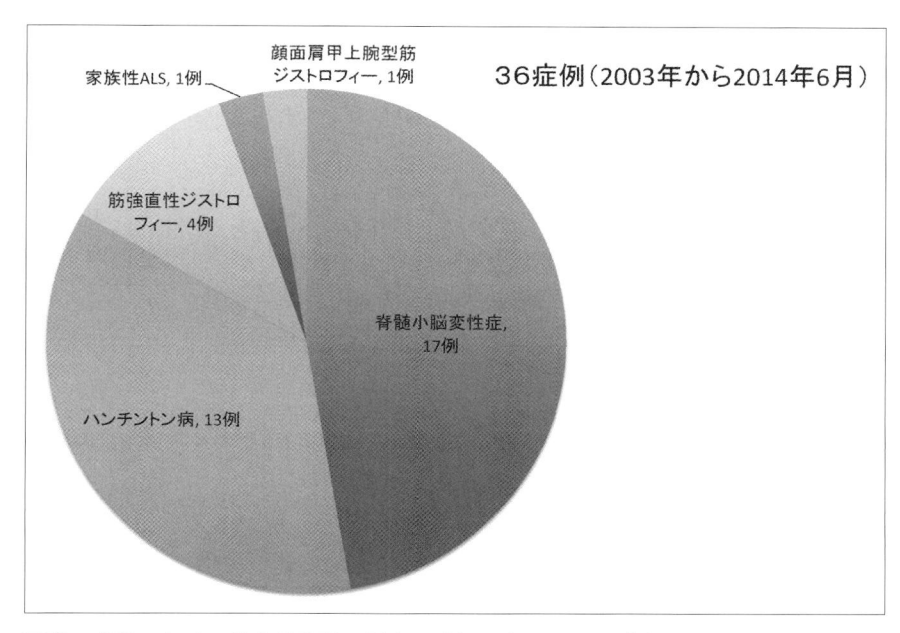

2) 神経内科領域の発症前診断と遺伝カウンセリング

図❶ 当院における発症前診断に対する遺伝カウンセリング症例

（円グラフ：36症例（2003年から2014年6月）
- 脊髄小脳変性症, 17例
- ハンチントン病, 13例
- 筋強直性ジストロフィー, 4例
- 家族性ALS, 1例
- 顔面肩甲上腕型筋ジストロフィー, 1例）

表❶ 当院での発症前診断に対する遺伝カウンセリングの流れ

第1回：希望理由や取り巻く環境の聴取，疾患や発症前診断の説明
第2回：前回からの心境の変化の聴取，発症前診断を受ける意思の確認
第3回〜：臨床心理士による面談
発症前診断を受ける意思の最終確認
発症前診断
発症前診断の結果の告知
発症前診断後：心理的・社会的支援

中には，初回の遺伝カウンセリングで検査ができると考えて来院する方もいるが，当院では発症前診断を受ける前に1回1〜2時間の遺伝カウンセリングを最低4回必須としている（**表❶**）。当院のこれまでの症例では，来院から発症前診断を受けるまでに平均で1年ほどの期間を要している。

遺伝カウンセリングが終わるごとに，担当者はスタッフミーティングで報告し，今後の方針についての検討を行う。また，次の遺伝カウンセリングの時期は，クライエントに十分に熟考してもらう期間を考慮して設定する。

1. 発症前診断前（1回目）

初回の遺伝カウンセリングは臨床遺伝専門医と認定遺伝カウンセラーが担当し，発症前診断を希望する理由，クライエントや家族を取り巻く環境について聴取し，疾患についての説明と，発症前診断後の心理的・社会的（仕事，結婚，出産，保険など）影響の可能性について説明する。

発症前診断はクライエントの心理的負担が大きいため，遺伝カウンセリングにはキーパーソンの同伴が望ましい。ただし，クライエントとキーパーソンの考え方に相違がみられるときには，その後の遺伝カウンセリングで別々に話を聞くことも考慮する。

また，未発症で at risk の兄弟が一緒に遺伝カウンセリングを受けることを希望することがあるが，兄弟でも考え方は異なり，そして何よりも検査を同時に受けた場合にその結果（特に，兄弟の一方は陽性で一方は陰性であった場合など）をお互いがどのように受け入れるかという問題が起こるので，発症前診断のための遺伝カウンセリングは，兄弟で一緒に受けさせるべきでないと考える。

遺伝医学関連学会の「遺伝学的検査に関するガイドライン[3]」には「同一家系内の罹患者の遺伝子変異が判明していること」という要件があるた

め，家系内の罹患者が遺伝子診断されているかどうかをクライエントに確認する。発症前診断は，未発症者に対して遺伝子変異の検索のみで将来の発症を評価する検査であるため，家系内の罹患者の遺伝子変異と同じ変異があるかどうかを確認する必要がある。

遺伝カウンセリング中に，話し方やしぐさなどから，クライエントがすでに当該疾患を発症していると疑われることがある。このような場合には，本人に発症の自覚がないため，神経内科への受診を促し，そこでの診察や画像検査などを通して疾患を受容させることも必要である。

2．発症前診断前（2回目）

発症前診断に対する考え方は様々であるため，クライエントにいろいろな人からの意見を聞いてもらうという目的から担当者を変更して遺伝カウンセリングを行う施設もあるが，当院では話の継続性を重視し初回と同一の担当者が引き続き遺伝カウンセリングを行っている。

2回目の遺伝カウンセリングでは，初回の遺伝カウンセリング後に起きた心境の変化を聞き，また新たな疑問点を解説する。疾患についての詳しい話を希望される場合には，専門の神経内科医師にも同席を依頼することがある。

クライエントから「自身と同じ境遇の at risk の方が，発症前診断についてどういう考え方をしているのか知りたい」という希望を受けて，患者家族会を紹介したことがあった。特に「発症前診断を受けることを希望しない at risk の方」からの意見は，クライエントが発症前診断を受けるかどうかを検討するうえで重要な情報となることがある。

最後に発症前診断を受ける意思の再確認を行う。

3．発症前診断前（3回目〜）

当院では，疾患に関する十分な理解と発症前診断の意義や問題点についての理解が得られた後に，臨床心理士が担当して遺伝カウンセリングを行う。クライエントのほとんどは陰性の結果を期待して発症前診断を受けるので，陽性の結果を受けたときの自身の心理的変化は想像しにくい。そのため，様々な心理テストを用いて，発症前診断を受けた場合と受けない場合，また検査を受けたと仮定して結果が陽性の場合と陰性の場合のそれぞれについて，将来像や心理変化を具体的にイメージしてもらっている。

心理テストによる評価は，クライエント自身にとって発症前診断に対する自分の考え方を整理してもらうのに有効であるが，遺伝カウンセリングを行う側にもクライエントの精神科疾患のスクリーニングや発症前診断後の心理的サポートにも有効である。

4．発症前診断を受ける意思の最終確認

臨床心理士による複数回の面談を経て，遺伝医学関連学会の「遺伝学的検査に関するガイドライン」にある「将来設計について熟考」という要件を満たしたと判断された場合，臨床遺伝専門医と認定遺伝カウンセラーが発症前診断を受ける意思の最終確認を行う。

5．発症前診断と結果の告知

発症前診断は，家系内の罹患者と同じ遺伝子変異がクライエントにみられるかどうかで判定する。そのため，家系内の罹患者の遺伝子変異が明らかである必要がある。未発症者を遺伝子変異の評価のみで診断するため，検査は慎重に行われる。上の世代（親）の罹患者の遺伝子変異が明らかな場合，変異のあるアレルがあるかないことだけでなく，ない場合には正常のアレルを引き継いでいるかどうかを確認している。検査を確実に行うため，日にちを変えて2度の採血を行い，2回の遺伝子解析結果が一致することを確認している施設もある。

発症前診断の結果の告知は電話では行わずに，クライエントに直接伝える。結果の告知はクライエントにとって心理的な負担が大きいため，キーパーソンを同伴することが望ましい。

6．発症前診断の結果の告知後

結果の告知後は，結果が陽性または陰性にかかわらず遺伝カウンセリングを継続して行い，検査結果の心理的影響や検査を受けたことによる家族への影響などをフォローアップし，適切に心理的・社会的支援を行う。

Ⅲ．遺伝性神経・筋疾患の発症前診断における留意点

1．適切な遺伝カウンセリングが重要

当院の遺伝性神経・筋疾患の発症前診断に対する遺伝カウンセリングでは，最終的に全体の約半数が実際に発症前診断を行ったが，残りの半数は検査を行わなかった。発症前診断を希望して来院したクライエントの半数が，遺伝カウンセリングを通して検査を受けないと決断したことは，発症前診断を受けるかどうかを判断するうえで遺伝カウンセリングがいかに重要な役割を果たすかを示している。

「発症前診断を受け，将来発症するかをはっきりさせて，あいまいな状態から抜け出したい」という理由で発症前診断を希望して来院するクライエントは，検査で陽性になった場合の将来の計画を十分に考えず，「検査を受けない」という選択肢を検討しないまま検査への強い期待を語ることが多い。「自身の発症前診断を受ける決断は，十分に熟考されたものであり，遺伝カウンセリングを受ける必要はない」と考え，検査を早く受けることを希望する者もいるが，クライエントの希望をそのまま受け入れるだけの遺伝カウンセリングは望ましくなく，「検査を受けない」という選択肢もあることを遺伝カウンセリングの場で提示することが必要である。

2．結婚や出産のために発症前診断を希望するケース

遺伝性神経・筋疾患は50〜60歳代での発症が多いため，発症前診断を希望するクライエントは，その次世代である20〜30歳代の若者であることが多い。この年代はちょうど結婚や出産を考慮する時期であることから，結婚相手への責任や子供への遺伝の心配から発症前診断を希望するケースが多い。このようなケースでは，発症前診断の結果が陽性であった場合の将来像や心理的変化を十分に想像できていない場合が多いため，遺伝カウンセリングで将来設計の熟考を促すことが重要である。

3．罹患者の遺伝子診断が at risk の家族の発症前診断につながる可能性がある

すでに発症している患者の遺伝子診断を行う際にも，将来的に血縁者が発症前診断を希望する可能性があることを念頭において慎重に対応する必要がある。例えば，患者への病状説明や遺伝学的検査の説明の際には，最初は at risk の家族を同席させずに話をすることなどを考慮する。

日本医学会のガイドライン[2]では，「すでに発症している患者を対象とした遺伝学的検査については，原則として主治医が，検査の有用性の検討，事前の説明，検査の実施を行い，必要に応じて専門家による遺伝カウンセリングを受けられるように配慮する」とされるが，今後の家族の発症前診断につながる可能性が高い場合には，早期から臨床遺伝専門医や遺伝カウンセラーに関わってもらうことが望ましい。

おわりに

現在，遺伝性神経・筋疾患の発症前診断への対応は施設ごとに異なり，発症者の診断は行うが発症前診断は行わないという施設も少なくない。

遺伝性神経・筋疾患では，遺伝学的検査が保険収載される疾患が増えつつあり，2010年にハンチントン病と球脊髄性筋萎縮症が，2012年に筋強直性ジストロフィーの遺伝学的検査が保険収載された。保険が適用されるのはすでに発症している症例に限られるが，疑い症例も対象となりうるので，検査が保険収載されたことで，検査実施例が増える可能性がある。このような背景から，今後，発症前診断を希望するクライエントが増えることが予想され，その対応に迫られてきている。

わが国では，現時点では専門家に相談できる遺伝カウンセリング体制が充実しているとは言いがたく，遺伝医療の専門家の育成と各診療科の担当医の遺伝医学マインドを高めることなどにより，遺伝医療体制を整備していく必要がある。

参考文献

1) Almqvist EW, Bloch M, et al : Am J Hum Genet 64, 1293-1304, 1999.
2) 日本医学会：医療における遺伝学的検査・診断に関するガイドライン, 4, 2011.
3) 遺伝医学関連学会：遺伝学的検査に関するガイドライン, 2003.
4) 日本神経学会：神経疾患の遺伝子診断ガイドライン, 7-8, 医学書院, 2009.

澤井　摂
2002年　千葉大学医学部卒業
　　　　同医学部神経内科入局
2003年　千葉県立救急医療センター
2004年　成田赤十字病院神経内科
2009年　千葉大学医学薬学府先端生命科学専攻神経内科学博士課程修了
　　　　同大学院医学研究院（分子病態解析学）助教

第4章 遺伝カウンセリングとその周辺

2．遺伝学的検査と遺伝カウンセリング
3）遺伝性腫瘍症候群における遺伝カウンセリング

櫻井晃洋

　がんは遺伝要因と環境要因の関与によって発症するが，いずれかが強力な発症因子として作用すると家系内にがんが集積することになる。このうち遺伝要因が強く関わっているものが遺伝性腫瘍であり，頻度の低い疾患では原因遺伝子によって特徴的な臨床像を呈するものが多いが，乳がんや大腸がんなど高頻度にみられるがんにおいては遺伝性腫瘍と非遺伝性腫瘍との区別は必ずしも容易ではない。遺伝性腫瘍の多くで原因遺伝子が明らかにされており，一般臨床の中で検査される機会も多くなっているが，診療にあたっては遺伝学的検査の意義と，その結果が本人や血縁者に与える影響について慎重な配慮が求められる。

はじめに

　原因のいかんにかかわらず特定の家系にがんの異常な集積がみられる場合，これを「家族性腫瘍」と定義している。したがって，家族性腫瘍には強い遺伝要因の関与によって発症する「遺伝性腫瘍」のほかに，家族が共通の高発がん性環境に曝露されることによって集積する場合も含まれる。今や約50％の人が生涯の間にがんに罹患する時代であり[1]，家族歴聴取をした時に血縁者に複数のがん罹患者がいるのはことさら特別なことではない。臨床の場においては，がん罹患者が複数いる多くの家系の中から遺伝性腫瘍が疑われる家系を的確に拾い上げ，適切な検査によって診断を確定し，その結果に基づいて患者やリスクのある血縁者に最善の医療を提供することが求められる。特に遺伝性腫瘍は個々の疾患のほとんどにおいて標準的な対応法が示されており，それによって多くの場合予後の改善も見込まれるので，診断を確定するための遺伝学的検査の臨床的有用性が非常に大きい領域であるといえる。さらには1人の診断によって，リスクのある血縁者に対する早期の対応も可能となる。しかしながら，こうした遺伝性疾患の診療にあたっては，遺伝情報の特殊性や患者および血縁者の理解やニーズをよく把握したうえでの丁寧な診療が求められる。

I．遺伝性腫瘍の原因と種類

　遺伝性腫瘍のほとんどは，単一の原因遺伝子の変異によって発症が規定され，環境の影響は認められないかあってもわずかである。こうした腫瘍が，がん全体に占める割合は疾患にもよるが，おおむね5％以下と考えられる。遺伝性腫瘍の大部分は常染色体優性遺伝の形式をとり，したがって患者の子は50％の確率で病原性の変異遺伝子を受け継ぐ。ただし浸透率は疾患によって異なり，

---

key words
遺伝カウンセリング，浸透率，がん抑制遺伝子，がん遺伝子，DNA修復関連遺伝子，two hit theory，予防的治療，患者・家族会

最近ではゲノム解析が以前よりも容易に実施できるようになって非典型例での解析データも蓄積されてきた結果，例えば遺伝性乳がん卵巣がん症候群では，BRCA1/2 変異保有者における浸透率は，当初想定されていたよりも低かったり，他の関連遺伝子の遺伝型が浸透率に影響したりすることが次第に明らかになっている[2]。これについては，患者や家族に情報提供するにあたって，最新のデータを確認することが重要である。主要な常染色体優性遺伝性の家族性腫瘍を**表❶**にまとめた。

表❶　主な優性遺伝性腫瘍症候群

症候群名	主な腫瘍	平均的発症年齢	原因遺伝子
遺伝性乳がん卵巣がん	乳がん 卵巣がん 前立腺がん 膵がん	成人以降	BRCA1 BRCA2
リンチ症候群（遺伝性非ポリポーシス性大腸がん）	大腸がん 子宮体がん 胃がん 卵巣がん	成人以降	MLH1 MSH2 MSH6 PMS2
家族性大腸ポリポーシス	大腸がん 十二指腸がん デスモイド腫瘍	思春期以降	APC
多発性内分泌腫瘍症 1 型	副甲状腺過形成 下垂体腺腫 膵内分泌腫瘍	思春期以降	MEN1
多発性内分泌腫瘍症 2 型	甲状腺髄様がん 褐色細胞腫	10 歳前後	RET
フォンヒッペル・リンドウ病	網膜小脳血管腫 腎細胞がん 褐色細胞腫	網膜血管腫は乳児期から，他は学童期以降	VHL
遺伝性褐色細胞腫・傍神経節腫瘍症候群	褐色細胞腫 傍神経節腫瘍	思春期以降	SDHB SDHD TMEM127　など
神経線維腫症 1 型	カフェ・オレ斑 神経線維腫 髄膜腫 線維肉腫	カフェ・オレ斑は生下時から，神経線維腫は学童期以降	NF1
神経線維腫症 2 型	聴神経腫瘍 髄膜腫	思春期以降	NF2
リ・フラウメニ症候群	骨肉腫・軟部肉腫 副腎皮質がん 脳腫瘍 乳がん 白血病	小児期から，乳がんは成人以降	TP53
カウデン症候群	乳がん 甲状腺がん 子宮内膜がん	成人以降	PTEN
カーニー複合	心粘液腫 皮膚・乳房粘液腫 内分泌腫瘍 精巣腫瘍	思春期以降	PRKAR1A
網膜芽細胞腫	網膜芽細胞腫 骨肉腫	出生時〜5 歳 骨肉腫は思春期以降	RB1
結節性硬化症	巨細胞性星細胞腫 腎血管筋脂肪腫 心横紋筋腫 顔面血管線維腫 皮膚白斑，線維腫	星細胞腫や心横紋筋腫は出生時から	TSC1 TSC2

これらのうち遺伝性乳がん卵巣がん，大腸がん，多発性内分泌腫瘍症については別稿で他の著者によって紹介されているので参照していただきたい。多くの場合，個々の疾患で発生する腫瘍の病理学的特徴や悪性度は同部位に発生する非遺伝性腫瘍と大きな差はないものが多いが，遺伝性腫瘍では特定のがんが集積し，多発・再発が多く，非遺伝性腫瘍に比べて若年で発症する傾向を示す。

遺伝性腫瘍の原因遺伝子は，がん抑制遺伝子，がん遺伝子，DNA修復関連遺伝子の3つに分けられることが多い。表にまとめた疾患の原因遺伝子のうち，多発性内分泌腫瘍症2型の原因となる*RET*はがん遺伝子であり，遺伝性非ポリポーシス性大腸がんの原因遺伝子群はDNA修復関連遺伝子である。それ以外の原因遺伝子はがん抑制遺伝子に分類されるが，がん抑制遺伝子にはDNA修復に関連する機能をもつ遺伝子も多く，両者を厳密に区別することはできない。がん抑制遺伝子は正常では細胞増殖に対して抑制的に機能しており，遺伝子変異のためにこの機能が失われることにより細胞は本来の秩序を逸脱した細胞増殖，すなわち腫瘍化への道をたどる。通常，がん抑制遺伝子は2つのアレルのうち1つが機能していれば細胞の腫瘍化は起こらないが，変異のないアレルに後天的に変異や欠失が生じることによって，その細胞では当該のがん抑制遺伝子の機能を喪失し，腫瘍化が起きる。この2つのアレルの遺伝子機能が失われることで腫瘍が生じるという理論はtwo hit theoryと呼ばれ，Knudsonが遺伝性と非遺伝性の網膜芽細胞腫をもとに理論的に導き出したものである。後年，実際に腫瘍細胞において両アレルの機能が失われていることが確認され，理論が裏づけられた。

一方，がん遺伝子の多くは細胞増殖に関わるシグナル伝達系のタンパクをコードしており，特定のコドンにミスセンス変異を生じると，増殖因子など上位からの刺激がなくても持続的に活性を示すようになり，非生理的な細胞増殖が進行する。多くの非遺伝性腫瘍においてがん遺伝子の体細胞変異による活性化が認められ，一部は治療選択の根拠となるため検査が保険適用となっている。

DNA修復関連遺伝子の異常に起因するものの中には常染色体劣性遺伝の形式をとる疾患群がある（表❷）。これらの疾患では腫瘍以外にも様々な全身症状を伴うことが多く，遺伝性腫瘍というよりは高発がん性遺伝性疾患と呼ぶほうが適切である。両親は通常原因遺伝子変異をヘテロで有する保因者であり，臨床的には無症状である。

II．遺伝性腫瘍の遺伝カウンセリング

遺伝カウンセリングは一方的な遺伝医学的情報の提供ではなく，クライエント自身が直面している疾患に対する理解を深めることはもちろんのこと，それに伴って生じうる心理的・社会的影響を認識し，その上で現在および将来の医療上・生活上生じてくる問題に対して，自己の意思で決定し行動できるように支援する医療行為である[3]。ここでは医療者とクライエントとの間の信頼関係に基づいた双方向のコミュニケーションが行われ，遺伝カウンセリングを行う医療者には正確な遺伝医学の知識だけでなく，クライエントの思いを的確に把握して正しい情報をわかりやすく伝える能力や，クライエントの悩みを理解し人権を尊重する人間性が要求される。

疾患にもよるが，多くの常染色体優性の遺伝性腫瘍では，家系内の発端者は30〜50歳前後に診断を受ける。こうした年齢層は社会においては職場などで中心的な役割を担ういわゆる「働きざかり」であり，家庭においてはまだ成人していない子育ての最中であることが多い。遺伝性腫瘍と診断された患者は，突如としてその聴きなれない疾患の当事者になったことで数多くの問題を一度に受け入れなければならない事態に直面する。それは言うまでもなく，第一に自己の現在および将来の健康に対する不安である。ほとんどの遺伝性腫瘍は複数の臓器に腫瘍が異時性に発症してくる。患者はすでに発症したがんに対する治療を受けるだけでなく，いつ新たながんが出現するかわからないという不安を抱えながら長期にわたって定期的な診療を受け続けなければならない。これに伴って仕事や社会生活をどう調整していくか，あるいは配偶者もしくはパートナーにどのように共

表❷　常染色体劣性遺伝を示す主な高発がん性遺伝性疾患

症候群名	がんのリスクと主な病変	その他の臨床症状	原因遺伝子
毛細血管拡張性運動失調症	30〜40% 非ホジキンリンパ腫，白血病，髄芽腫，膠芽腫，胃がん，子宮がん	歩行失調（体幹失調） 小脳性構語障害 眼球運動失行・眼振 皮膚毛細血管拡張 免疫不全	*ATM*
ブルーム症候群	20歳までに30% 幼児期：リンパ腫，白血病，ウィルムス腫瘍 成人後：乳がん，子宮頸がん，大腸がん，食道がんなど	日光過敏 免疫不全	*BLM*
ファンコニ貧血	30%以上 骨髄異形成症候群，白血病，扁平上皮がん（頭頸部，食道，婦人科領域）	汎血球減少 皮膚色素沈着 外表奇形（上肢，生殖器，頭頸部，眼など） 成長障害 性腺機能不全	*FANCA* *FANCC* *FANCG* *FANCD1* など
ワーナー症候群	45歳で50% 軟部組織肉腫，骨肉腫，黒色腫，甲状腺がん	白内障，早期白髪化などの早老所見 特徴的顔貌 低身長 強皮症様皮膚変化	*WRN*
色素性乾皮症	皮膚がん	日光皮膚炎，色素斑，毛細血管拡張，皮膚萎縮 中枢・末梢神経症状	*XPA〜G* *XP-V*

通の理解をもってもらうか，ということも切実な問題となってくる。また遺伝性疾患の当事者であるという意識は自己イメージにも大きな影響を及ぼすといわれている。そして不安は自己の問題にとどまらず，家族，特に自分の子どもへの遺伝の問題が大きな心配事として患者にのしかかる。遺伝性腫瘍の遺伝カウンセリングはこうした数多くの問題について，時間をかけて1つ1つ丹念に当事者である患者・家族とともに考えていく医療行為である。

遺伝学的検査によって遺伝性腫瘍の診断を確定することは，治療方針すなわち治療のタイミングや術式，さらにその後の健康管理方針を決定するうえで極めて重要である。遺伝学的検査については2011年に公開された日本医学会による「医療における遺伝学的検査・診断に関するガイドライン」で，発症者に対する遺伝学的検査の説明や同意の取得は原則として主治医が行うとされている[4]。しかしながら，遺伝性腫瘍の診断確定に際しては上記のような点についての十分な配慮が必要であり，必要に応じて遺伝カウンセリングの機会を提供できるように体制を準備しておく必要がある。また罹患者が遺伝性腫瘍と診断され，血縁者に対する発症前診断が考慮される際には，十分な遺伝カウンセリングの提供が必須である。

Ⅲ．予防的治療について −日本の現状−

遺伝性腫瘍の診断確定が治療や長期的な管理方針に重要であることはすでに述べたが，さらに一部の疾患では血縁者の発症前診断結果に基づいて発症前の介入が可能になる。海外において，こうした発症前治療がすでに行われている疾患としては，遺伝性乳がん卵巣がん症候群における乳房，卵巣・卵管の予防的切除・摘出術と，多発性内分泌腫瘍症2型における予防的甲状腺全摘術がある。それぞれの詳細については別稿を参照していただくこととして，ここでは日本の医療制度の中での限界と問題点について述べるにとどめる。

遺伝性乳がん卵巣がん症候群では，すでに片側に乳がんを発症した患者の反対側の予防的切除術，あるいは発症前の両側予防的切除術，卵巣がん予防を目的としたリスク軽減卵巣卵管切

除術が行われる。特に卵巣がんは有用性の証明されたサーベイランス法がなく、かつ乳がん以上に生命予後に直結するため、米国の National Comprehensive Cancer Network のガイドラインでは卵巣がんの対応策として第一に考慮すべきものと位置づけている[5]。また抗エストロゲン薬による二次がんの予防効果も認められており、日本乳癌学会の「乳癌診療ガイドライン」でもこれらの対処法の有効性を認めている[6]。しかしながら、わが国の医療制度は基本的にすでに疾患を発症した人に対する医療の提供を前提としており、現時点で疾患を発症していない人に対する投薬や外科手術は想定されていない。このため、予防的外科治療は一部の施設において先進医療として行われているのが現状である。遺伝カウンセリングでは海外の情報をもとにクライエントに情報提供をせざるを得ないことが多いが、日本の現状についても正確に伝えることが重要である。

同様に多発性内分泌腫瘍症 2 型においても、海外では患者の子に対しては発症前診断を乳幼児期に行い、変異陽性者に対しては変異コドンに基づく重症度にしたがって乳児期から幼児期に予防的甲状腺全摘術を施行することが推奨されているが、わが国でこうした方針に沿って対応している外科医はほとんどいない[7,8]。多くはサーベイランスを綿密に行って、早期の発症を確認できた時点で手術に踏み切っている。実際に予防的切除と発症早期の手術のどちらが予後や QOL の点で優れているかは、現時点でも結論は出ていない。

Ⅳ. 患者や家族に対する支援

すでに述べてきたように家族性腫瘍の診断を受けた患者は、瞬時にして数多くの自分ひとりでは解決できない問題を抱え込むことになるが、現在の医療システムの中では、患者や家族に対して十分に時間をかけてそれぞれが抱える問題を相談し、解決に向けて自己決定するための機会が十分に提供されてきたとは言えない。もちろん誠意ある医療者はこうした患者や家族に対して医療的・心理的な支援を以前から行っているし、最近はようやく遺伝性腫瘍に対する遺伝カウンセリングを提供できる施設も増えてきた。しかしそれとは別に、自らと同じ経験をもつ「仲間」から得られる助言や共感は医療者が提供できない貴重なサポートとなる。特にそれぞれの遺伝性腫瘍はもともと頻度が高いわけではないので、患者・家族は同じ疾患に罹患し問題や悩みを共有する他の患者・家族と出会う機会も少ない。このような問題に当事者が自発的に取り組んできた結果として、多くの遺伝性腫瘍症候群で患者・家族会が活動を行っている。主な患者・家族会を表❸にまとめた。

患者・家族会は、当事者が直面している疾患を正しく知る機会となり、またその疾患とともに生きていくための知恵や経験を共有する場ともなる。また個人では難しくても、会として活動することで、医療や社会、行政へのメッセージも発信

表❸　遺伝性腫瘍の患者・家族会

症候群名	患者・家族会の名称	URL
家族性大腸ポリポーシス	ハーモニー・ライン ハーモニー・ライフ	www.harmonyline.com www.homepage3.nifty.com/harmony-life
多発性内分泌腫瘍症 1 型 多発性内分泌腫瘍症 2 型	むくろじの会	men-net.org/mukuroji
フォンヒッペル・リンドウ病	ほっと chain	www.vhl-japan.org
遺伝性褐色細胞腫・傍神経節腫瘍症候群	褐色細胞腫を考える会	www.pheopara.com （遺伝性に限定していない）
神経線維腫症 1 型 神経線維腫症 2 型	復生あせび会	www.asebikai.com （稀少難病を広く対象としている）
網膜芽細胞腫	すくすく	www.facebook.com/sukusuku2013
結節性硬化症	TS つばさの会	www.ts-tubasa.com
ワーナー症候群	ウェルナー症候群患者家族の会	8nkanja.8nkazoku.justhpbs.jp
色素性乾皮症	全国色素性乾皮症連絡会	www.xp-japan.net

しやすくなる。患者・家族会に対する考え方はクライエントによって異なるが，遺伝カウンセリングにおいてはこうした会の情報は必ず提供すべきである。欧米ではこうした患者会やサポートグループは多くの援助や寄付金によって経済基盤が安定し，組織的な運営活動が行われているが，日本ではまだ個人の善意によって支えられているのが現状である。医療は病院内での治療のみではなく，社会的な患者支援も必須である。医療者も今まで以上に積極的にこうした支援活動に関与していくことが必要と思われる。

おわりに

遺伝性腫瘍に対する遺伝医療は，現在は浸透率の高い単一遺伝子疾患のみがその対象となっている。しかし最近のゲノム解析技術の飛躍的な進歩によって，近い将来はより浸透率の低い関連遺伝子，複数の関連遺伝子の相互作用によって腫瘍リスクが高まるもの，さらにその先には全ゲノム情報に基づく腫瘍リスクの判定なども遺伝カウンセリングの対象となってくることが予測される。こうした多因子病としての腫瘍リスクについては環境要因の関与もより大きくなり，遺伝性腫瘍と非遺伝性腫瘍のボーダーが次第になくなっていく。遺伝情報のみを切り離した遺伝カウンセリングではなく，遺伝情報に基づく生活習慣へのアドバイスなど，より包括的かつ個別の遺伝カウンセリングが求められるようになるであろう。未来のがん予防医療では，認定遺伝専門医や遺伝カウンセラーなどの遺伝領域の専門家のほかに運動や栄養に関する専門家も加えたチームとしての個別健康管理が実践され，腫瘍によって生命を失う人が1人でも少なくなり，腫瘍があっても生活への影響を最小にできる医療の実現をめざしていく必要がある。

参考文献

1) 独立行政法人国立がん研究センターがん対策情報センターがん情報サービス
http://ganjoho.jp/public/statistics/pub/statistics01.html
2) Antoniou AC, et al : Cancer Res 70, 9742-9754, 2010.
3) 福嶋義光，山内泰子：遺伝カウンセリングハンドブック，25-28，メディカルドゥ，2011.
4) 日本医学会
http://jams.med.or.jp/guideline/genetics-diagnosis.pdf
5) National Comprehensive Cancer Network
http://www.nccn.org/professionals/physician_gls/pdf/genetics_screening.pdf
6) 日本乳癌学会 乳がん診療ガイドライン
http://www.jbcsguideline.jp
7) Kloos RT, et al : Thyroid 19, 565-612, 2009.
8) 多発性内分泌腫瘍症診療ガイドブック編集委員会：多発性内分泌腫瘍症診療ガイドブック，131-132, 2013.

櫻井晃洋
1984年　新潟大学医学部卒業
1987年　シカゴ大学医学部甲状腺研究部
2003年　信州大学医学部社会予防医学助教授
2013年　札幌医科大学医学部遺伝医学教授

第4章　遺伝カウンセリングとその周辺

2．遺伝学的検査と遺伝カウンセリング
4）新型出生前検査における遺伝カウンセリング

長田久夫

　母体血を用いた新しい出生全遺伝学的検査（NIPT）は，わが国では2013年の4月からスタートし，初期の混乱はあったものの，現在は臨床研究として全国共通のルールで行われており，ようやく定着した感がある。しかし，どこまで検査対象を拡大するかなど，今後の課題は山積みである。本稿の前半ではNIPT施行の基準となっている日本産科婦人科学会の「NIPTに関する指針」を呈示し，後半では現場の様子を伝えるため，千葉大学病院NIPT外来の実践例を紹介する。NIPTにおける遺伝カウンセリングに対する理解の一助になることを願うものである。

はじめに

　母体血を用いた新しい出生前遺伝学的検査（noninvasive prenatal genetic testing：NIPT）は，母体血漿中に存在する胎児由来のcell-free DNAを母体由来のDNA断片とともに網羅的にシークエンスすることにより，各染色体に由来するDNA断片の量の差異を求めて，それらの比較から胎児の染色体の数的異常の診断に結びつけるものである。NIPTによる診断の対象となるのは染色体の数的異常であり，現在普及している技術は染色体のうちの特定の染色体（13番・18番・21番）に対するものである。

　2013年4月より日本国内でもNIPTがスタートし，実施件数は当初の予想を大きく上回り，開始後1年間ですでに7740件に達している。開始直後には検査施設に希望者が殺到し混乱をきたす場面もあった。

　本検査の導入にあたっては，日本産科婦人科学会ならびに産婦人科臨床遺伝専門医からなるNIPTコンソーシアムを中心として白熱した議論が交わされた。結局，遺伝カウンセリング体制の整備が遅れている現況で検査が行われると社会的混乱を招くのではという懸念から，本邦では臨床研究の形でスタートすることになった。日本産科婦人科学会が発表した「母体血を用いた新しい出生前遺伝学的検査に関する指針」では，検査を行う施設の要件，検査の対象者，検査前後の説明内容などが規定されている。また本検査の実施施設の認定および登録は，日本医学会臨床部会運営委員会「遺伝子・健康・社会」検討委員会の下に設置された「母体血を用いた出生前遺伝学的検査」施設認定・登録部会で行われている。2014年7月現在，全国で44施設が認定を受けていて，今後その数は増加していくものと思われる。

---

key words

母体血，NIPT，胎児DNA，臨床遺伝専門医，出生前診断，13番・18番・21番染色体，認定遺伝カウンセラー，絨毛検査，羊水検査

I. 日本産科婦人科学会「母体血を用いた新しい出生前遺伝学的検査に関する指針」

日本全体の動向を俯瞰するために，日本産科婦人科学会の「母体血を用いた新しい出生前遺伝学的検査に関する指針」を一部抜粋して掲載する．特に施設要件・対象・遺伝カウンセリング内容に言及している，検査実施に直接関わる部分を抽出した．

1. 母体血を用いた新しい出生前遺伝学的検査を行う施設が備えるべき要件

1. 出生前診断，とくに13番，18番，21番染色体の数的異常例について，自然史や支援体制を含めた十分な知識および豊富な診療経験を有する産婦人科医師（産婦人科専門医）と，出生前診断，とくに13番，18番，21番染色体の数的異常例について，自然史や支援体制を含めた十分な知識および豊富な診療経験を有する小児科医師（小児科専門医）がともに常時勤務していることを要し，医師以外の認定遺伝カウンセラーまたは遺伝看護専門職が在籍していることが望ましい．上記の産婦人科医師（産婦人科専門医）は臨床遺伝専門医であることが望ましく，上記の小児科医師（小児科専門医）は臨床遺伝専門医または周産期（新生児）専門医であることが望ましい．上記の産婦人科医師（産婦人科専門医），小児科医師（小児科専門医）の少なくとも一方は臨床遺伝専門医の資格を有することを要する
2. 遺伝に関する専門外来を設置し，1項に述べた産婦人科医師と小児科医師（および認定遺伝カウンセラーまたは遺伝看護専門職）が協力して診療を行っていること
3. 検査を希望する妊婦に対する検査施行前の遺伝カウンセリングと検査施行後に結果を説明する遺伝カウンセリングのいずれについても，十分な時間をとって行う体制が整えられていること．なお，検査施行前後の遺伝カウンセリングには，1項で挙げた専門職のすべてが直接関与することが望ましい．また検査施行前の遺伝カウンセリングから検査の実施までには，被検妊婦自身が検査受検の要否について十分に考慮する時間をもつことができるよう配慮すること
4. 検査施行後の妊娠経過の観察を自施設において続けることが可能であること
5. 絨毛検査や羊水検査などの侵襲を伴う胎児染色体検査を，妊婦の意向に応じて適切に施行することが可能であること
6. 妊婦が侵襲を伴う胎児染色体検査を受けた後も，妊婦のその後の判断に対して支援し，適切なカウンセリングを継続できること
7. 出生後の医療やケアを実施できる，またはそのような施設と密に連携する体制を有すること

2. 対象となる妊婦

母体血を用いた新しい出生前遺伝学的検査を受けることを希望する妊婦のうち，次の1〜5のいずれかに該当する者とする．

1. 胎児超音波検査で，胎児が染色体数的異常を有する可能性が示唆された者
2. 母体血清マーカー検査で，胎児が染色体数的異常を有する可能性が示唆された者
3. 染色体数的異常を有する児を妊娠した既往のある者
4. 高齢妊娠の者
5. 両親のいずれかが均衡型ロバートソン転座を有していて，胎児が13トリソミーまたは21トリソミーとなる可能性が示唆される者

3. 母体血を用いた新しい出生前遺伝学的検査を行う前に医師が妊婦およびその配偶者（事実上婚姻関係と同様の事情にある者を含む），および場合によっては他の家族に説明し，理解を得るべきこと

1. 出生児が先天的に有する障害や平均からの偏りに関する一般的な説明
   1) 生まれてくる子どもは誰でも先天異常などの障害をもつ可能性があり，その可能性はさまざまであること
   2) 障害は，その子どもを全人的にみた場合

の個性の一側面でしかなく，障害という側面だけから子どもをみるのは誤りであること
3) 障害や平均からの偏りをともなって生まれた場合でも，その成長発達は個人によってさまざまであり一様でないこと
4) 障害の有無やその程度と，本人および家族が幸か不幸かということの間には，ほとんど関連はないこと
5) 生まれる前に原因の存在する先天的な障害や平均からの偏りだけでなく，後天的な障害が発生することもあること

2. 母体血を用いた新しい出生前遺伝学的検査の対象となる染色体異常（13番，18番，21番の染色体の数的異常）に関する最新の情報（自然史を含む）についての説明
1) これらの染色体異常の特徴および症状
2) これらの染色体異常をもって出生した子どもに対する医療の現状
3) これらの染色体異常は，出生後の経過が一様でなく，個人差が大きい，したがって出生後の生活は個人によりさまざまであること
4) これらの染色体異常や合併症の治療の可能性および支援的なケアの現状についての説明

3. 母体血を用いた新しい出生前遺伝学的検査の位置づけについての説明
1) 母体血を用いた新しい出生前遺伝学的検査の対象となる妊婦は，従来侵襲を伴う検査（羊水検査や絨毛検査）の対象となっていた妊婦であり，母体血を用いた新しい出生前遺伝学的検査がマススクリーニングではないこと
2) 侵襲を伴う検査で診断される染色体異常の60〜70%が数的異常であるが，母体血を用いた新しい出生前遺伝学的検査が対象としているのは，染色体数的異常のうちの3つの染色体（13番，18番，21番の染色体）に限られること
3) 母体血を用いた新しい出生前遺伝学的検査は，染色体数的異常以外の次のような異常は対象としていないこと。均衡型転座，微細欠失などの構造異常，微小でも重要な数的異常，胎児の染色体モザイク，胎児遺伝性疾患，胎盤性モザイク
4) 母体血を用いた新しい出生前遺伝学的検査は，特定の染色体（13番，18番，21番の染色体）の数的異常の診断を目的としているが，染色体の数的異常である可能性が高いことを示す非確定的検査であり，検査を受けることにより確定的診断に到達するわけではないこと
5) 特定の染色体（13番，18番，21番の染色体）の数的異常の診断の確定には，侵襲を伴う検査（絨毛検査または羊水検査）が必要であること
6) 母体血を用いた新しい出生前遺伝学的検査を行っても，対象となる染色体異常に起因する疾患の治療にはつながらないこと

4. 母体血を用いた新しい出生前遺伝学的検査の結果の解釈についての説明
1) 検査が陰性の場合は，対象とする染色体異常のみられる可能性はきわめて低いが，0ではなく，偽陰性となることがありうること。したがって，対象とする染色体異常がないことを確定させることにはならないこと
2) 検査が陽性の場合は，対象とする染色体異常のみられる可能性は高くなるが，偽陽性がありうること。陽性適中率は事前確率により異なること。確定診断をするには，侵襲を伴う検査（絨毛検査または羊水検査）が必要になること
3) 結果を確認するための母体血の再検査は意味がないとされていること
4) 検査結果が判定保留（Not Reportable）となる場合があること

5. 次の段階の選択肢となりうる侵襲を伴う検査についての説明
1) 対象とする染色体異常の有無を確定させ

るために穿刺による羊水採取で羊水中胎児由来細胞の染色体検査（羊水検査）を行った場合，300分の1の確率で流産が起こる可能性のあること
  2) 羊水検査を行っても，染色体異常に起因する疾患の治療にはつながらないこと
6. 以上の事項を口頭だけでなく，文書を渡して十分に説明し，理解が得られたことを確認したあとに，検査を受けることについて文書による同意を得て，その同意文書を保管する
7. 遺伝カウンセリングの結果，母体血を用いた新しい出生前遺伝学的検査を受けない選択をした妊婦に対し，その妊婦の要請ある場合は，妊娠の終了まで遺伝に関する相談に応じる

II．千葉大学病院 NIPT 外来 - 実践例として -

千葉大学病院では，2013年11月より遺伝子診療部内に NIPT 外来を開設し，千葉県内唯一の認定施設として，月30例前後の受診者に対応している。標準的な実践例の1つとして，当院 NITP 外来の診療内容を紹介する（診療全体の流れについては図❶を参照のこと）。

1. 外来予約まで

他施設通院中の妊婦については，分娩予定日が決定した後，かかりつけ医から FAX で紹介状を送付してもらう。その後，クライアント自身が NIPT 外来に電話して，カウンセリングの予約を取る。一方，大学病院通院中の受診希望者については，産科外来担当者から NIPT 外来へ院内メールで紹介される。その後 NIPT 外来担当者からクライアントに連絡を取り，日程調整を行う。両者の比率は，院外9に対し院内1の割合である。

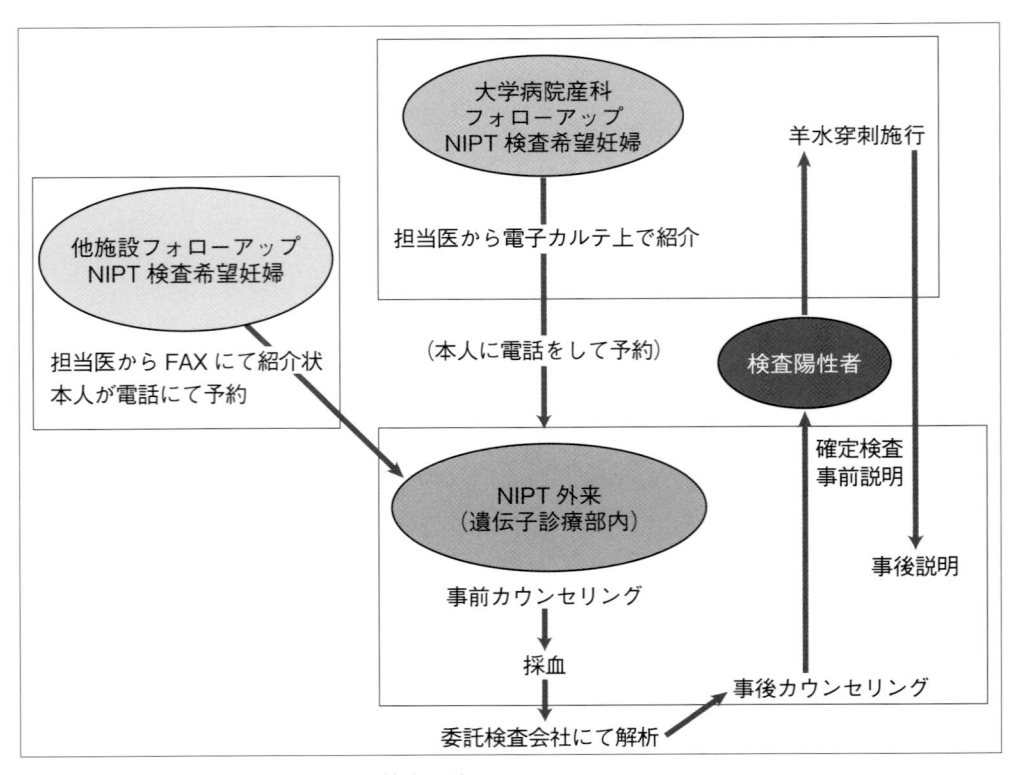

図❶ 千葉大学病院における NIPT 検査の流れ

予約の調整は認定遺伝カウンセラーが行っているが，開設当初から予約が殺到し，すべてを受け入れられていない状況である（現在は県外からの依頼は原則お断りしている）．スタート時点で設定した週6回の予約枠を，可能なかぎり増やして運営している．

予約が成立したクライアントにはNIPTの解説パンフレットを郵送し，あらかじめ内容を確認して来るよう指示している．

2．外来当日の一般的事項

カウンセリングには，夫婦同伴で来院することを絶対条件としている．産婦人科臨床遺伝専門医と認定遺伝カウンセラーのペアで担当し，遺伝子診療部内のカウンセリング専用の部屋を使用している．子供の同伴はできるだけ避けるように促しているが，やむを得ない場合は別室で遊ばせるなど，カウンセリングの妨げにならないような工夫をしている．

検査前カウンセリングの予約枠は1時間単位で設定されていて，産婦人科臨床遺伝専門医から30分以上，その後認定遺伝カウンセラーから確認と補足事項が追加される．カウンセリング開始にあたっては，わかりづらいことや確かめたいことがあったら，いつでも質問してくださいと断っている．カウンセリング中は，コンソーシアム提供の昭和大学産婦人科作成の説明資料を呈示しながら行っている．

3．検査前カウンセリングの概要

説明の順番に沿って箇条書きにすると，以下のとおりである．

①先天性疾患の原因，染色体とはどういうものか
②従来の羊水検査，血清マーカー検査と比較して，新しい血液検査の特徴は何か
　母体血中の母体成分でなく胎児成分を測定．
③検査の原理
　胎児DNAは胎盤で母体血に流入する．該当する染色体のDNA量の増加をもって陽性と判定．
④対象は13番，18番，21番染色体のトリソミーに限定
　これら3つのトリソミーで染色体異常の約7割を占める．
⑤上記3つのトリソミーの特徴
　さらに残り3割の染色体異常の特徴（性染色体数的異常，微細欠失，均衡型転座など）．
⑥判定は3つの染色体について陽性か陰性で報告される
　低い陽性的中率と高い陰性的中率の説明．
⑦結果の解釈には3通りがある
　陽性の場合は，確定できる羊水検査が絶対必要（出産することを決めているときは例外）．陰性の場合は，夫婦間の話し合いで検査終了も容認．判定保留について追加説明．
⑧料金設定について確認
　当施設の倫理委員会では，陽性確定のための羊水検査は今回の血液検査から独立しているとの見解であるため，羊水検査の費用は別途徴収する．判定保留の際の2回目の血液検査については追加徴収がない．
⑨夫婦間での情報共有と十分な話し合いが重要である
　したがって後日の採血を原則としている．採血日のスケジュール調整は当日行う．
⑩認定遺伝カウンセラーによる理解度の確認，改めて質問がないかの確認ののち終了

4．検査陽性者のその後の経過

羊水検査の事前カウンセリングの要約を以下に記す．

①あらかじめ小児科臨床遺伝専門医と連携
②大学病院産婦人科での羊水検査を原則とし，できるだけ直近の検査日に予約
③羊水検査でわかること（3つのトリソミー以外の染色体異常も含め）と，わからないこと（微細欠失やモザイクなど）を説明
④羊水漏出による長期入院を含め，リスクの再確認
⑤妊娠継続の際には，大学病院で一貫してサポートすることを約束

5．カウンセリング困難事例

この半年間の経験から，対応が困難であった事例を列挙してみる．

①夫が連れて来られたという感じでカウンセリン

グ中全く無関心な素振りを示す，逆に妻をそっちのけで自分が決めるんだと張り切りすぎる
② もう決めて来ましたからとカウンセリングを早く打ち切ろうとする，さらに同日の採血を強行に迫る
③ 子供がすぐに飽きてしまい，親がそちらに気を取られる
④ 予約の日程調整の際，自分の都合を譲ろうとしない
⑤ トリソミーに対して拒否反応があり，説明を聞きたがらない

Ⅲ．今後の課題

NIPT は以下のような今後の課題を抱えている．

(1) 対象疾患の拡大

北米では3つのトリソミーに加え，すでに性染色体数的異常が対象となっている．さらに検査会社ごとの差はあるが，そのうち1社は昨年より新たに以下の対象疾患を追加するオプションを提供するようになった．
① 22q11.2 欠失症候群
② 5p- 症候群（Cri-du-chat syndrome）
③ 15q 一部欠失を伴う Prader-Willi 症候群/Angelman 症候群
④ 1p36 欠失症候群
⑤ トリソミー 16
⑥ トリソミー 22

性染色体数的異常，現行の3染色体以外のトリソミー，微細欠失などを日本で施行することについては，NIPT コンソーシアムのアンケート結果を見ると否定的な意見が多い．比較ゲノムハイブリダイゼーション（comparative genomic hybridization：CGH）などの網羅的な解析の導入は，マススクリーニングへの踏み出しにつながりかねないので慎重に対処すべきである．

(2) 新規参入企業の増加

当初2社に限られていた NIPT 検査会社は現在は4社に増え，今後さらに新規参入企業が加わるであろう．しかし，遺伝カウンセリングを条件としない検査会社もすでに現れているので，指針の遵守を徹底すべきである．会社間の競合は低価格化をもたらすメリットがあるが，それがマススクリーニングに向かわせることも懸念される．

(3) 予約枠の不足

相変わらず予約が取れないという受診希望者の不満の声が各地で上がっている．実施施設数は着実に増加しているが，依然人材の確保と育成は急務である．

(4) 双胎妊娠について

NIPT の対象は，当初単胎妊娠に限られていたが，現在は双胎妊娠も各認定施設の判断で採用する方向となっている．この際，対象を一絨毛膜双胎に限定するかも各施設に委ねられている．

(5) 臨床研究の今後

現在，国内の NIPT は臨床研究として施行されている．NIPT コンソーシアム参加施設は，「無侵襲的出生前遺伝学的検査である母体血中 cell-free DNA 胎児染色体検査の遺伝カウンセリングに関する研究」の研究課題名で，2年間の研究期間にてスタートした．すでに当初の目的は達成したため，現在は次の「母体血中 cell-free DNA を用いた無侵襲的出生前遺伝学的検査の臨床研究」に順次移行しつつある．いつまでこの形を続行するかは不透明で，今後とも継続的な議論が必要である．

参考ホームページ

・日本医学会臨床部会運営委員会「遺伝子・健康・社会」検討委員会
 http://jams.med.or.jp/rinshobukai_ghs/index.html
・母体血を用いた新しい出生前遺伝学的検査に関する指針
 - 公益社団法人日本産科婦人科学会倫理委員会 母体血を用いた出生前遺伝学的検査に関する検討委員会
 www.jsog.or.jp/news/pdf/guidelineForNIPT_20130309.pdf
・NIPTコンソーシアム
 http://www.nipt.jp

長田久夫

1981年	千葉大学医学部卒業
1991年	同大学院医学研究科博士課程（外科系）修了
	同医学部産科婦人科学講座
1998年	同医学部附属病院産科婦人科講師
2004年	同医学部附属病院周産期母性科科長
2009年	同医学部附属病院診療教授
2010年	同大学院医学研究院生殖機能病態学准教授

遺伝子医学 MOOK 別冊

次世代ペプチド医薬創製

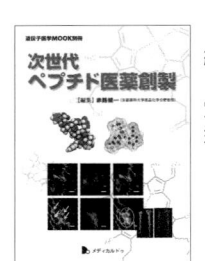

編集：赤路健一
（京都薬科大学薬品化学分野教授）
定価：本体 3,000円＋税
型・頁：B5判、140頁

いまさら聞けない『遺伝医学』

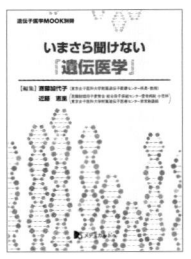

編集：斎藤加代子
（東京女子医科大学附属遺伝子医療センター所長・教授）
近藤　恵里
（恩賜財団母子愛育会 総合母子保健センター 愛育病院 小児科
東京女子医科大学附属遺伝子医療センター非常勤講師）
定価：本体 3,700円＋税
型・頁：B5判、200頁

細胞の3次元組織化
－その最先端技術と材料技術
再生医療とその支援分野（細胞研究, 創薬研究）への応用と発展のために

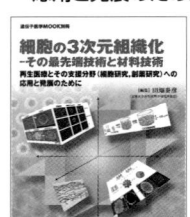

編集：田畑泰彦
（京都大学再生医科学研究所教授）
定価：本体 5,800円＋税
型・頁：A4変型判、372頁

細胞死研究の今
－疾患との関わり, 創薬に向けてのアプローチ

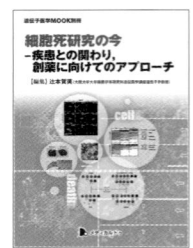

編集：辻本賀英
（大阪大学大学院医学系研究科教授）
定価：本体 2,500円＋税
型・頁：B5判、108頁

ここまで広がる ドラッグ徐放技術の最前線
古くて新しいドラッグデリバリーシステム（DDS）

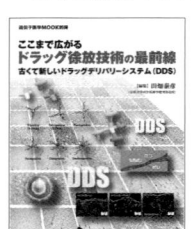

編集：田畑泰彦
（京都大学再生医科学研究所教授）
定価：本体 5,714円＋税
型・頁：A4変型判、376頁

単行本

放射線被ばくへの不安を軽減するために 医療従事者のためのカウンセリングハンドブック
－3.11.南相馬における医療支援活動の記録－

著　者：千代豪昭
執筆協力：古川洋一・室月　淳・及川友好
定　価：本体 2,900円＋税、A5判、194頁

これ一冊で再生医療のすべてがわかる
自然治癒力を介して病気を治す。
体にやさしい医療「再生医療」
－細胞を元気づけて病気を治す－

著　者：田畑泰彦
定　価：本体 1,714円＋税、A5判、124頁

お求めは医学書販売店、大学生協もしくは弊社購読係まで

発行／直接のご注文は

株式会社 メディカルドゥ

〒550-0004
大阪市西区靱本町 1-6-6　大阪華東ビル 5F
TEL.06-6441-2231　FAX.06-6441-3227
E-mail　home@medicaldo.co.jp
URL　http://www.medicaldo.co.jp

索 引

キーワードINDEX

●ギリシャ文字
β2アドレナリン受容体遺伝子多型 ……… 203
β3アドレナリン受容体遺伝子多型 ……… 203

●数字
1型糖尿病 …………………………… 187
2型糖尿病 …………………………… 184
8-OHdG値 …………………………… 204
13番・18番・21番染色体 ………… 246
21トリソミー ………………………… 197

●A
ABCB1 ………………………………… 114
ABCG2 ………………………………… 114
ABCトランスポーター ……………… 113
ACMG（American College of Medical Genetics and Genomics） …… 43
ALK再構成 …………………………… 76
ALK阻害剤 …………………………… 78
Allele Specific Primer-PCR法 ……… 129
ATP …………………………………… 142

●B
BN-PAGE ……………………………… 143
BRAF遺伝子変異 …………………… 87
BRCA1/2 ……………………………… 156
Brugada症候群 ……………………… 180

●C
CCHCR1 ……………………………… 120
CLIA（Clinical Laboratory Improvement Amendments） ……… 45
clinical laboratory geneticists ……… 51
clinical sequence …………………… 45
COQ4 ………………………………… 146
COSMIC ……………………………… 25
CYP …………………………………… 110

●D
direct to consumers（DTC） ……… 50
DNA修復関連遺伝子 ………………… 241

●E
ECHS1 ………………………………… 146
EGFRチロシンキナーゼ阻害剤 …… 74
EGFR変異 …………………………… 74

●F
FISH …………………………………… 77

●G
GTPBP-3 ……………………………… 146
GWAS ……………………… 118, 123, 202

●H
HLA-A*31:01 ………………………… 118
HLA-B*35:05 ………………………… 118
H. pylori ……………………………… 128

●I
IFNL4 ………………………………… 125
IL28B ………………………………… 122
incidental findings ……………… 49, 227
InvaderPlus法 …………………… 55, 125
isocitrate dehydrogenase …………… 24
ITPA遺伝子 ………………………… 126
IVD …………………………………… 93

●K
KRAS遺伝子変異 …………………… 87

●L
LDT（laboratory developed test） … 65
Leigh脳症 …………………………… 143
long tail ……………………………… 25
Lynch症候群 ………………………… 164

●M
MammaPrint ………………………… 81
MEN1遺伝子 ………………………… 171
MODY ………………………………… 186
multi-gene assay …………………… 81
Myriad Genetics社 ………………… 158

●N
Naチャネル病 ……………………… 181
NIPT（新型出生前診断）
……………………… 192, 197, 218, 245

●O
OncotypeDx ………………………… 82

●P
PAM50 ………………………………… 82
PCR-RFLP …………………………… 129
PIK3CA遺伝子変異 ………………… 90

●Q
QOL …………………………………… 189
Qprobe法 …………………………… 56
QT延長症候群 ……………………… 177
QT短縮症候群 ……………………… 182

●R
RAS変異 ……………………………… 89
RET遺伝子 …………………………… 174
rs8099917 …………………………… 123

●S
SLCO1B1 …………………………… 114
SLCトランスポーター ……………… 113
SNP …………………………………… 111

●T
TaqMan probe法 …………………… 125
Target Capture法 …………………… 55
TMA法 ………………………………… 55
two hit theory ……………………… 241

●U
UCP-1 ………………………………… 203
UGT …………………………………… 113

●V
VUS（variants of unknown significance） ……………………… 45

●あ
アシルカルニチン一斉分析 ………… 150
アミノ酸代謝異常症 ………………… 152
アンプリコン調整法 ………………… 21

●い
イオンチャネル病 …………………… 177
意義不明バリアント（VUS） ……… 164
意思決定 ……………………………… 230
一体化開発モデル …………………… 103
遺伝カウンセリング
……………… 45, 193, 199, 228, 234, 241
遺伝学的検査 …………… 153, 222, 229
遺伝学的検査に関するガイドライン
……………………………………… 234
遺伝型 ………………………………… 215
遺伝子解析 …………………………… 192
遺伝子関連検査 ……………… 54, 62, 98
遺伝子研究 …………………………… 227
遺伝子診断 …………………………… 185
遺伝子対応医療 ……………………… 207
遺伝子多型 …………………… 49, 207
遺伝子パネルシークエンシング …… 21
遺伝子変異 …………………………… 49
遺伝子変異解析 ……………………… 83
遺伝情報 ……………………………… 228
遺伝性筋疾患 ………………………… 136
遺伝性神経・筋疾患 ………………… 233
遺伝的異質性 ………………………… 39
医療イノベーション ………………… 107

254

キーワード INDEX

医療機器 …………………………… 60
医療経済 …………………………… 189
医療における遺伝学的検査・診断
　に関するガイドライン ………… 234
医療費 ……………………………… 208
陰性的中率 ………………………… 218
インターネット検索 ………………… 49
インベーダープラス法 ……… 55, 125
インベーダー法 …………………… 130

●え
エクソーム ………………………… 85

●お
オッズ比 …………………… 203, 215
オリゴポリポーシス ……………… 164

●か
ガイドライン ……………………… 76
核遺伝子異常 ……………………… 142
拡大新生児マススクリーニング … 151
確定診断 …………………………… 225
下垂体腫瘍 ………………………… 170
画像診断 …………………………… 193
学校検尿 …………………………… 187
褐色細胞腫 ………………………… 174
カテコラミン誘発性多形性心室頻拍
　……………………………………… 181
カルバマゼピン …………………… 118
がん遺伝子 ………………………… 241
がんゲノム ………………………… 24
患者・家族会 ……………………… 243
感度 ………………………………… 218
がん抑制遺伝子 …………………… 241

●き
希少フラクション ………………… 28
急性骨髄性白血病 ………………… 99
胸腺神経内分泌腫瘍 ……………… 170
筋強直性筋ジストロフィー ……… 137
筋原線維ミオパチー ……………… 138
筋ジストロフィー ………………… 136

●く
偶発的所見（incidental findings）
　………………………………………… 43
クライエント ……………………… 228

●け
血中浮遊 DNA …………………… 84
血中浮遊腫瘍細胞（CTC） ……… 85
ゲノム構造異常 …………………… 188
検査の質保証 ……………………… 62
検体の品質管理 …………………… 67

倹約遺伝子 ………………………… 203

●こ
抗 EGFR 抗体薬 …………………… 87
口腔内細胞 ………………………… 203
甲状腺髄様がん …………………… 173
行動変容 …………………………… 207
候補遺伝子 ………………………… 202
公理的確率論 ……………………… 219
国際がんゲノムコンソーシアム … 25
告知 ………………………………… 207
個別化医療 ………………… 102, 188
個別化保健指導 …………………… 204
コンパニオン診断 ………………… 95
コンパニオン診断薬（CDx） …… 102

●さ
サンガーシークエンス法 ………… 77
酸化ストレス ……………………… 203

●し
ジェネティックエキスパート …… 52
資格認定制度 ……………………… 50
自家調製試薬 ……………………… 106
磁性粒子法 ………………………… 55
次世代シークエンサー
　…………………… 18, 24, 32, 38, 43, 49
肢帯型筋ジストロフィー ………… 138
疾患関連性遺伝子多型 …………… 202
脂肪酸代謝異常症 ………………… 150
絞り込み戦略 ……………………… 33
絨毛検査 …………………… 191, 246
出生前診断 ………………… 191, 225, 246
受容体型チロシンキナーゼ ……… 26
漿液性腺がん ……………………… 158
消費者直結型（direct-to-consumer：
　DTC）遺伝学的検査 …………… 227
シリカ吸着法 ……………………… 55
心筋梗塞 …………………………… 208
神経疾患の遺伝子診断ガイドライン
　……………………………………… 234
進行性心臓伝導障害 ……………… 182
人材育成 …………………………… 49
新生児糖尿病 ……………………… 188
浸透率 ……………………… 216, 240
心房細動 …………………………… 181

●す
膵胃十二指腸神経内分泌腫瘍 …… 170

●せ
生殖細胞系列 ……………………… 222
精度管理 …………………………… 78
精度保証 …………………………… 67

生命倫理 …………………………… 195
全エクソーム解析
全エクソームシークエンス
　（whole exome sequencing：WES）
　……………………………… 32, 45, 141
全エクソンシークエンシング ‥ 21, 25
全ゲノム解析
全ゲノムシークエンス
　（whole genome sequencing：WGS）
　…………………………………… 32, 45
全ゲノム関連解析 ………………… 118
先進医療 …………………… 64, 107
選択的腫瘍細胞採取 ……………… 78
先天性筋無力症 …………………… 138
先天性銅代謝異常症 ……………… 153

●そ
造血器腫瘍 ………………………… 94

●た
ターゲットシークエンシング …… 21
体外診断用医薬品（IVD：in vitro
　diagnostics） ………………… 65, 103
体細胞遺伝子検査 ………… 95, 223
胎児 DNA ………………………… 245
代謝性ミオパチー ………………… 139
大腸がん …………………………… 87
ダウン症候群 ……………………… 197
多項目検査 ………………………… 107
多発性内分泌腫瘍症 1 型 ………… 170
多発性内分泌腫瘍症 2 型 ………… 170
単一遺伝子病 ……………………… 222
タンデム型質量分析計 …………… 149

●ち
致死型乳児ミトコンドリア病
　（LIMD） ………………………… 143
超音波検査 ………………………… 159
超音波診断 ………………………… 193
超並列型リアクター ……………… 19
チロシンキナーゼ阻害剤 ………… 95

●と
糖尿病 ……………………………… 184
特異度 ……………………………… 218
トリプルネガティブ乳がん ……… 158

●な
内保連 ……………………………… 62
内膜中膜肥厚度（IMT） ………… 203

●に
乳がん ……………………… 81, 156
乳房 MRI ………………………… 159

▶▶キーワード INDEX

乳房再建 …………………………… 161
認定遺伝カウンセラー ………… 229, 246

●ね
ネビラピン …………………………… 118

●の
脳梗塞 ……………………………… 208

●は
バイオインフォマティクス ………… 20
肺腺がん …………………………… 25
ハイブリダイゼーション
　キャプチャー法 ………………… 21
発症前診断 ………………… 225, 233
パネル診断 ………………………… 38
バリアント ………………………… 164

●ひ
褐色細胞腫 ………………………… 174
非侵襲的出生前遺伝学的検査 … 197
ヒトゲノム・遺伝子解析研究に
　関する倫理指針 ………………… 44
表現型 ……………………………… 215
病理組織検体 ……………………… 76

●ふ
ファーマコゲノミクス（PGx） …… 117
副甲状腺過形成 …………………… 170
副腎過形成 ………………………… 170
分子標的治療 ……………………… 95
分子標的薬 ………… 26, 74, 94, 104
分析的妥当性 ……………………… 68

●へ
ベストプラクティス・ガイドライン
　…………………………………… 67

●ほ
保健指導 …………………………… 204
保険収載 …………………………… 62
保険診療報酬 ……………………… 153
母体血 ……………………………… 245
母体血胎児染色体検査 …………… 197
ホモシステイン …………………… 208
ポリポーシス症候群 ……………… 164
ポリメラーゼ校正関連ポリポーシス
　…………………………………… 165

●ま
マイクロサテライト不安定性 …… 164
慢性骨髄性白血病 ………………… 95

●み
ミトコンドリア DNA ……………… 141
ミトコンドリア肝症 ……………… 143
ミトコンドリア呼吸鎖異常症
　（MRCD） ……………………… 141
ミトコンドリア心筋症 …………… 143
ミトコンドリア脳筋症 …………… 143

●む
無侵襲性出生前診断 ……………… 218

●め
メチレンテトラヒドロ葉酸還元酵素
　…………………………………… 208
メンデル遺伝性疾患 ……………… 32
メンデルエクソーム ……………… 41

●や
薬剤耐性 …………………………… 128
薬疹 ………………………………… 117
薬物代謝酵素 ……………………… 110

●ゆ
薬理遺伝学（ファーマコゲノミクス：
　PGx） …………………………… 226

●ゆ
有機酸代謝異常症 ………………… 150
融合遺伝子 ………………………… 27

●よ
葉酸 ………………………………… 207
羊水検査 …………………… 191, 246
陽性的中率 ………………………… 218
予防的治療 ………………………… 242
読み取り深度 ……………………… 33

●ら
卵巣がん …………………………… 156

●り
リアルタイム PCR ………………… 55
リキッドバイオプシー …………… 84
リスク低減乳房切除 ……………… 160
リスク低減卵巣卵管切除 ………… 160
臨床遺伝専門医 …………… 229, 245
臨床エクソーム
　（メンデルエクソーム） ……… 41
倫理的・法的・社会的・心理的課題
　…………………………………… 223
倫理問題 …………………………… 229

●れ
レスキュー実験 …………………… 145

■ 特集関連資料記事広告

MEBGEN™ RASKET キット（体外診断用医薬品）

株式会社 医学生物学研究所　〒460-0008　名古屋市中区栄4丁目5番3号
　　　　　　　　　　　　　　　　　　　　KDX名古屋栄ビル10階
　　　　　　　　　　　TEL：052-238-1901　FAX：052-238-1440
　　　　　　　　　　　http://www.mbl.co.jp
　　　　　　　　　　　E-mail：kensa@mbl.co.jp

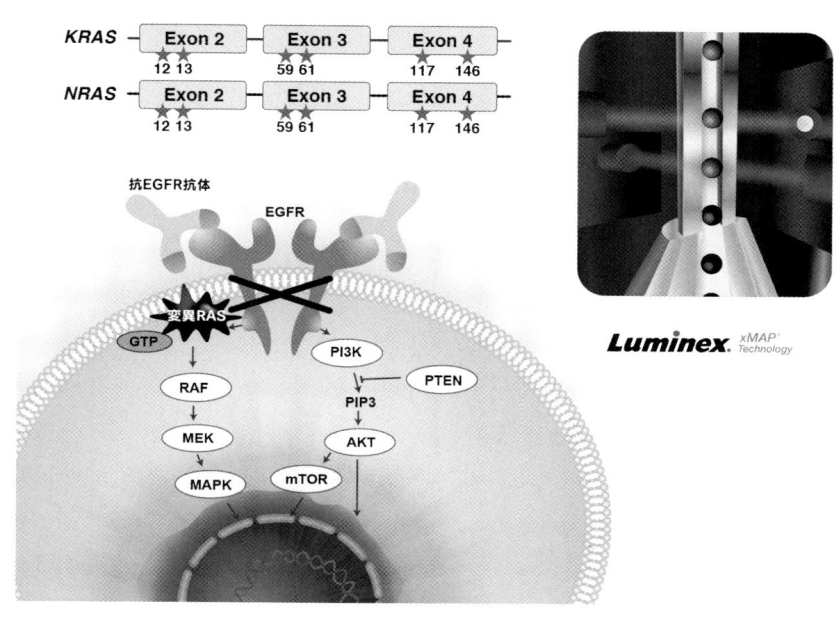

[製品紹介]

　多くの大腸癌で EGFR（Epidermal Growth Factor Receptor）が高発現していることが知られており、治療薬として抗 EGFR 抗体薬が使用されています。KRAS 遺伝子及び NRAS 遺伝子のエクソン 2, 3, 4 いずれかに変異を有する場合は、抗 EGFR 抗体薬の治療効果が期待できないとの報告がされています。
　MEBGEN™ RASKET キットは、国内初の KRAS 及び NRAS 遺伝子変異を検出する体外診断薬です。

[製品の特長]

・1 チューブで 48 種類のアミノ酸置換を伴う RAS 遺伝子変異を検出
・わずか 50 ng の DNA から、4.5 時間で最大 96 検体を測定、解析

関連製品

GENOSEARCH™ Mu-PACK™（研究用）

BRAF、KRAS、NRAS、PIK3CA 遺伝子に存在する遺伝子変異を検出することができる研究用試薬

遺伝子	BRAF	KRAS	NRAS	PIK3CA
コドン	600	61	12	542
		146	13	545
			61	546
				1047

特集関連資料記事広告

BDマックス™ 全自動核酸抽出増幅検査システム

日本ベクトン・ディッキンソン株式会社
〒107-0052　東京都港区赤坂4-15-1
赤坂ガーデンシティ
0120-8555-90
FAX：024-593-3281
http://www.bd.com/jp/
E-mail：BD-eDial@bd.com

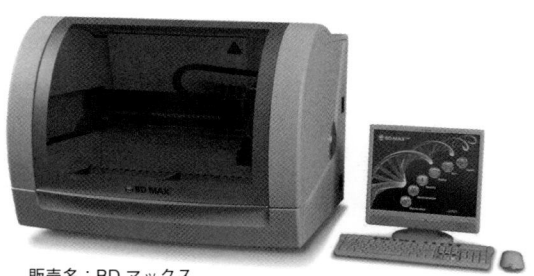

販売名：BDマックス
製造販売届出番号：07B1X00003000125

[製品紹介]

BDマックス™ 全自動核酸抽出増幅検査システムと専用試薬を使用することで、どなたでも簡単に各種検体から核酸抽出・増幅・検出を全自動で実施いただけます。従来法と比較して検査業務の効率化が図れ、用手法工程は大幅に削減されます。精度の高い核酸抽出を実現し、24レーンの独立したサーマルサイクラーを搭載しているため1～24検体の処理が可能となり、マルチプレックス検出も実施いただけます。また、オープン試薬による独自に設計した定性、定量アッセイの自動化も可能です。新たに開発されたTNAキットを用いることで、一つの検体からDNAとRNAの同時抽出・増幅・検出も可能となり、よりフレキシブルに遺伝子検査を実施いただけます。

トランスレーショナルリサーチを支援する

好評発売中

遺伝子医学MOOK（ムック）・10号

DNAチップ/マイクロアレイ
臨床応用の実際

基礎，最新技術，臨床・創薬研究応用への実際から今後の展開・問題点まで

編集：油谷浩幸（東京大学先端科学技術研究センター教授）
定価：本体5,810円＋税、B5判、408頁

- ●総　論　マイクロアレイ解析（総論）監修にあたって
- ●第1章　DNAチップ/マイクロアレイの基礎
- ●第2章　DNAチップ/マイクロアレイの最新技術
- ●第3章　データ解析法
- ●第4章　DNAチップ/マイクロアレイ臨床応用への実際
- ●第5章　DNAチップ/マイクロアレイ創薬研究応用への実際

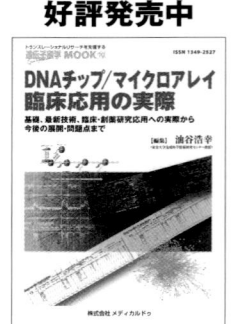

発行／直接のご注文は　株式会社 メディカルドゥ
TEL.06-6441-2231　FAX.06-6441-3227
E-mail　home@medicaldo.co.jp
URL　http://www.medicaldo.co.jp

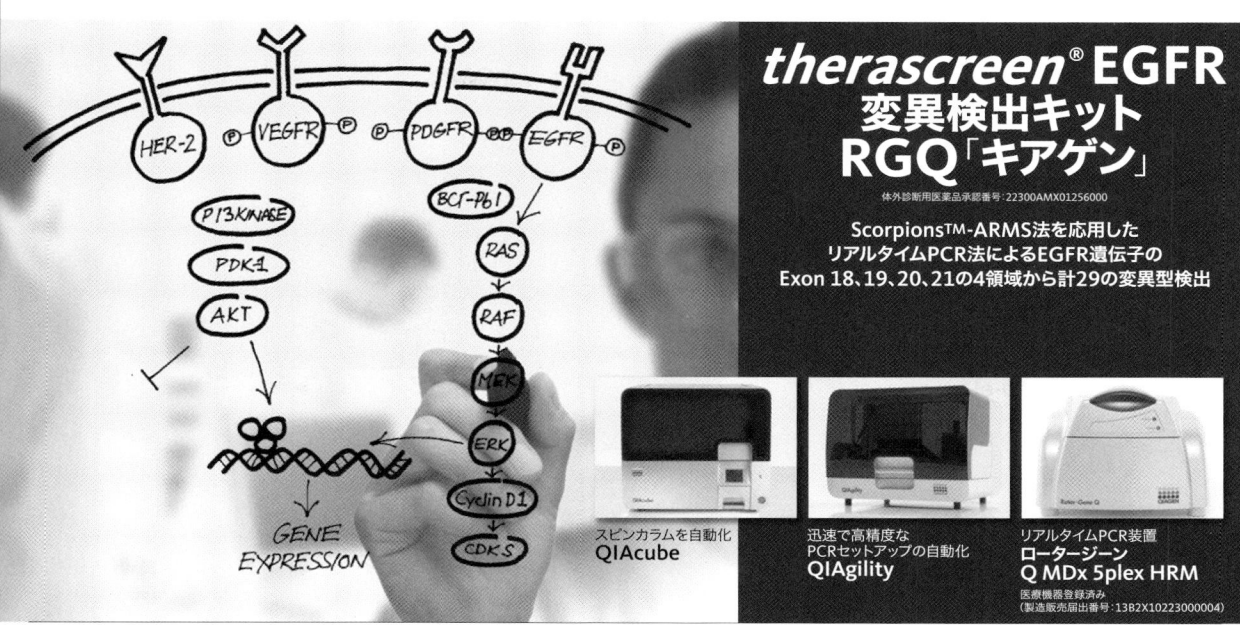

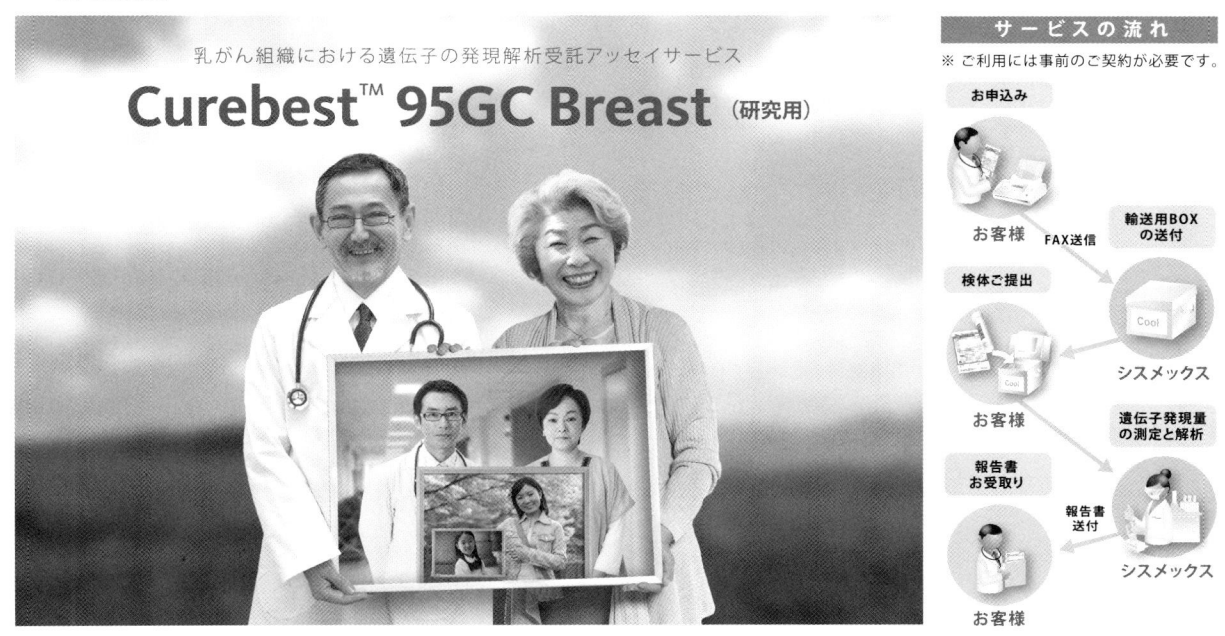

Genetic Testing Tool
MassARRAY® System

MassARRAY® Systemはマトリックス支援レーザー脱離イオン化飛行時間質量分析（MALDI-TOF MS）の利点を利用した核酸（DNAおよびRNA）の解析ツールとして広く受け入れられています。Agena Bioscience社はMALDI-TOF MSによる核酸の解析を常に先導しており、SNPジェノタイピング、定量的メチレーション解析、遺伝子発現定量等、多岐にわたるゲノム解析の高精度、高感度のプラットフォームを開発してきました。MassARRAY® Systemは近年、注目されているDTC（Direct to Consumer）Genetic Testingにもハイスループット・コストパフォーマンスの利点から採用されております。

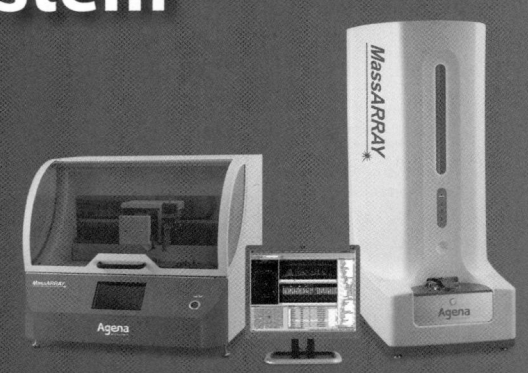

特長

■ SNPジェノタイピング
iPLEX®反応を用い、1塩基レベルの質量差を高感度に検出します。プライマー設計ソフトもあり、ターゲットを自由に設定できます。1日あたり最大153600SNPのタイピングが可能となります。

■ DNAメチル化定量解析
バイサルファイト処理およびEpiTYPER™に基づく方法で、1ウェルあたりDNA 5ngから、またFFPEサンプル由来のDNAの解析も可能です。1日あたり最大3840領域の解析が可能です。

■ QGE（Quantitative Gene Expression analysis）：発現定量解析
QGEは競合PCRとMALDI-TOF MSを組み合わせることによって、高精度、高感度、ハイスループットの解析を実現しています。RT-PCRに匹敵する高感度、検出限界1aM（<3コピー/反応）、低サンプル量（>5pg）の条件でのマルチ定量解析が可能です。

アプリケーション

癌の体細胞変異検出
OncoCarta™ Panel v1.0では19の癌遺伝子における230以上の体細胞変異を解析できます。サンプルは新鮮組織、凍結組織、FFPEからのサンプルあたり240ng DNAで解析可能です。肺癌やメラノーマ解析用のパネル等のニーズに合わせたカスタムパネルが効率的に自由にデザイン可能です。また、新製品として、1%未満の変異を検出するUltraSEEK™ Oncogene Panel v1.0、QGEを用いて肺癌のALK, RET, ROS1の融合遺伝子を検出するLungFUSION™ Panel v1.0が登場しています。

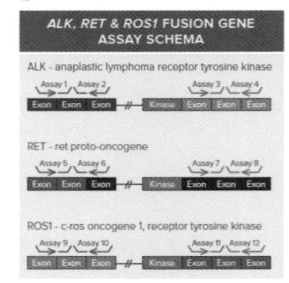

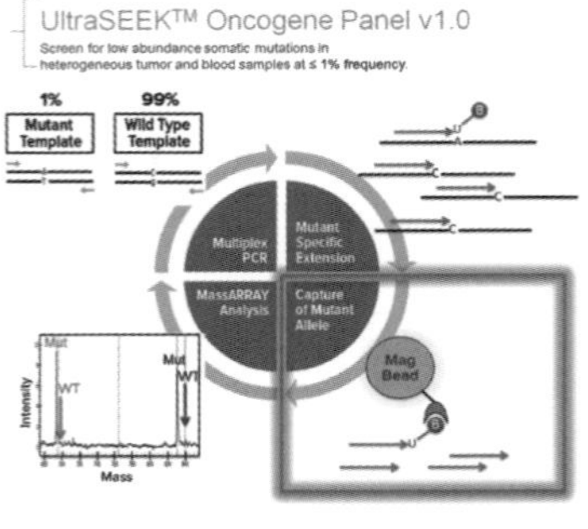

薬剤代謝関連遺伝子の変異検出
iPLEX® Administration, Distribution, Metabolism and Excretion（ADME）Pharmacogenomics（PGx）panel（iPLEX®ADME PGx panel v1.0）では36の薬剤代謝関連遺伝子の191の多型が解析できます。また、単一の遺伝子、例えばCYP2D6に特化したカスタムパネルもすでにデザインされて用意しています。

アジェナ・バイオサイエンス株式会社
http://www.agenabio.com
support-japan@agenabio.com

〒103-0011
東京都中央区日本橋大伝馬町6-8 PMO日本橋大伝馬町ビル 5F
TEL 03-6231-0727　FAX 03-3668-6088

Agena BIOSCIENCE

全自動遺伝子解析装置
GENECUBE®

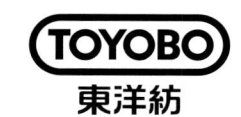

医療機器製造販売届出番号27B1X00050GE0001

TOYOBO 東洋紡

遺伝子増幅検査を迅速検査に変える

＜GENECUBE®専用 体外診断用医薬品＞

結核菌群・MACの遺伝子検査を最短40分で完了

マイコバクテリウム核酸キット
ジーンキューブ® MTB 体外診断用医薬品承認番号22200AMX00914000

マイコバクテリウム核酸キット
ジーンキューブ® MAC 体外診断用医薬品承認番号22200AMX00913000

＜GENECUBE®専用 研究用試薬シリーズ＞

CYP2C19の遺伝子多型を全自動30分で検出

CYP2C19遺伝子変異検出キット
ジーンキューブ® テスト CYP2C19*2
ジーンキューブ® テスト CYP2C19*3

PCRは東洋紡

[お問い合わせ先]
東洋紡株式会社 診断システム事業部

http://www.toyobo.co.jp/seihin/dsg/

〒530-8230 大阪市北区堂島浜二丁目2番8号　　　　　　　　　（TEL）06-6348-3335（FAX）06-6348-3833
〒104-8345 東京都中央区京橋一丁目17番10号 住友商事京橋ビル（TEL）03-6887-8849（FAX）03-6887-8951

K01395

トランスレーショナルリサーチを支援する

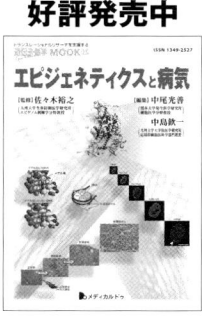

好評発売中

遺伝子医学MOOK(ムック)・25号
エピジェネティクスと病気

監修：佐々木裕之（九州大学生体防御医学研究所エピゲノム制御学分野教授）
編集：中尾　光善（熊本大学発生医学研究所細胞医学分野教授）
　　　中島　欽一（九州大学大学院医学研究院応用幹細胞医科学部門教授）
定価：本体 5,333円＋税、B5判、288頁

●第1章　エピジェネティクスの基礎
　1. DNAのメチル化
　2. ヒストンの脱メチル化とその機能
　3. ポリコーム群による遺伝子抑制とエピジェネティック治療への貢献
　4. ノンコーディングRNAとエピジェネティクス
　5. エピゲノム解析法
　6. 国際ヒトエピゲノムコンソーシアム

●第2章　エピジェネティクスと病気
　1. がん
　2. 環境相互作用・多因子疾患
　3. 精神神経疾患
　4. 不妊・先天異常

●第3章　エピジェネティクスの技術開発と創薬
　1. DNA修飾の化学的解析の最新基本原理の紹介
　2. メチローム解析
　3. ヒストン修飾検出法
　4. iChIP法による特定ゲノム領域の単離と結合分子の同定
　5. 次世代エピジェネティックドラッグ開発の最前線
　6. エピジェネティクス可視化技術と創薬
　7. 再生医療とエピジェネティクス

発行／直接のご注文は **株式会社メディカルドゥ**

TEL.06-6441-2231　FAX.06-6441-3227
E-mail　home@medicaldo.co.jp
URL　http://www.medicaldo.co.jp

トランスレーショナルリサーチを支援する　※1, 3, 7, 8号は在庫がございません

遺伝子医学 MOOK
Gene & Medicine

10号
DNAチップ/マイクロアレイ臨床応用の実際
- 基礎, 最新技術, 臨床・創薬研究応用への実際から今後の展開・問題点まで -

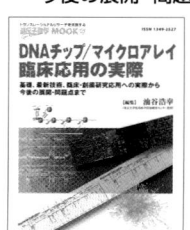

編　集：油谷浩幸
　　　　（東京大学先端科学技術研究センター教授）
定　価：本体 5,810円＋税
型・頁：B5判、408頁

9号
ますます広がる 分子イメージング技術
生物医学研究から創薬, 先端医療までを支える
分子イメージング技術・DDSとの技術融合

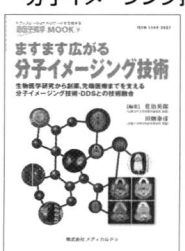

編　集：佐治英郎
　　　　（京都大学大学院薬学研究科教授）
　　　　田畑泰彦
　　　　（京都大学再生医科学研究所教授）
定　価：本体 5,333円＋税
型・頁：B5判、328頁

6号
シグナル伝達病を知る
- その分子機序解明から新たな治療戦略まで -

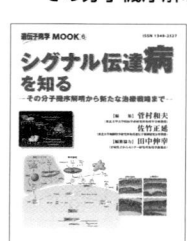

編　集：菅村和夫
　　　　（東北大学大学院医学系研究科教授）
　　　　佐竹正延
　　　　（東北大学加齢医学研究所教授）
編集協力：田中伸幸
　　　　（宮城県立がんセンター研究所部長）
定　価：本体 5,000円＋税
型・頁：B5判、328頁

5号
先端生物医学研究・医療のための遺伝子導入テクノロジー
ウイルスを用いない遺伝子導入法の材料, 技術, 方法論の新たな展開

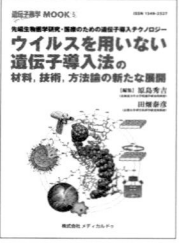

編　集：原島秀吉
　　　　（北海道大学大学院薬学研究科教授）
　　　　田畑泰彦
　　　　（京都大学再生医科学研究所教授）
定　価：本体 5,000円＋税
型・頁：B5判、268頁

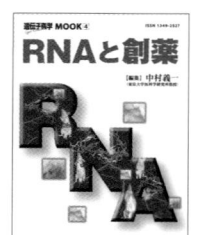

4号
RNAと創薬

編　集：中村義一
　　　　（東京大学医科学研究所教授）
定　価：本体 5,000円＋税
型・頁：B5判、236頁

2号
疾患プロテオミクスの最前線
- プロテオミクスで病気を治せるか -

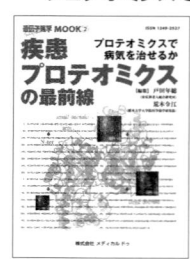

編　集：戸田年総
　　　　（東京都老人総合研究所グループリーダー）
　　　　荒木令江
　　　　（熊本大学大学院医学薬学研究部）
定　価：本体 5,714円＋税
型・頁：B5判、404頁

お求めは医学書販売店、大学生協もしくは弊社購読係まで

発行／直接のご注文は　株式会社 メディカルドゥ

〒550-0004
大阪市西区靱本町 1-6-6　大阪華東ビル 5F
TEL.06-6441-2231　FAX.06-6441-3227
E-mail　home@medicaldo.co.jp
URL　http://www.medicaldo.co.jp

トランスレーショナルリサーチを支援する

遺伝子医学 MOOK
Gene & Medicine

16号
メタボロミクス：その解析技術と臨床・創薬応用研究の最前線

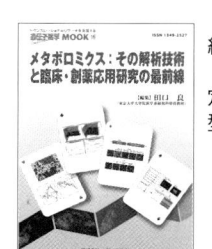

編 集：田口　良
（東京大学大学院医学系研究科特任教授）
定 価：本体 5,238円＋税
型・頁：B5判、252頁

15号
最新RNAと疾患
今，注目のリボソームから疾患・創薬応用研究までRNAマシナリーに迫る

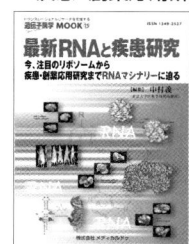

編 集：中村義一
（東京大学医科学研究所教授）
定 価：本体 5,143円＋税
型・頁：B5判、220頁

14号
次世代創薬テクノロジー
実践：インシリコ創薬の最前線

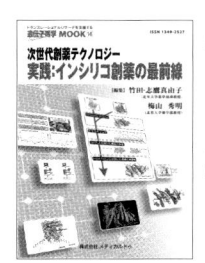

編 集：竹田-志鷹真由子
（北里大学薬学部准教授）
　　　　梅山秀明
（北里大学薬学部教授）
定 価：本体 5,143円＋税
型・頁：B5判、228頁

13号
患者までとどいている 再生誘導治療
バイオマテリアル，生体シグナル因子，細胞を利用した患者のための再生医療の実際

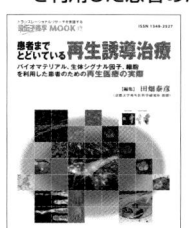

編 集：田畑泰彦
（京都大学再生医科学研究所教授）
定 価：本体 5,333円＋税
型・頁：B5判、316頁

12号
創薬研究者必見！
最新トランスポーター研究2009

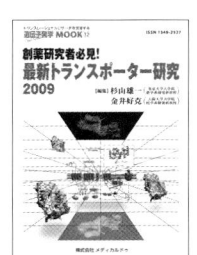

編 集：杉山雄一
（東京大学大学院薬学系研究科教授）
　　　　金井好克
（大阪大学大学院医学系研究科教授）
定 価：本体 5,333円＋税
型・頁：B5判、276頁

11号
臨床糖鎖バイオマーカーの開発
－糖鎖機能の解明とその応用

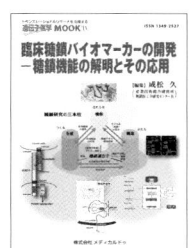

編 集：成松　久
（産業技術総合研究所
糖鎖医工学研究センター長）
定 価：本体 5,333円＋税
型・頁：B5判、316頁

お求めは医学書販売店、大学生協もしくは弊社購読係まで

発行／直接のご注文は

株式会社 メディカルドゥ

〒550-0004
大阪市西区靱本町 1-6-6　大阪華東ビル 5F
TEL.06-6441-2231　FAX.06-6441-3227
E-mail　home@medicaldo.co.jp
URL　http://www.medicaldo.co.jp

トランスレーショナルリサーチを支援する

遺伝子医学 MOOK
Gene & Medicine

22号
**最新疾患モデルと病態解明, 創薬応用研究,
細胞医薬創製研究の最前線**
最新疾患モデル動物, ヒト化マウス, モデル細胞, ES・iPS細胞を利用した病態解明から創薬まで

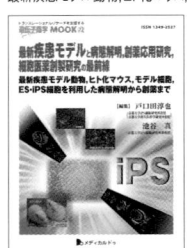

編　集：戸口田淳也
　　　　（京都大学iPS細胞研究所教授
　　　　京都大学再生医科学研究所教授）
　　　　池谷　真
　　　　（京都大学iPS細胞研究所准教授）
定　価：本体 5,333円＋税
型・頁：B5判、276頁

21号
**最新ペプチド合成技術と
その創薬研究への応用**

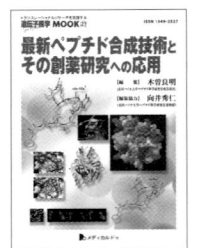

編　集：木曽良明
　　　　（長浜バイオ大学客員教授）
編集協力：向井秀仁
　　　　（長浜バイオ大学准教授）
定　価：本体 5,333円＋税
型・頁：B5判、316頁

20号
**ナノバイオ技術と
最新創薬応用研究**

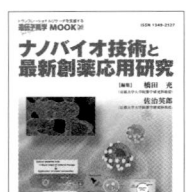

編　集：橋田　充
　　　　（京都大学大学院薬学研究科教授）
　　　　佐治英郎
　　　　（京都大学大学院薬学研究科教授）
定　価：本体 5,143円＋税
型・頁：B5判、228頁

19号
**トランスポートソーム
生体膜輸送機構の全体像に迫る**
基礎, 臨床, 創薬応用研究の最新成果

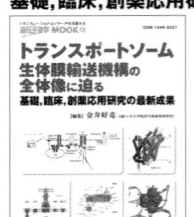

編　集：金井好克
　　　　（大阪大学大学院医学系研究科教授）
定　価：本体 5,333円＋税
型・頁：B5判、280頁

18号
**創薬研究への
分子イメージング応用**

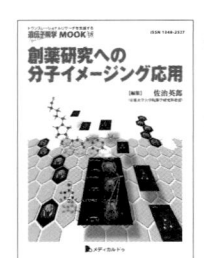

編　集：佐治英郎
　　　　（京都大学大学院薬学研究科教授）
定　価：本体 5,143円＋税
型・頁：B5判、228頁

17号
**事例に学ぶ。
実践、臨床応用研究の進め方**

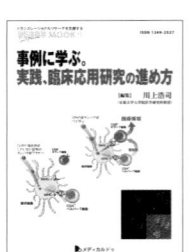

編　集：川上浩司
　　　　（京都大学大学院医学研究科教授）
定　価：本体 5,143円＋税
型・頁：B5判、212頁

お求めは医学書販売店、大学生協もしくは弊社購読係まで

発行／直接のご注文は
株式会社 メディカルドゥ

〒550-0004
大阪市西区靱本町 1-6-6　大阪華東ビル 5F
TEL.06-6441-2231　FAX.06-6441-3227
E-mail　home@medicaldo.co.jp
URL　http://www.medicaldo.co.jp

トランスレーショナルリサーチを支援する

遺伝子医学 MOOK
Gene & Medicine

27号
iPS細胞を用いた難病研究 - 臨床病態解明と創薬に向けた研究の最新知見

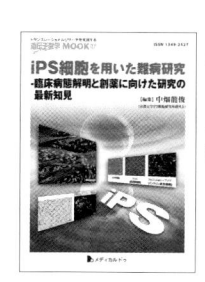

編 集：中畑龍俊
（京都大学iPS細胞研究所副所長、臨床応用研究部門特定拠点教授）

定 価：本体 5,200円＋税
型・頁：B5判、228頁

- ●第1章 中枢神経疾患
- ●第2章 神経・筋疾患
- ●第3章 循環器疾患
- ●第4章 血液・免疫疾患
- ●第5章 内分泌・代謝疾患
- ●第6章 その他領域の疾患
  1. 呼吸器疾患
  2. 腎・泌尿器疾患
  3. 骨系統疾患）
  4. 染色体異常

26号
脳内環境 - 維持機構と破綻がもたらす疾患研究

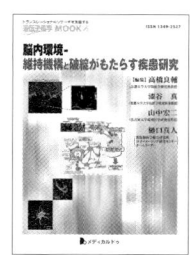

編 集：高橋良輔
（京都大学大学院医学研究科教授）
漆谷 真
（京都大学大学院医学研究科准教授）
山中宏二
（名古屋大学環境医学研究所教授）
樋口真人
（放射線医学総合研究所分子イメージング研究センターチームリーダー）

定 価：本体 5,200円＋税
型・頁：B5判、228頁

25号
エピジェネティクスと病気

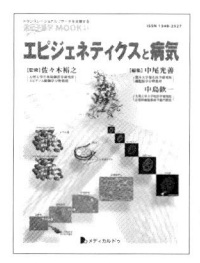

監 修：佐々木裕之
（九州大学生体防御医学研究所教授）
編 集：中尾光善
（熊本大学発生医学研究所教授）
中島欽一
（九州大学大学院医学研究院教授）

定 価：本体 5,333円＋税
型・頁：B5判、288頁

24号
最新生理活性脂質研究 - 実験手法, 基礎的知識とその応用 -

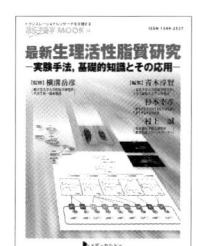

監 修：横溝岳彦
（順天堂大学大学院医学研究科教授）
編 集：青木淳賢
（京都大学大学院薬学研究科教授）
杉本幸彦
（熊本大学大学院生命科学研究部教授）
村上 誠
（東京都医学総合研究所プロジェクトリーダー）

定 価：本体 5,333円＋税
型・頁：B5判、312頁

23号
臨床・創薬利用が見えてきた microRNA

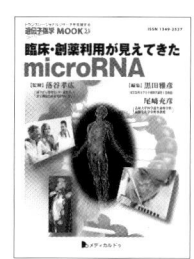

監 修：落谷孝広
（国立がん研究センター研究所分野長）
編 集：黒田雅彦
（東京医科大学主任教授）
尾崎充彦
（鳥取大学医学部生命科学科准教授）

定 価：本体 5,238円＋税
型・頁：B5判、236頁

お求めは医学書販売店、大学生協もしくは弊社購読係まで

発行／直接のご注文は

株式会社 メディカルドゥ

〒550-0004
大阪市西区靭本町1-6-6　大阪華東ビル5F
TEL.06-6441-2231　FAX.06-6441-3227
E-mail　home@medicaldo.co.jp
URL　http://www.medicaldo.co.jp

編集者プロフィール

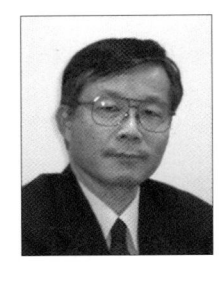

野村文夫（のむら　ふみお）
千葉大学医学部附属病院マススペクトロメトリー検査診断学寄付研究部門客員教授

＜経歴＞
1975 年　千葉大学医学部卒業
1978 年　米国ニューヨーク市 VA メディカルセンターレジデントおよび Mount Sinai School of Medicine リサーチフェロー（Charles S. Lieber 教授）
1983 年　千葉大学医学部第 1 内科助手
1993 年　筑波大学臨床医学系講師
1994 年　同助教授
1999 年　千葉大学医学部臨床検査医学講座（2001 年より千葉大学大学院医学研究院分子病態解析学）教授および附属病院検査部長
2006 年　千葉大学医学部附属病院疾患プロテオミクスセンター長（兼務）
2008 年　千葉大学医学部附属病院遺伝子診療部長（兼務）
2015 年　千葉大学医学部附属病院マススペクトロメトリー検査診断学寄付研究部門客員教授

＜専門分野＞
臨床遺伝，疾患プロテオミクス，医用質量分析

遺伝子医学 MOOK 28
ますます臨床利用が進む
遺伝子検査
−その現状と今後の展開そして課題−

定　価：本体 5,350 円＋税
2015 年 4 月 30 日　第 1 版第 1 刷発行

編　集　野村文夫
発行人　大上　均
発行所　株式会社 メディカル ドゥ

〒550-0004　大阪市西区靱本町 1-6-6　大阪華東ビル
TEL. 06-6441-2231/ FAX. 06-6441-3227
E-mail：home@medicaldo.co.jp
URL：http://www.medicaldo.co.jp
振替口座　00990-2-104175
印　刷　根間印刷株式会社
©MEDICAL DO CO., LTD. 2015　Printed in Japan

・本書の複製権・上映権・譲渡権・公衆送信権（送信可能化権を含む）は株式会社メディカルドゥが保有します。
・JCOPY ＜（社）出版者著作権管理機構 委託出版物＞
本書の無断複写は著作権法上での例外を除き禁じられています。複写される場合は、そのつど事前に、（社）出版者著作権管理機構（電話 03-3513-6969、FAX 03-3513-6979、e-mail: info@jcopy.or.jp）の許諾を得てください。

ISBN978-4-944157-58-7